高宝海临证医案集

主编 张德全

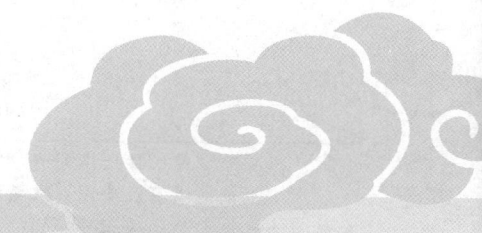

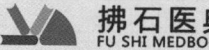

图书在版编目（CIP）数据

高宝海临证医案集 / 张德全主编. -- 沈阳：辽宁科学技术出版社, 2024. 11. -- ISBN 978-7-5591-3948-1

Ⅰ. R249.7

中国国家版本馆CIP数据核字第20249MY964号

版权所有　侵权必究

出版发行：辽宁科学技术出版社
　　　　　北京拂石医典图书有限公司
地　　址：北京海淀区车公庄西路华通大厦B座15层
联系电话：010-57262361/024-23284376
E-mail：fushimedBook@163.com
印 刷 者：三河市春园印刷有限公司
经 销 者：各地新华书店

幅面尺寸：145mm×210mm
字　　数：255千字　　　　印　张：13.875
出版时间：2024年11月第1版　印刷时间：2024年11月第1次印刷

责任编辑：陈　颖　李俊卿　　责任校对：梁晓洁
封面设计：君和传媒　　　　　封面制作：王东坡
版式设计：天地鹏博　　　　　责任印制：丁　艾

如有质量问题，请速与印务部联系　　联系电话：010-57262361

定　　价：69.00元

编委会

主　审　高宝海
主　编　张德全
副主编　刘红岩　杨　青　闫敏凤
　　　　李玲玲　冯　蕊　刘金粉
编　委　周尊奎　刘海平　吕爱红
　　　　李春香　李　婷　王翠云
　　　　樊鲁杰　侯晓彦　张凤菊
　　　　王美兰　胡玉霜　李振勇

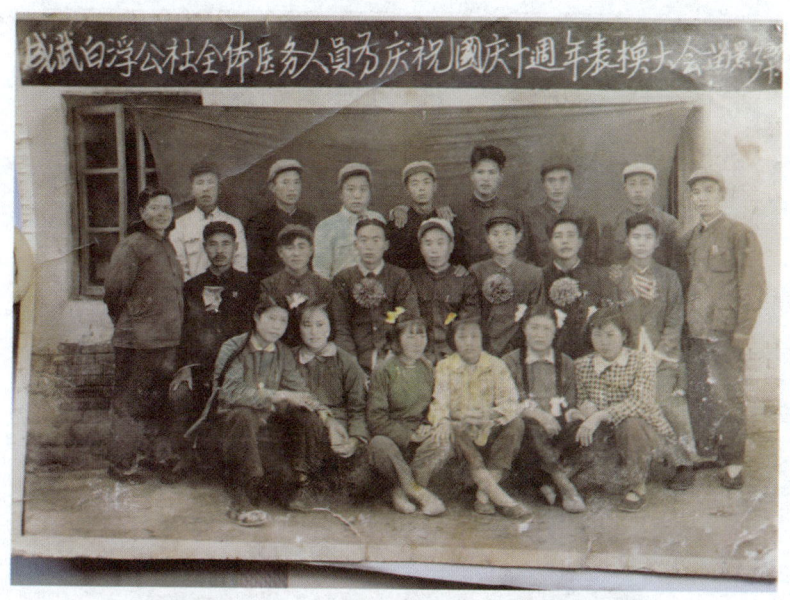

高宝海主任 1959 年在成武白浮公社医院工作照片

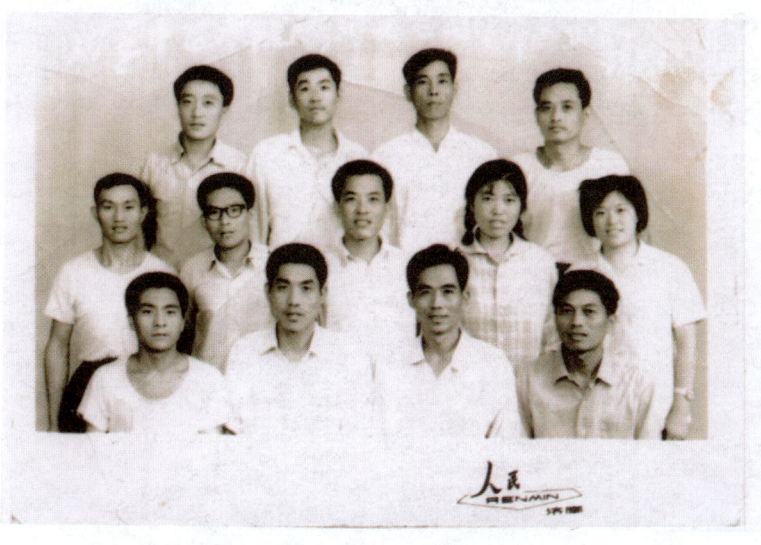

1977 年在山东省中医学院学习照片

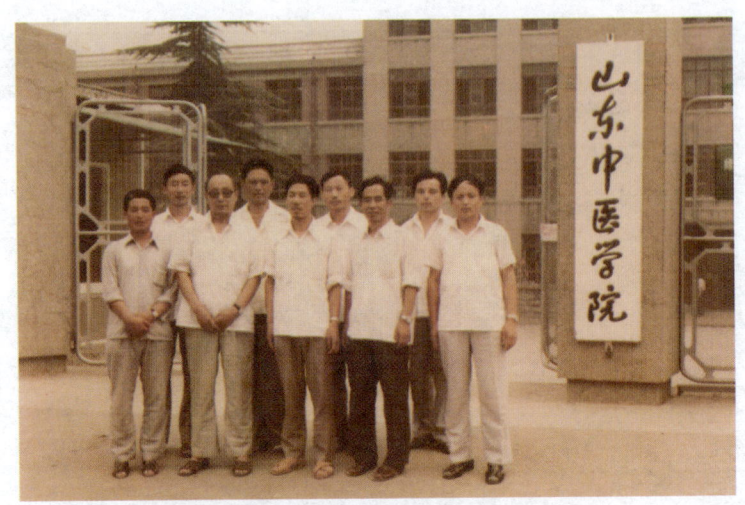

1985年至1986年在山东中医学院学习照片

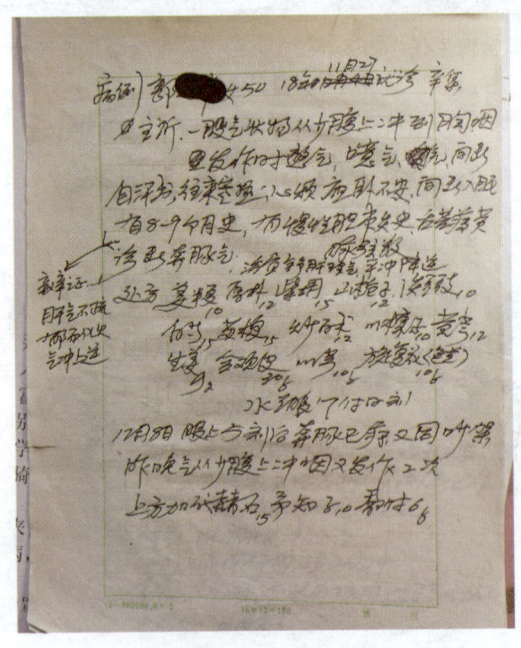

高宝海主任整理医案手稿

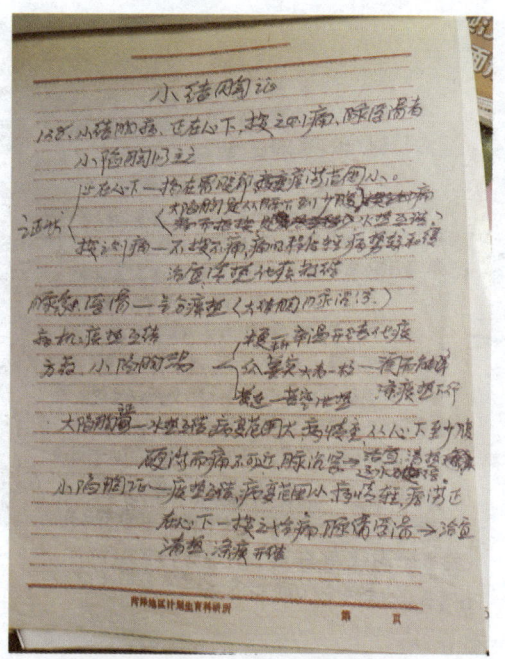

高宝海主任讲课草稿

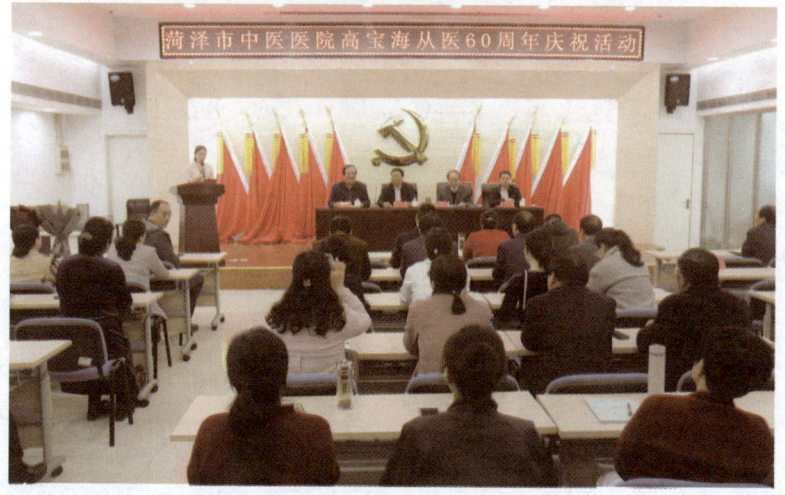

高宝海主任从医 60 周年庆祝活动照片

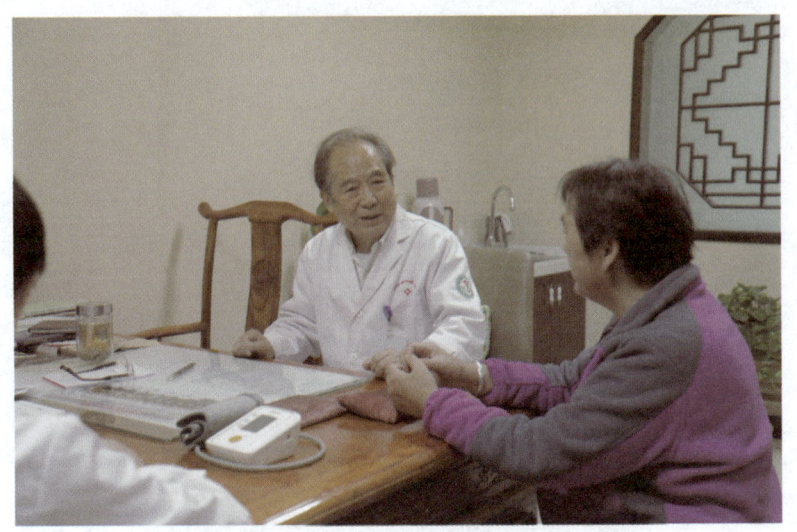

高宝海主任在门诊诊疗照片

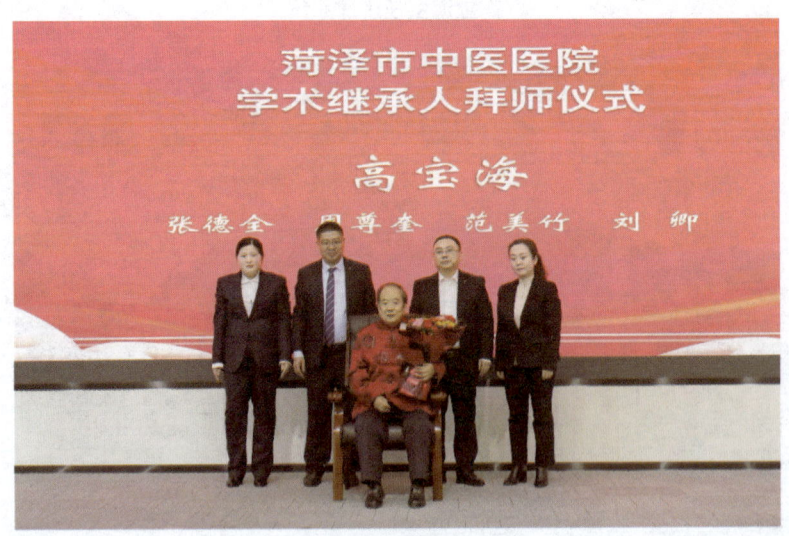

2024 年拜师仪式

高宝海个人简介

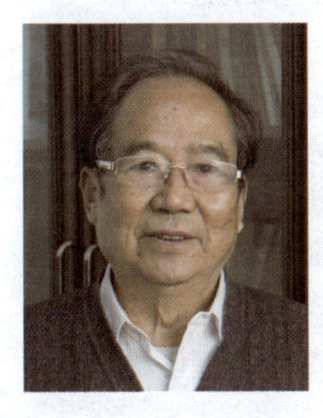

高宝海主任勤奋好学,不断进取,勇于创新,三次赴山东省中医学院学习进修中医理论和经典著作,掌握本专业有关的各家学说,并有独到见解,精通中医理论,并能运用于临床和教学,熟练地运用中医理、法、方、药进行辨证施治。临床工作多年,具有丰富的实践经验,能解决本专业的疑难、危重病症。多次参加国家级、省级学术会议,发表过较高水平的论文和论著,发表论文中一篇获菏泽市科协优秀论文二等奖,一篇获省科协优秀论文三等奖。在全国第三次中风病研讨会上(陕西汉中)分享过治疗中风病的临床经验。

多年来,高宝海主任工作积极,突出中医特色治疗中风,治疗的住院病人数万人次,门诊量数十万人次,口碑甚佳。在菏泽市治疗中风病享有盛誉,曾被报社记者多次采访。《光明日报》、《大众日报》等国内多家报纸报道过高宝海主任治疗中风的经验,中央电视台和山东电视台也分别介绍过高宝海主任治疗中风病的情况，外地病人前来求诊甚多。

高宝海主任研制的治疗中风病的"通脉灵"在1995年元月获菏泽市科技进步一等奖，"通脉宝"同年获菏泽地区科技成果一等奖；海宝海主任曾多次被评为省、市级先进工作者，1998年8月获山东省医学科技三等奖；1990年海宝海主任被评为菏泽地区精神文明办服务明星，地区卫生局先进工作者、山东省卫生厅先进工作者；2003年山东省卫生厅、人事厅联合授予高宝海主任山东省名中医药专家称号；2012年山东省卫生厅、山东省中医药管理局公布高宝海主任为山东省名老中医药专家传承工作室专家；2012年山东省中医药管理局聘高宝海主任为山东省五级中医药师承教育项目第一批指导老师；2018年高宝海主任被评为第六批全国老中医药专家学术经验继承工作指导老师；2021年山东省卫健委和山东省人力资源和社会保障厅授予高宝海主任山东省名老中医专家称号；2022年全国名老中医药专家高宝海传承工作室建立。

前 言

经过各方的共同努力，《高宝海临证医案集》终于要出版了，首先向在编写过程中给予帮助和支持的各界同仁表示感谢。

高宝海主任医师是首届山东省名中医药专家，2021年山东省卫健委和山东省人力资源和社会保障厅授予高宝海主任山东省名老中医专家称号；2022年国家中医药管理局批准成立全国名老中医药专家高宝海传承工作室；高宝海主任为第六批全国老中医药专家学术继承工作指导老师和山东省五级中医药师承教育项目指导老师。高宝海主任师承团队逐渐扩大，培养出一批优秀的继承人才。

本书医案就是工作室团队收集、整理的，突出高老师辨证论治的特点并作简要分析；根据高老师临床经验将中风、眩晕、头痛、面瘫四种疾病整理成临床诊疗方案，方便临床应用；把本团队总结发表的治疗经验论文整理成册，在本书中呈现，以便读者更好地理解高主任的临床思维和经验。

由于时间较紧，编者水平有限，疏漏谬误之处在所难免，敬请各位同道和广大读者批评指正，特致感谢。

目 录

第一章　脑系病证 ·· **001**

　　第一节　中风医案 ·· 001

　　第二节　眩晕医案 ·· 048

　　第三节　头痛医案 ·· 088

　　第四节　面瘫医案 ·· 110

　　第五节　不寐医案 ·· 119

　　第六节　颤证医案 ·· 151

　　第七节　痫证医案 ·· 161

　　第八节　痴呆医案 ·· 171

第二章　心肺系病证 ·· **174**

　　第一节　咳嗽医案 ·· 174

　　第二节　心悸医案 ·· 211

　　第三节　喘证医案 ·· 212

第三章　肝胆脾胃系病证 ·· **214**

　　第一节　腹痛医案 ·· 214

　　第二节　胃痞医案 ·· 229

　　第三节　黄疸 ·· 247

i

第四章 肾系病证 248
- 第一节 淋证医案 248
- 第二节 水肿医案 252

第五章 肢体经络病证 254
- 第一节 痹证医案 254
- 第二节 痿证医案 284

第六章 其他病证 297
- 第一节 月经病医案 297
- 第二节 虚劳医案 317
- 第三节 汗证医案 340
- 第四节 痤疮医案 361
- 第五节 消 渴 370

附录 临床诊疗方案 372
- 附录1 菏泽市中医医院脑病科头痛（偏头痛）诊疗方案（2023） 372
- 附录2 菏泽市中医医院脑病科中风病（脑梗死）急性期诊疗方（2023） 386
- 附录3 菏泽市中医医院脑病科眩晕（后循环缺血）诊疗方案（2023） 406
- 附录4 菏泽市中医医院脑病科面瘫病诊疗方案（2023） 418

第一章

脑系病证

第一节 中风医案

医案一

患者刘某,男,61岁,2022年11月15日初诊。

【现病史】短暂性的肢体麻木,持续数分钟,约持续10余天。气短乏力(活动后加重)、身倦自汗、面色少华、头晕、纳差,舌质暗红、舌有瘀点或瘀斑、舌下静脉瘀血,脉沉弱涩。

【辨证】气虚血瘀证。

【治则】补气活血。

【处方】补气活血汤加减。

黄芪45g,当归10g,赤芍15g,川芎15g,丹参30g,桃仁10g,红花10g,地龙12g,郁金10g,水蛭10g。

7剂,水煎服,每日1剂。

【二诊】2022年11月22日。症减,肢体麻木偶发,头昏,苔薄黄,脉沉。上方加枸杞10g,菖蒲15g,桂枝9g。7剂,水煎服,每日1剂。

【三诊】2022年11月29日。肢体麻木未再发作，头清，苔薄黄，脉弦。上方去枸杞，加柴胡9g。7剂，水煎服，每日1剂。

【按语】本案患者是由于久病体虚，劳累过度，素体亏虚，正气不足，无力推动血液运行，致血流不畅而成瘀，瘀阻脉络所产生的一系列临床表现的证候。基于这种认识，我们用补气活血法，方选补阳还五汤为主加减治疗。以黄芪补气为主药，辅以活血化瘀通络之品，意在使气得补，瘀得化，脉络得以通畅。

医案二

患者曹某，女，53岁，2022年11月15日初诊。

【现病史】语笨5天。口舌歪斜，右侧肢体麻木，头晕目眩，舌质紫暗，舌苔白腻，脉象沉缓滑。

【辨证】风痰瘀阻证。

【治则】祛痰化瘀。

【处方】祛痰化瘀方。

石菖蒲6g，郁金10g，制远志6g，桃仁10g，赤芍10g，葛根10g，当归10g，红花10g，地龙10g，陈皮6g，法半夏10g，炙甘草3g。

7剂，水煎服，每日1剂。

【二诊】2022年11月23日。症减，语笨较前改善，口舌歪斜，右侧肢体麻木减轻，头晕目眩，舌质暗，苔腻，脉象滑。上方加茯苓20g，桂枝9g，白术15g。7剂，水煎服，每日

1剂。

【三诊】2022年11月30日。症减，语笨改善，口舌歪斜，右侧肢体麻木减轻，头晕减轻，舌质暗，苔薄黄，脉弦略滑。去郁金，加柴胡9g，黄芩9g，共7剂，水煎服，每日1剂。

【四诊】2022年12月7日。舌淡红，苔薄黄，脉弦，诸证明显好转，二便正常，眠差。

【处方】柴胡龙骨牡蛎汤加减。

柴胡12g，生龙骨30g，生牡蛎30g，黄芩10g，法半夏10g，党参6g，桂枝6g，生姜6g，茯苓15g，炒枣仁30g，丹参12g，当归10g，百合12g。

5剂，水煎服，每日1剂。

【五诊】症有好转，上方5剂继服，水煎服，每日1剂。

【按语】本案患者发病其病位在脑，发病机制多与火、风、瘀、痰、虚等相关，病机主要在于脏腑功能受损、阴阳不调所致的痰浊壅盛。祛痰化瘀汤方中石菖蒲开窍祛痰，制远志祛痰开窍、安神益智，二药合用，相辅相助；郁金行气解郁、祛瘀止痛兼以清心；法半夏化湿祛痰、陈皮理气行滞、化痰燥湿，二药相配，有理气祛痰之效；红花、桃仁合用可加强活血化瘀之效；赤芍散瘀活血；当归既能补血，又能行血；地龙通行经络；葛根轻扬升散，疏散经络邪气；炙甘草调和诸药。

医案三

患者王某，女，80岁，2022年12月17日初诊。

【现病史】左上肢麻木力弱，眩晕20天。20天前无诱因出现一过性言语不利，1小时后缓解，次日出现头晕，视物旋转，不能站立，左上肢麻木持物不稳，左下肢力弱，走路左偏，在当地治疗后效果不明显，行走时反复出现眩晕、视物不清。就诊时见左侧肢体力弱，左手麻木，头晕，视物模糊，咳嗽。专科查体：复视（+），左鼻唇沟浅，伸舌左偏，左侧肢体肌力4级，左侧痛觉减退，左巴氏征（+）。舌红苔薄黄少津，脉左沉细，右弦细，右脉大。

【辨证】肝肾阴虚，夹风夹痰。

【治则】滋阴潜阳，化痰通络。

【处方】镇肝熄风汤加减。

川牛膝15g，天、麦冬各12g，醋龟板30g（先煎），白菊花12g，炙杷叶10g，胆南星10g，嫩青蒿15g，牡丹皮10g，黄芩12g，当归12g，赤芍12g，桑枝30g，羌活12g，草决明15g，生龙牡30g（先煎），地龙10g。

水煎服，日1剂，连服7剂。

【二诊】2022年12月24日。头晕缓解，能自己行走，左侧肢体麻木好转。处方：前方去炙杷叶、胆南星，加知母10g。继服7剂。

【按语】患者为老年女性，髓海不足，肝肾阴虚，导致肝阳上亢，风阳上扰，发为中风而见肢体麻木力弱，头晕，舌红苔黄主热，脉细主虚证，弦脉主肝主痰，四诊合参，证属肝肾阴虚，夹风夹痰，故治以滋阴潜阳，化痰通络，以镇肝熄风汤加减。方中川牛膝补肝肾，强腰膝，活血通络，天麦冬、醋龟板、生龙牡、青蒿滋阴潜阳，白菊花清热平肝息风，黄芩清热，牡丹皮清热凉血通络，当归、赤芍活血化瘀通络，加炙杷叶、胆南星、草决明化痰，配合桑枝、羌活、地龙等祛风通络。二诊时诸症缓解，无咳嗽，无痰，痰象减轻，故去炙杷叶、胆南星，加知母加强滋阴之力。全方共奏滋阴潜阳、化痰通络作用。

医案四

患者吴某，男，65岁，2022年3月10日初诊。

【现病史】双下肢力弱5日，加重2日。患者5日前晨起时发现双下肢无力，行走不便，伴右腿疼痛，上肢活动尚可，未重视，症状日渐加重，腿部活动明显受限，搀扶方可行走数步，右腿疼痛，右上肢不能上举，右手不能持物，言语吐字不清，自行服药无效（具体药物不详）。2天前出现四肢浮肿，以手、足背部明显，右下肢疼痛加重，呈烧灼样疼痛，来门诊求治。查头颅CT提示多发性脑梗死，老年性脑改变。症见：双下肢力弱，进行性加重，右侧肢体活动不利、烧灼样疼痛，四肢浮肿，言语吐字不清、疲乏无力、气短、咳嗽、咯痰色白，头昏，舌质黯红，苔白腻，脉弦滑。有高血压病史5年，服降压药治疗，3年前曾发现血糖升高，但未行任何治疗，有"慢支"病史。查血压：100/75mmHg，心率：92次/分，神清，搀扶行走，偏瘫步态，右腿拖曳，唇色黯，两肺呼吸音减弱，无干湿性啰音，心界向左扩大，未闻及期前收缩，二尖瓣听诊区闻及2/6级收缩期吹风样杂音。右手不能持物，右侧上下肢肌力3级，右侧肢体痛觉敏感，双侧病理反射未引出。理化检查，CT提示：多发性脑梗死，老年性脑改变。血常规，白细胞：$14.4×10^9$/L；N：82%，L：14%，MID：4%；红细胞：$4.15×10^{12}$/L；血色素：102g/L；PLT：$213×10^9$/L。电解质：K^+ 4.97mmol/L，Na^+ 134.7mmol/L，Cl^-：101.6mmol/L，Ca^{2+}：2.3mmol/L。肾功：肌酐97μmol/L，尿酸430μmol/L，尿素氮11mmol/L。血脂：总胆固醇3.5mmol/L，甘油三酯1.2mmol/L，低密度脂蛋白2.5mmol/L，高密度脂蛋白0.52mmol/L。尿常规：尿蛋白2+。随机血糖：12.1mmol/L。

【辨证】风痰瘀血痹阻。

【治则】化痰通络，活血化瘀。

【处方】半夏白术天麻汤加减。

半夏10g，茯苓20g，泽泻20g，白术15g，天麻10g，香附10g，丹参20g，当归15g，红花12g，地龙15g，黄芪30g，石菖蒲15g，钩藤15g，葛根20g，鸡血藤15g，鲜竹沥20ml，远志9g，伸筋草12g，泽兰12g，甘草9g。

6剂，水煎服，日1剂。

配合西药卡托普利12.5mg，口服，每日3次，阿司匹林100mg，口服，每日1次，尼莫地平20mg，口服，每日3次，胰岛素30R早10U、晚8U皮下注射（餐前30分钟），阿托伐他汀钙片10mg，口服，每日1次。

【二诊】2022年3月17日。肢体活动不利无明显改善，疼痛减轻，四肢浮肿消退，语言较前清晰，咳嗽咯痰减少，仍疲乏无力、气短、头昏，大便稀软，舌质黯红，苔白腻，脉弦滑。复查血常规：白细胞$10.4×10^9$/L；N：71%，L：26%；MID：

3%；红细胞：3.92×10^{12}/L；血色素：99g/L；PLT：202×10^9/L。电解质：K^+ 4.7mmol/L，Na^+132.mmol/L，Cl^-101.8mmol/L，Ca^{2+}2.3mmol/L；空腹血糖：7.4mmol/L。痰湿瘀血未化，继续化痰通络、活血化瘀。

【处方】半夏白术天麻汤加减。

半夏10g，茯苓20g，白术15g，黄芪30g，丹参20g，红花12g，地龙15g，桑枝30g，钩藤15g，葛根20g，鸡血藤15g，石菖蒲15g，远志9g，伸筋草12g，当归15g，甘草9g。

10剂，水煎分服，日1剂。其余治疗同前。

【三诊】2022年3月29日。肢体活动较前灵活有力，语言较前清晰，轻咳痰少，疲乏无力、动则气短，舌质滑。血常规正常；空腹血糖5.4mmol/L，餐后2小时血糖10.7mmol/L。痰瘀已渐化，加强益气行血之力，以绝痰浊瘀血之生路。

【处方】自拟益气通络方。

黄芪30g，茯苓20g，白术15g，党参12g，丹参20g，红花12g，地龙15g，桑枝30g，钩藤15g，葛根20g，鸡血藤15g，石菖蒲15g，桂枝9g，伸筋草12g，当归15g，甘草9g。

10剂，水煎分服，日1剂。其余治疗同前。

【按语】患者素来形体肥胖，肥胖之人多气虚痰湿，又久病气血亏损，气虚多湿多痰，痰湿内盛，阻滞气血，血滞为瘀，痰瘀互结阻络，气机出入升降失常，而致脑脉瘀滞不通，发为中风。痰瘀的形成与正气亏虚密切相关。元气亏虚，不能推动血液、津液的运行是产生痰瘀的重要因素。本病病机关键在于痰瘀互结，气机出入升降失常。其治疗当痰瘀并治，祛瘀化痰贯彻始终，并在化痰祛瘀基础上配伍黄芪、党参、白术、当归等益气之品，令气旺血行，津液归于正化而不至于变生痰浊、瘀血。处方中半夏、茯苓、白术健脾化湿；石菖蒲开窍醒神，天麻、钩藤、葛根平肝息风；香附疏肝理气，调畅气机，助脾运化；丹参、红花、地龙活血化瘀，泽兰活血利水；鸡血藤、伸筋草、桑枝养血通络；黄芪、党参、当归益气行血通络。

医案五

患者李某，男，73岁，2022年2月28日初诊。

【现病史】左侧肢体无力，痛麻3周。患者于30年前患风心病。2020年2月第1次脑梗，2022年2月5日右侧顶深部脑梗，经住院治疗病情稳定。现左侧肢体无力，活动尚可，走路跛行，患肢痛麻，左髀处（大眼）尤甚。口舌不歪，无言謇，神志清。寐差，一日3～4小时，夜尿七八次。咳已十余年，连续阵咳。脉弦细劲，按之虚。舌嫩红无苔。

【辨证】肝肾阴虚，肝风内旋。

【治则】滋肝肾，息肝风。

【处方】地黄饮子加减。

生龙牡18g，龟板18g，山茱萸18g，石斛15g，麦冬15g，五味子6g，菖蒲18g，远志9g，茯苓15g，干地黄15g，炒白芍15g，肉苁蓉12g，巴戟天12g，肉桂4g，炮附子6g，炒枣仁40g。

水煎服，日1剂。

【二诊】 2022年4月18日。上方加减，共服49剂，患侧肢体活动已基本正常，痹已可，咳已除，夜尿一二次。原有瞬间眩晕亦除。脉弦已不劲，舌嫩红，苔白，上方加减继服24剂，停药。

【按语】 肝风内扰而不痹，上侮于肺而干咳，肾虚不固兼肝疏太过而夜尿频。诸症皆可依脉而解，予河间地黄饮子加减以补肝肾息肝风。方中：生龙牡平肝潜阳；龟板滋阴潜阳；干地黄、山茱萸补肾填精；肉苁蓉、巴戟天温壮肾阳，四药合用以治下元虚衰；肉桂、炮附子助阳益火协肉苁蓉、巴戟天温暖下元，补肾壮阳；石斛、麦冬滋阴益胃，补后天以充养先天；五味子酸涩收敛，合山茱萸可固肾涩精，伍肉桂能摄纳浮阳，纳气归肾；菖蒲、远志、茯苓化痰开窍，与诸补肾之药相伍，又可交通心肾；白芍柔肝敛阴、枣仁养心安神，两者配龟板、龙牡、菖蒲、远志善治阴虚之失眠。药后诸症皆减。

本为肝肾阴虚，何以补阴兼用桂附补阳？景岳云："善补阳者，必于阴中求阳，则阳得阴助而生化无穷；善补阴者，必于阳中求阴，则阴得阳升而泉源不竭。"此即阴阳互根，无阳则阴无以生，无阴则阳无以化。可是当亡阳用四逆汤时，为何不加熟地等养阴之品，使阴生阳长呢？当肝肾阴竭而用三甲复脉汤养阴时，何不加桂附温阳，以使阳生阴长呢？景岳云："以精气分阴阳，则阴阳不可离；以寒热分阴阳，则阴阳不可混。"景岳并未把问题说清楚，如肝肾阴竭，此阴乃精气也；亡阳之阳，此阳亦精气也，何以四逆不加熟地，三甲不加桂附？盖阴阳互补，用之于阴阳两虚，尤其久病、慢性病，欲培其本时，常阴阳兼顾，若病危急，亡阳者，当急回其阳，不可杂以阴柔；亡阴者，当急复其阴，不可伍以辛热，此案脉虽弦细而劲，阴虚不柔，但又按之减，阳亦见衰，故阴阳双补，滋阴药中加桂附及巴戟、肉苁蓉，取阴阳互根互用之意，固其本也。

医案六

患者乔某，男，59岁。2022年3月16日初诊。

【现病史】左侧肢体活动不利1天。患者2022年3月5日晨起时在家中出现头晕，视物模糊，故卧床休息，后家属发现其萎靡不振，左侧肢体活动不利，于下午症状加重，遂来我院就诊。急查头颅CT，结果未见异常，诊断为中风（脑梗死），予以降颅压、抗血小板聚集治疗，后收入病房。既往有高血压、房颤病史。入院时查体：构音障碍，左侧肢体肌力4级，左侧巴氏征（+），左侧痛觉减退，左侧腱反射活跃。头颅CT：右侧基底节区梗死。就诊时症见：精神萎靡，左侧肢体活动不利，言语不清，小便正常，大便干，纳差，睡眠尚可。舌红，苔黄，脉结代。

【辨证】痰热阻络证。

【治则】清热化痰，活血通络为法。

【处方】黄芩黄连温胆汤加减合牛黄清心丸。

黄连6g，黄芩12g，法半夏10g，橘红10g，茯苓30g，枳实10g，胆南星10g，竹茹10g，桑枝30g，羌活12g，当归12g，川牛膝15g，赤芍10g，菖蒲10g，地龙10g，甘草10g。

水煎服，日1剂，连服1周。

【二诊】2022年3月23日。服药1周后，患者左侧肢体活动不利较前无明显变化，言语不清较前好转，痰多，咳嗽，发热，大便干，小便少，气短乏力。舌质黯红，苔黄，脉结代。治以清热化痰，益气活血，息风通络。

【处方】方用解语丹加减。

白附子10g，白僵蚕10g，广郁金10g，石菖蒲10g，天麻10g，法半夏10g，人工牛黄1g（分冲），人参6g（兑服），皂角刺6g，麝香0.1g（分冲），川贝10g，橘红10g，羚羊角粉1g（分冲）。

水煎服，日1剂，连服1周。

【三诊】2022年3月30日。服药1周后，患者左侧肢体活动不利、言语不清好转，无发热，偶咳，痰少。舌质黯红，苔薄黄，脉结代。治以养血活血，祛风通络，佐以清热化痰。

【处方】大秦艽汤加减合牛黄清心丸。

秦艽10g，黄芩12g，当归12g，赤、白芍各10g，茯苓30g，川芎10g，胆南星10g，竹茹10g，桑枝30g，羌活12g，水蛭3g，川牛膝15g，地龙10g，炒白术10g。

水煎服，日1剂，连服1周。1周后患者肢体活动不利、言语不清好转出院。

【按语】脑梗死急性期多见痰热之象，并有夹风、夹虚，治疗以清热化痰、活血通络为基础。本例患者首诊舌红苔黄，脉结代，首先给予温胆汤和牛黄清心丸，清热化痰，活血通络；二诊时出现发热、痰多等症，主要选用解语丹以清热化痰，息风解语，因乏力气短，有气虚之象，佐以益气，发热加用清解退热之品；三诊时诸症好转，方用大秦艽汤和牛黄清心丸，养血活血，祛风通络，佐以清热化痰治疗。治疗中总不离清热化痰，随舌脉选用偏温或偏寒药，切中病机，准确施治。经过前方治疗患者肢体不利，言语不清明显好转。

医案七

患者王某，男，53岁。2022年4月15日初诊。

【现病史】右侧肢体偏瘫5天，西医院住院治疗。神志清楚，口角向左歪斜，右侧偏瘫，上下肢肌力均为3级，语言謇涩，头昏乏力，面色少华，苔薄，舌边有紫斑，脉濡。头颅CT示：脑梗死。

【辨证】气血虚弱，血行不畅，脉络痹阻。

【治则】益气活血通络。

【处方】补阳还五汤加减。

黄芪15g，归尾6g，赤芍10g，川芎5g，地黄12g，桃仁5g，红花5g，地龙10g，豨莶草12g，桑枝12g，牛膝12g，鸡血藤10g。

服3剂。

【二诊】2022年4月18日。症情好转。此后按此法加减药物。

【三诊】2022年5月22日。共服药35天，出院时其右侧上下肢肌力均恢复至4~5级，生活可以自理。

【按语】中风为临床常见病，以猝然昏仆，语言障碍、口眼歪斜、半身不遂为主要症状,轻者亦有不经昏仆,仅有半身不遂,或口眼歪斜。其症以偏瘫为主,患者因之生活不能自理,深为痛苦。中医认为,风痰瘀血阻窜留滞经络,因气血痹阻而运化不畅所致。临床治疗此症,每以活血通络为法,但所需治疗时期较长,还需辨证分型。通过多年实践,一般分为三型:(1)肝阳痰火,经络瘀阻型。方用:桑叶、桑枝、甘菊、决明子、钩藤、姜夏、全瓜蒌、丹参、赤芍、川芎、红花等。(2)气虚血滞,经脉不畅型。方用:黄芪、归尾、川芎、赤芍、红花、桃仁、地龙、牛膝、桑枝、秦艽等。(3)肝肾阴虚,脉络不和型。方用:地黄、麦冬、石斛、山萸肉、丹参、赤芍、川芎、牛膝、桑枝、豨莶草等。以上辨证虽分为三型,方药多有活血通络之品,临床观察偏瘫恢复的快慢,固然与其发病轻重、病程久暂有关,但以活血通络药物治疗偏瘫,对肢体活动恢复大有裨益。治疗期间,坚持功能锻炼,也是恢复功能的积极因素。

医案八

患者李某,女,75岁。2022年3月25日初诊。

【**现病史**】言语不利,右侧肢体活动不利6天。患者于6天前无明显诱因出现言语不利,构音不清,伴右侧肢体力弱,头晕、头胀痛,未予特殊处理。5天前自觉言语不利加重。现见:右上肢轻度力弱,构音不清,头晕、头部胀痛,无饮水呛咳,纳食欠香,二便调。既往高血压1年。舌质淡,舌尖红,苔薄黄,脉结代。

【辨证】血虚风热，筋脉失养。

【治则】养血荣筋，清热通络。

【处方】大秦艽汤加减。

秦艽10g，生地30g，当归12g，赤芍12g，川芎10g，羌活12g，牛膝15g，桑枝30g，黄芩12g，胆南星10g，茯神30g，黄连6g，党参12g，菖蒲10g，郁金10g，人工牛黄1g（分冲），生石膏30g。

水煎服，日1剂，连服1周。

【二诊】2022年4月1日。服药后半身不利有所好转，可在家属搀扶下勉强行走，仍有言语不利、口干、心烦、情绪低落，右侧肢体麻木较前明显，仍有头晕，大便干。舌质淡，舌尖红，苔薄黄。

【处方】改用一贯煎加减。

北沙参10g，麦冬12g，枸杞子10g，当归12g，赤、白芍各12g，地龙10g，丹参30g，桑枝30g，羌活12g，川牛膝15g，杜仲12g，菖蒲10g，郁金10g，人工牛黄1g（分冲），炒白术12g，枳壳10g，炙甘草6g。

日1剂，连服1周。

【三诊】2022年4月8日。自觉肢体活动不利较前有所好转，可独自下地行走，口干、心烦有所好转，头晕明显改善，仍有大便干，舌质淡，舌尖红，苔薄黄。上方中去人工牛黄，加用肉苁蓉15g，日1剂，连服1周。

【按语】中风在临床表现形式较多，此患者发病急骤，以肢体活动不利、舌强语謇为主要特征。患者年老体弱，气血不足，脉络空虚、筋脉失养，加之外邪入中经络。外风引动内风，夹痰夹瘀，闭阻经脉，风痰上扰，闭阻清窍，故言语不利。脉结代为气血亏虚之象，心烦、舌尖红为痰热之象。故临床多采用"养血清热"法治疗。拟方大秦艽汤加减。方中秦艽、羌活、防风、白芷、细辛解表祛风，地黄、当归、川芎、赤芍养血行血，白术、茯苓健脾祛湿。服用上方后，患者复诊半身不利有所好转，可在家属搀扶下勉强行走，仍有言语不利、口干、心烦、情绪低落，右侧肢体麻木较前明显，仍有头晕，大便干。改用一贯煎加减，治以滋肾养肝，方中重用生地为君，滋阴养血以补肝肾。以沙参、麦冬、当归、枸杞子为臣，配合君药滋阴养血生津以柔肝。共奏滋阴柔肝以代疏肝之功。再次复诊，患者肢体活动不利较前有所好转，可独自下地行走，口干、心烦有所好转，头晕明显改善，仍有大便干。原方加肉苁蓉15g，润肠通便。

医案九

患者赵某，女，54岁。2022年5月5日初诊。

【现病史】 头晕伴左侧肢体麻木、活动不利3个月。患者2022年2月出现头晕，伴左侧肢体麻木，活动不利，无饮水呛咳，无胸闷气短，无咳嗽、咯痰，在某医院查头颅CT示：腔隙性脑梗死。诊断为：脑梗死（后遗症期），未给予系统治疗。就诊时症见：头晕，左侧肢体活动不利，麻木沉重，行走不稳，纳可，睡眠一般，大小便正常。专科检查：听诊双肺呼吸音粗，未闻及干湿性啰音，心率：72次/分，律齐，A2＞P2，各瓣膜听诊区未闻及病理性杂音。四肢肌力正常，生理反射存在，病理反射未引出。舌质淡红，苔薄黄，脉象弦。既往有哮喘、高血压、高脂血症病史数年。

【辨证】气虚血瘀，痰浊互阻。

【治则】益气活血化痰。

【处方】补阳还五汤合六味地黄丸加减。

生黄芪18g，葛根15g，羌活10g，当归15g，生地15g，泽泻10g，丹皮10g，茯苓15g，赤芍15g，白芍15g，川芎15g，红花10g，石菖蒲10g，防风15g，细辛3g。

7剂，水煎服，日1剂。

【二诊】2022年5月12日。患者服药后头晕、肢体麻木好转，仍有肢体活动不利，乏力，其余无明显不适。舌质淡红，舌苔薄黄，脉弦细。患者服药后气虚好转，血瘀痰浊渐化。在原方中加入牛膝15g，以利关节，强腰膝。7剂，水煎服，日1剂。

【三诊】2022年5月19日。患者服药后，头晕、肢体麻木明显减轻，但易出汗，面部发热，其余无明显不适。舌质淡红，舌苔薄黄，脉弦细。头晕，肢体麻木明显减轻，但有汗出，在活动后为甚，可见此种汗出是气虚，不能固摄津液，故治宜益气敛汗。

【处方】升麻葛根汤加减。

升麻10g，葛根15g，牛膝12g，柴胡12g，天麻10g，半夏9g，茯苓15g，枳壳10g，赤芍12g，白芍12g，生甘草6g，浮小麦30g，珍珠母30g，石菖蒲10g。

7剂，水煎服，日1剂。

【四诊】2022年5月26日。患者服药7剂后，头晕、肢体麻木几乎消除，出汗明显好转，嘱患者饮食清淡，少食肥甘厚腻之品，劳逸结合，适当锻炼。

【按语】本例眩晕之证以气虚血瘀为主，治疗采用补阳还五汤合六味地黄汤加减。初诊之方，黄芪、葛根益气固表实卫，生地滋肾阴，川芎、红花、当归、赤芍活血化瘀；气虚血瘀日久容易形成痰浊内阻，故用石菖蒲化痰浊，泽泻泻痰浊；郁久易生热，故用丹皮凉血清热；气虚卫表不固，易受风邪外袭，故以防风、羌活拒风邪于机体之外。二诊患者头晕、肢体麻木好转，仍有肢体活动不利、乏力等症状。实乃患者气虚之症状未得到彻底改善，故继续益气活血、祛痰化浊治疗，在原方中加入牛膝以利关节，强腰膝。三诊时患者出汗比较明显，动后为甚，可知此种汗出是气虚不摄，治疗以升麻葛根汤加减益气敛汗，活血化瘀。

医案十

患者胡某，男，77岁。2023年1月14日初诊。

【现病史】右侧偏瘫失语2个月。2022年11月15日突发右侧偏瘫、言语不能，后逐渐出现意识障碍，在安贞医院住院，经脱水、抗血小板等治疗后意识恢复，遗留右侧偏瘫、失语。大小便失禁，吞咽障碍。右侧肌力0级，完全混合性失语，右侧病理征（+）。头颅MRI：左侧颞叶大面积脑梗死。肥胖，舌红少苔，脉缓而结代。

【辨证】阴阳两虚。

【治则】阴阳双补。

【处方】地黄饮子加减。

山萸肉10g，金钗石斛10g，麦冬12g，石菖蒲10g，肉苁蓉15g，制附子10g（先煎），桂枝10g，巴戟天12g，桑枝30g，川牛膝15g，五味子6g，西洋参6g（另煎兑服），白附子10g，天麻10g，大枣6枚。

水煎服，日1剂，连服7剂。

【二诊】2023年1月21日。3天前发烧，咳嗽，有痰，出汗，夜间汗多。阴阳双补，兼清热化痰。处方：上方加胆南星9g，竹茹12g。

【三诊】2023年2月25日。夜间躁动，咳嗽好转，痰减少。痰热蕴肺症状减轻，以夜间躁动、夜眠不安为主，证属阴虚内热，心神失养。滋阴清热，养心安神。

【处方】天王补心丹加减。

柏子仁10g，天、麦冬各12g，玄参10g，北沙参12g，丹参30g，五味子6g，太子参15g，枣仁20g，远志6g，竹茹10g，火麻仁10g，阿胶珠10g，炙甘草10g，浙贝10g，菖蒲10g。

【四诊】2023年3月4日。无明显咳嗽，咳白痰，夜间眠安，仍失语、右下肢能轻微活动，舌红，苔薄白，脉结代。阴虚内热之象已去，以失语、偏瘫为主要症状，痰浊阻闭清窍。治以息风化痰解语。

【处方】解语丹加减。

白附子10g，白僵蚕10g，天麻10g，石菖蒲10g，广郁金

10g，竹茹10g，炙杷叶10g，沉香粉2g（分冲），川贝10g，法半夏10g，橘红10g，炙甘草10g，麝香0.5g（分冲），皂角刺5g。苏合香丸1丸。

日2次。

【按语】患者年老久病，肾阴阳两虚，阴虚风阳上扰发为中风偏瘫；阳虚不能温化水湿，聚为痰浊，痰浊上蒙致失语、吞咽不能，舌红少苔为阴虚之象，脉缓而结代为阳虚，血脉运行无力之证。治宜阴阳双补。拟方地黄饮子加减。方中山萸肉、石斛、麦冬、五味子、肉苁蓉滋补肾阴，制附子、桂枝、巴戟天温肾阳，西洋参气阴双补，配合桑枝、川牛膝活血通络，白附子、天麻平肝息风治其标。二诊时合并肺部感染，咳嗽、痰多、发热，痰热之象明显，故加胆南星、竹茹清热化痰。三诊以夜间躁动、夜眠不安为主，证属阴虚内热，心神失养。滋阴清热，养心安神，故以天王补心丹加减。四诊时夜间眠安，阴虚内热之象已去，以失语、偏瘫、咳白痰为主要症状，证属痰浊阻闭清窍。以息风化痰解语为法，白附子、白僵蚕、天麻息风，菖蒲、郁金、皂角刺化痰开窍，竹茹、杷叶、沉香、川贝、半夏、橘红化痰，麝香辛温开窍，另配合苏合香丸辛温化痰开窍，连服28剂，患者能说单字、简单单词，右下肢肌力恢复至3级。方中麝香为治疗关键，麝香性辛、温，归心、脾经。麝香主要功效开窍醒神，活血通经，消肿止痛，走窜之性甚烈，有很强的开窍通闭、辟秽化浊作用，为醒神回苏之要药。麝香可用于各种原因所致之闭证神昏，无论寒闭、热闭，用之皆效。本患者主要症状为失语，属清窍蒙蔽，故利用麝香之走窜开窍作用，痰浊为阴邪，非温不化，故又配合温开之苏合香丸，取得良效。

医案十一

患者段某，男，68岁。2022年12月17日初诊。

【现病史】左侧肢体无力半年，伴麻木2个月。有高血压病史多年，平素头晕头昏，服降压药治疗。半年前某日晨起自觉头晕重，起床坐起时突然晕厥，持续2分钟左右苏醒。醒后自觉左侧肢体无力伴麻木，能行走但步态不稳，嘴角右偏。当时卧床休息，未检查治疗，一周后症状未见变化，前来我院求治。查头颅CT提示：多发性腔隙性脑梗死。建议患者住院治疗，患者拒绝，回家服用阿司匹林、尼莫地平及降压药等，治疗半年自觉症状无减轻，2个月前逐渐感到左侧肢体麻木，手足发凉，头昏闷不清醒，时有耳鸣，肢软无力，走路需人搀扶或轮椅推行，故而前来求治。症见左侧肢体无力，嘴角右偏，肢体麻木，行走不稳，头晕，手足发凉，腰酸困，气短乏力，时有耳鸣，面色萎黄，轮椅推行，语声尚清晰，舌质红，舌边有瘀点，舌苔白厚，脉弦。查体：血压130/70mmHg，心界向左扩大，心率90次/分，律齐，左侧肢体肌力3级。头颅CT提示：多发性腔隙性脑梗死。

【辨证】气虚络瘀并有肝肾阴虚、脾运不健。

【治则】补肝肾益气血，活血祛瘀通络。

【处方】自拟通络汤加减。

葛根30g，白蒺藜20g，川芎15g，红花15g，何首乌20g，益智仁15g，当归12g，钩藤15g，天麻15g，生黄芪30g，伸筋草15g，鸡血藤15g，生麦芽30g，女贞子12g，地龙12g，甘草9g。

6剂，水煎分服，日1剂，1日2次。

【二诊】2022年12月24日。头晕减轻，能自行行走，活动后气短，腿软无力，手麻发凉，腰酸耳鸣，胃胀不欲食，大便干，面色萎黄，舌质红，舌边有瘀点，舌苔白，脉弦，查体：血压138/70mmHg，肝肾阴虚、风痰瘀血痹阻经脉，日久耗伤气血，导致脏腑功能失调，出现气虚脾运不健，此时邪去大半，风阳痰火不显，而属气虚络瘀，并有肝肾阴虚、脾运不健，见到呃逆、胃胀、纳差等脾虚症状。

【处方】补阳还五汤加减。

葛根30g，川芎15g，红花15g，赤芍12g，天麻15g，益智仁15g，石菖蒲15g，杜仲12g，夏枯草15g，豨莶草15g，何首乌20g，生麦芽30g，生黄芪30g，当归12g，钩藤15g，地龙12g，草决明12g，伸筋草15g，鸡血藤15g，甘草9g。

6剂，水煎分服，日1剂，1日2次。

【三诊】2022年12月31日。头不晕，肢麻无力症状减轻，行走时腿脚较前轻快有力，但觉头昏闷不清醒，口淡无味，动则气短，手足发凉，腰酸耳鸣，胃胀纳呆，便干，面色萎黄，舌质红，舌边有瘀点，舌苔白，脉弦。查体：血压130/75mmHg。气虚脾运失健，痰湿内生，阻于中焦，则口淡无味；痰湿阻滞，清阳不升则头昏闷不清，加化痰除湿开窍之品。

【处方】

葛根30g，川芎15g，红花15g，何首乌20g，夏枯草15g，豨莶草15g，益智仁15g，钩藤15g，天麻15g，鸡血藤15g，地龙12g，生麦芽30g，石菖蒲15g，佩兰12g，厚朴9g，山楂15g，莱菔子15g，白术12g，茯苓12g，甘草9g。

6剂，水煎分服，日1剂，1日2次。

【四诊】2023年1月7日。左侧肢体已较前明显有力，肢麻症状减轻，行走自如，偏瘫步态，嘴角右偏，无头晕、头昏闷，仍纳差，不耐劳力，活动稍长即气短乏力，腰酸耳鸣，健忘，面有光泽，舌质淡苔白，脉弦。查体：血压130/80mmHg。经补肝肾益气血、化痰祛瘀通络治疗后，症状减轻，病情好转，继续原方案治疗巩固疗效，预防再发。坚持功能锻炼，调饮食，畅情志，勿劳累，预防再次发病。

【处方】补阳还五汤合半夏白术天麻汤加减。

葛根30g，川芎15g，红花15g，何首乌20g，夏枯草15g，豨莶草15g，益智仁15g，钩藤15g，天麻15g，鸡血藤15g，地龙12g，生麦芽30g，石菖蒲15g，伸筋草12g，黄芪30g，山楂15g，莱菔子15g，白术12g，茯苓12g，甘草9g。

汤剂服完后停用，服用成药：三普心脑欣，2粒，3次/日；通心络，2粒，3次/日。

【按语】中风之病机主要在肝肾阴虚。张景岳《景岳全书·杂证谟·非风》说："凡此病者，多以素不能慎，或七情内伤，或酒色过度先伤五脏之真阴。"肝藏血，肾藏精，五脏之阴以肝肾为主，中风的致病根源是肝肾阴虚。本案属中风中经络，以肢体无力、麻木、行走不稳、头晕为主症，系肝肾阴虚、气虚络瘀的表现，初诊时邪去大半，风阳痰火不显，而属气虚络瘀，并有肝肾阴虚、脾运不健，治疗当从补肝肾益气血、活血通络之法。辨证时注意肢体麻木可因气血亏虚，或肝风内动，或湿痰阻络而致，其兼症各有其特点。气血亏虚者以麻为主，伴气短乏力、面白无华等；肝风内动者伴有肢体震颤、头晕头痛等风动之象；湿痰所致者肢体麻木伴有困重，苔白滑，脉弦滑等。该患者肢体麻木、无力，兼见动则气短、疲乏、面色萎黄，头晕、脉弦此乃久病肝肾阴虚又兼经脉气血不足而致，治疗时既要补肝肾又需益气血，方可使经脉得以濡养，麻木无力症状缓解。在整个治疗过程中，补肝肾益气血为主，配以健脾祛痰湿，化瘀通经络，方中何首乌、天麻、钩藤、豨莶草、夏枯草、益智仁、女贞子补肝肾；黄芪、白术、茯苓、当归益气血；地龙、川芎、红花、山楂、鸡血藤、伸筋草、葛根活血舒筋通络；石菖蒲化痰开窍；生麦芽、山楂、莱菔子醒脾开胃助运化。

医案十二

患者张某，男，57岁。2022年8月28日初诊。

【现病史】头晕反复发作2个月。患者2个月前无明显诱因突然发生头晕，先觉天旋地转，而后视物模糊。于2022年7月在宣武医院诊断为"右枕叶大面积脑梗死"，给予静脉滴注活血化瘀药物治疗后，头晕好转。现头晕又发作，故来我院就诊。现头晕，头痛，视物模糊，偶有饮水呛咳，双下肢乏力；纳可，眠可，二便调。舌淡红，苔薄黄，脉弦细。既往高血压病史2年，吸烟史30年，戒断2个月。听诊心率：78次/分，律齐，A2＞P2，二尖瓣听诊区可闻及2/6收缩期杂音；双下肢肌力4级。

【辨证】气虚血亏、瘀血阻络证。

【治则】益气活血，化瘀通络。

【处方】补阳还五汤合防己地黄汤加减。

生黄芪30g，川芎15g，红花10g，水蛭9g，地龙12g，赤芍15g，白芍15g，石菖蒲12g，防风15g，防己15g，生甘草6g，杭菊花18g，生地15g。

水煎服，日1剂，共14剂。

【二诊】2022年9月26日。患者服药后头晕、头痛较前减轻，双下肢乏力减轻，仍有视物不清，偶有饮水呛咳。舌淡红，苔薄黄，脉弦细。

【处方】补阳还五汤加减。

生黄芪18g，当归15g，生地15g，赤芍15g，白芍15g，川芎15g，生甘草6g，红花10g，防风15g，茯苓15g，地龙15g，生龙骨30g，生牡蛎30g，水蛭9g。

水煎服，日1剂，共14剂。

【三诊】2022年10月14日。头晕、头痛明显减轻，偶尔发作，视物模糊减轻，乏力减轻。纳可，眠可，二便调。舌淡红，苔薄黄，脉弦细。

【处方】补阳还五汤加减。

炙首乌15g，桑寄生15g，生地15g，生黄芪30g，赤芍15g，白芍15g，当归15g，地龙15g，川芎15g，杭菊花18g，路路通15g，天麻12g，石菖蒲12g，水蛭10g。

水煎服，日1剂，共14剂。

【四诊】2022年10月26日。患者服药50剂后，头晕、头痛症状基本消失，饮水呛咳明显减轻，视物仍不甚清楚，颈部不适。纳可，眠可，二便调。舌淡黯，苔薄黄，脉弦细。

【处方】补阳还五汤加减。

生黄芪30g，红花10g，生地30g，地龙15g，川芎15g，当归15g，赤芍15g，白芍15g，水蛭10g，丹参30g，天麻12g，葛根15g，生甘草6g。

水煎服，日1剂，共14剂。

【五诊】2022年12月30日。患者头晕、头痛症状已基本消失，颈部不适消失，饮水呛咳消失，无乏力，视物较前清楚。纳可，眠可，二便调。舌淡红，苔薄白，脉弦细。

【处方】补阳还五汤加减。

生黄芪30g，红花10g，生地30g，地龙15g，川芎15g，当归15g，赤芍15g，白芍15g，水蛭10g，丹参30g，天麻12g，葛根15g，生甘草6g。

水煎服，日1剂，共14剂。

【按语】患者素体气虚，不能行血，以致脉络瘀阻；又中气亏虚，脾失健运而痰浊内生；痰瘀互结，痹阻于经络而导致中风。气虚清阳不展，血瘀脑络失其所养，因而头晕、视物模糊；痰瘀内阻，脑络不畅，故头痛；痰瘀痹阻脉络，而致肢体无力。治宜益气活血，化瘀通络。方用补阳还五汤益气活血，化瘀通络，合防己地黄汤祛风通络，凉血育阴。加水蛭逐恶血、瘀血，通经活络；天麻、菊花清泄上扰之风阳；菖蒲祛痰利窍；葛根善达诸阳又能凉散。服药后气血得补，痰瘀得化，清阳得以上荣脑络，故头晕、头痛减轻。首诊初见疗效，二诊仍应用补阳还五汤，去防己、地黄、菖蒲等药防其伤正气，加用龙骨、牡蛎。龙骨禀纯阳之气，牡蛎得纯阴之气。龙骨与牡蛎并用，交通上下内外之阴阳，而使上下内外之络通畅，气血运行。余诊仍在原方的基础上加减辨治，使气血通畅，痰祛络通而诸症缓解。

医案十三

患者白某，女，52岁。2022年12月3日初诊。

【现病史】右身运动不自由伴半身重无力两月余。2022年9月29日突发右半身运动不自由，感右半身重无力，怕冷，起源于右下肢无力，继而昏迷，经住院诊断为：脑梗死。面色黧黑，舌淡红，中无苔，舌下静脉（+），苔薄，脉沉无力。查体：体温36.5℃，心率90次/分，呼吸19次/分，血压140/90mmHg。病机为气虚络瘀。气虚无力推动血行，故瘀血，右身运动不自由，感右半身重无力；气虚故脉沉无力；气虚不能温养肌表，故怕冷。

【辨证】气虚络瘀。

【治则】益气通络。

【处方】补阳还五汤加减。

生黄芪40g，当归15g，川芎15g，赤芍15g，白芍15g，鸡血藤15g，路路通12g，全蝎6g，乌梢蛇15g，桑枝12g，桂枝6g。

姜枣引，水煎服，日2次，早、晚饭后1小时服，7剂。

【二诊】2022年12月13日。药后症减不显，手指、脚趾肿胀消，手指有时重，右肩疼痛，右下肢无力，舌淡红苔薄，舌下静脉（+），脉沉细无力。加大黄芪用量，加浮小麦除风湿，山茱萸补肝肾，天麻息风，地骨皮凉血，生甘草清热。

【处方】补阳还五汤加减。

生黄芪60g，当归15g，川芎12g，赤芍15g，白芍15g，鸡血藤15g，路路通12g，全蝎6g，乌梢蛇15g，桑枝12g，桂枝6g，浮小麦100g，山茱萸15g，天麻15g，地骨皮12g，生甘草12g。

姜枣引，水煎服，日2次，早、晚饭后1小时服，7剂。

【三诊】2022年12月21日。药后症减不显，右肩仍疼痛，右下肢无力怕冷，舌质淡红苔薄，舌下静脉（+），脉沉细。继续加大黄芪用量，加丹参活血祛瘀。

【处方】补阳还五汤加减。

生黄芪90g，当归15g，川芎15g，赤芍15g，白芍15g，鸡血藤15g，路路通12g，全蝎6g，乌梢蛇30g，桑枝15g，桂枝6g，浮小麦100g，山茱萸15g，天麻15g，地骨皮12g，生甘草12g，丹参15g。

姜枣引，水煎服，日2次，早、晚饭后1小时服，7剂。

【四诊】2022年12月28日。药后症减，患者仍有右侧麻木，右肩部疼痛明显，舌淡红，苔薄黄，中少苔，舌下静脉（+），脉沉细。药后症减，病人体虚，故去丹参祛瘀之品，去乌梢蛇走窜之类，加黑豆补肾益阴，健脾利湿，加黑木耳益气活血。

【处方】补阳还五汤加减。

生黄芪120g，当归15g，川芎15g，赤芍15g，白芍12g，鸡血藤15g，路路通15g，全蝎10g，桑枝15g，桂枝6g，浮小麦100g，山茱萸15g，天麻15g，地骨皮10g，生甘草12g，黑豆15g，黑木耳15g（打碎）。

姜枣引，水煎服，日2次，早、晚饭后1小时服，7剂。

【五诊】2023年1月4日。药后症减，患者仍右侧麻木，湿重，右肩部疼痛，舌有麻木感，胃有刺感，舌淡红，苔薄黄中少苔，舌下静脉（+），脉沉细。继续加大黄芪用量，去地骨皮寒凉之品，加生薏米健脾渗湿，炒荆芥散风。

【处方】补阳还五汤加减。

生黄芪120g，当归15g，川芎6g，赤芍15g，白芍12g，鸡血藤15g，路路通15g，全蝎6g，桑枝12g，桂枝6g，浮小麦100g，山茱萸15g，天麻15g，生甘草10g，生薏米15g，炒荆芥10g，黑豆15g，黑木耳15g（打碎）。

姜枣引，水煎服，日2次，早、晚饭后1小时服，7剂。

【六诊】2023年1月12日。药后症减，患者仍觉右肩肢体麻木，舌麻，右肩疼痛，面黯黑，舌淡苔白，舌下静脉（+），脉沉细。加大当归用量养血活血，加大天麻用量息风，去生薏米，加石斛滋阴、白术健脾燥湿。

【处方】补阳还五汤加减。

生黄芪120g，当归30g，川芎6g，赤芍15g，白芍12g，鸡血藤15g，路路通15g，全蝎6g，桑枝12g，桂枝6g，浮小麦100g，山茱萸15g，天麻30g，生甘草10g，石斛15g，白术30g，黑豆15g，黑木耳15g（打碎）。

姜枣引，水煎服，日2次，早、晚饭后1小时服，40剂。

【按语】本案属于气虚血瘀导致脑梗死。故治以补阳还五汤加减大补气血。《医宗必读》记载："血气俱要，而补气在补血之先。"《温病条辨》记载："善治血者，不求之有形之血，而求之无形之气。"《景岳全书》记载："有形之血难以速生，无形之气所当急固。"气为血之帅，补气在补血之先，故逐渐加大黄芪用量。因患者以虚为主，故没用桃仁、红花破血之品，方中白芍养血柔肝，鸡血藤补血活血通络，路路通祛风活络、治痹痛，全蝎、乌梢蛇祛风通络、息风止痉，桑枝祛风湿、止痹痛，桂枝通经脉配活血药活血祛瘀，配祛风湿药祛除风湿。

医案十四

患者陈某，女，52岁。2022年11月27日初诊。

【现病史】口舌歪斜，左侧肢体不遂，语言不清1个月。患者于1个月前脑梗，出现口舌歪斜，左侧肢体不遂，抬臂不能平肩，手胀麻，指略可屈伸，不能持物；下肢无力，挽行不能抬足，舌强，语言不清，流涎，饮呛，嗜睡，二便尚调，脉沉弦细紧涩，舌淡黯，苔白腻满布。中医诊其为中风—中经络（脑梗死），脉沉主，邪实，阻遏气机，气血不能畅达而脉沉，沉而紧乃风寒侵袭，气机闭郁，气血不得外达而脉沉紧。脉弦细主痰、主湿,脉紧涩为寒湿入营,营血失于畅达,血脉痹阻。风寒夹痰,痹阻经脉,留而不去则口舌歪斜,左侧肢体不遂,语言不清。舌淡黯,苔白腻满布,为风寒痰湿内阻,营血失于畅达所致。

【辨证】风寒夹痰,痹阻经络。

【治宜】散寒涤痰通经。

【处方】小续命汤(《备急千金要方》)加减。

桂枝12g,炮附子12g,川芎8g,麻黄6g,党参12g,赤、白芍各12g,杏仁9g,防风9g,苍术12g,白芷9g,僵蚕12g,半夏12g,制南星10g,菖蒲9g,生姜6片。

3剂,水煎服,4小时服1煎,温覆啜粥令汗。

【二诊】2022年11月30日。药后通身皆汗,周身轻松,神情见振,㖞僻不遂皆减,饮已不呛,左半身仍无力不遂。舌强见轻,语言略好转。脉转沉细涩无力,紧象已除。舌淡黯,白腻苔见退。证转气虚夹痰瘀阻闭经络。治宜益气活血、涤痰通经。

【处方】补阳还五汤加减。

生黄芪120g,赤芍12g,川芎8g,当归12g,地龙12g,桃仁、红花各12g,柴胡8g,升麻6g,防风9g,半夏12g,制南星10g,白芥子9g,白附子10g。

水煎服。

【三诊】2023年1月25日。上方加减,共服70剂,左肢力增,活动已恢复正常,语言清晰,脉缓滑,舌可。三诊处方:上方,继服14剂,停药。

【按语】中风乃中医内科四大证之一，历代论述广博而精深。关于中风有无外邪问题，很多医家持否定态度，认为中风属内风而非外风，提出类中风、非风等概念，以示与外邪相区别。高老师认为外邪不可一概摒除，以续命汤为代表的散风剂，仍有应用价值。高老师应用小续命汤，用于两种情况：一是中风后出现表证者，续命汤可用；一是中风后，并无表证，邪伏于里，而脉沉滞拘紧者，此乃寒邪收引凝泣之脉，续命汤亦当用之，药后令汗，使邪随汗泄。汗透后，再观其脉症，随证治之。本案因脉沉弦细紧涩，故断为风寒夹痰痹阻经络之中风后遗症，予以小续命汤加减，方中麻黄、桂枝、炮附子、生姜辛温散寒；防风、白芷辛温散风寒；党参益气健脾以扶正；半夏、制南星、杏仁、菖蒲、苍术祛湿化痰；赤芍、川芎理血脉；白芍养血柔肝；僵蚕祛风通络，又有化痰之力；温覆啜粥令汗者，以助药力使邪随汗泄，阳气畅达，而达到散寒涤痰通经。二诊汗后，脉转沉细涩无力，乃气虚之象显露，故转予补阳还五汤以益气活血、涤痰通经之法治之。由此案可证明，中风之外因不可一概否定，续命汤等方亦不可一概摒除，要辨证论治，有是证则用是方，有故无殒。

医案十五

患者藤某，女，71岁。2023年5月22日初诊。

【现病史】右侧肢体麻木伴语言謇涩6个月，加重2周。患者6个月前无明显诱因早晨起床时出现右侧肢体无力、麻木，语言謇涩，当时神志清楚，在我院就诊而住院治疗。查头颅CT：

左侧脑梗死，诊断为脑血栓形成。经治疗症状减轻后出院。出院后肢体活动不利好转，仍有右侧肢体麻木，一直坚持服药治疗。2周前无明显诱因肢体麻木症状加重，肢体活动同前，为求中医治疗遂至我院门诊就诊。刻下症：右侧肢体麻木，语言謇涩，饮水发呛，神志清楚，二便调，饮食可，睡眠安。舌黯红，苔薄黄，脉弦。查右侧上肢肌力4级，右侧下肢肌力5级，生理反射存在，病理反射未引出。头颅CT：与原片比较无新的梗死灶。高血压病史5年。

【辨证】气虚血瘀，痰凝阻络证。

【治则】益气活血，化痰通络。

【初诊处方】止麻消痰活血汤加减。

黄芪30g，当归10g，川芎10g，夏枯草15g，玄参12g，黄芩12g，赤芍10g，桃仁10g，红花10g，地龙10g，桑枝30g，乌梢蛇6g，全蝎6g，川牛膝12g，橘红10g，半夏10g，胆南星6g，防风10g，荆芥10g，秦艽10g，鸡血藤20g，丹参12g。

5剂，水煎服，日1剂。

【二诊】2023年5月26日。服上药5剂后右侧肢体麻木稍有减轻，仍语言謇涩，二便调，饮食可，睡眠安。面色晦暗，口唇青紫减轻。舌黯红，苔薄黄，脉弦。患者证属痰瘀阻络，正气不足，以益气活血，化痰通络法治疗后主症减轻。

【处方】止麻消痰活血汤加减。

原方加菖蒲10g，远志10g，化痰开窍。黄芪30g，当归10g，川芎10g，夏枯草15g，玄参12g，黄芩12g，赤芍10g，桃仁10g，红花10g，地龙10g，桑枝30g，乌梢蛇6g，全蝎6g，川牛膝12g，橘红10g，半夏10g，胆南星6g，防风10g，荆芥10g，秦艽10g，鸡血藤20g，丹参12g。

水煎服，日1剂，连服10日。

【三诊】2023年6月6日。经服汤剂10剂，麻木症状显著好转。面色、唇色红润，为痰瘀消散之症。舌淡红，苔薄白，脉细。患者稍感无力，予增加黄芪用量以益气活血通络。继服7剂巩固疗效。

【处方】止麻消痰活血汤加减。

黄芪40g，当归10g，川芎10g，夏枯草15g，玄参12g，黄芩12g，赤芍10g，桃仁10g，红花10g，地龙10g，桑枝30g，乌梢蛇6g，全蝎6g，川牛膝12g，橘红10g，半夏10g，胆南星6g，防风10g，荆芥10g，秦艽10g，鸡血藤20g，丹参12g，远志10g，菖蒲10g。

【按语】中风是在内伤积损的基础上，复因劳逸失度、情志不遂、饮酒饱食或外邪侵袭等引起。脏腑阴阳失调，血随气逆，肝阳暴张，内风旋动，夹痰夹火，横窜经络，蒙蔽清窍，而发生猝然昏仆、半身不遂诸症。中风在《黄帝内经·素问》中就论述及病发深浅及预后："血之与气并走于上，则为大厥，厥则暴死，气复返则生，不返则死。"《金匮要略》明确了中经络、中脏腑之分："邪在于络，肌肤不仁；邪在于经，即重不胜；邪入于府，即不识人；邪入于藏，舌即难言，口吐涎。"高老根据临床经验，认为中风之中经络者主要为气血亏虚，痰瘀阻滞，气为血帅，补气与祛瘀相结合，在补阳还五汤的基础上创立了止麻消痰活血汤。患者平素阳亢体质，日久郁而化火，风火相煽，上扰清窍，遂致中风。病邪入络，气血运行不畅，筋脉失养，故见肢体麻木；气滞血瘀，郁热日久灼液成痰，痰瘀阻碍脉道，则语言謇涩，饮水发呛。病未入脏腑，故神志清楚。方中黄芪大补元气，当归、川芎、赤芍、丹参、桃仁、红花活血化瘀，陈皮、半夏、胆南星祛痰，鸡血藤活血通络，是治疗麻木要药，全蝎、乌蛇、地龙通经活络，相配可互得益彰。夏枯草、元参、黄芩清肝热潜阳。防风、荆芥、秦艽为中医所谓"风药"，治疗语言謇涩一症有奇效。此方用于临床，病机相符者，无不奏效。

医案十六

秦某，女，28岁。2022年11月4日初诊。

【现病史】 右侧肢体瘫痪7个月。2022年3月29日剖宫产第8天出现剧烈头痛，随即出现昏迷。头颅CT提示：蛛网膜下腔出血。行开颅手术后7天意识逐渐恢复，但遗留右侧半身不遂，失语，经治疗后能独立行走，但右侧肢体仍活动不利，言语不能，故前来就诊。就诊时见右侧肢体活动不利，反应迟钝，计算力差，言语不利，强笑，舌淡红，苔薄白，脉细。此患者因产后气血不足，阴血亏于下，阳亢于上，阳化风动，脉络空虚，风邪乘虚而入，外风引动内风，而发为中风，夹痰、夹瘀闭塞清窍，阻滞经络，神明不用故出现突然昏仆、不语、半身不遂等症。患者舌淡红，苔薄白属气血亏虚之象。

【辨证】 气虚血瘀型。

【治则】 益气通络。

【处方】 黄芪桂枝五物汤合四物汤加减。

生黄芪30g，嫩桂枝10g，川羌活12g，威灵仙10g，全当归12g，京赤芍12g，抚川芎10g，草红花10g，石菖蒲10g，广郁金10g，川牛膝15g，广地龙10g，乌蛇肉10g，杜仲炭12g，人工牛黄1g（分冲），潞党参12g。

水煎服，日1剂，连服14剂。

【二诊】 2022年11月18日。服药后强笑略好转，能简单言语，时有尿失禁，右侧肢体无力症状同前，舌淡红，苔薄白。二诊处方：上方加川续断12g，益智仁12g，覆盆子12g，以补肾纳气。日1剂，连服14剂。

【三诊】 2022年12月2日。强笑症状明显缓解，能简单言语，尿失禁症状消失，右侧肢体无力症状较前稍有改善。舌淡红，苔薄白。上方，继服4剂，停药。

【按语】 蛛网膜下腔出血是神经科的危重症，常常一发病就出现昏迷，属中医中风，中脏腑范畴。该患者缘于产后突发头痛，昏迷，结合头颅CT结果，诊断明确。患者因产后气血不足，阴血亏于下，阳亢于上，阳化风动，脉络空虚，风邪乘虚而入，外风引动内风，而发为中风，夹痰、夹瘀闭塞清窍，阻滞经络，神明不用故出现突然昏仆、不语、半身不遂等症。其舌淡红、苔薄白属气血亏虚之象。拟方黄芪桂枝五物汤合四物汤加减。方中重用黄芪补气，配当归养血，合赤芍、川芎、红花、地龙以活血化瘀通络。患者气虚明显加用党参以增加补气力量，针对言语不能，加用石菖蒲、广郁金化痰解语，开窍醒神。全方共奏益气养血、活血通络之效。二诊时，患者出现了小便失禁症状，故方中加用益智仁、覆盆子以缩尿止遗，同时加用杜仲与牛膝共奏强筋壮骨之功。如此运用，患者诸症明显好转。

医案十七

患者高某，男，75岁。2022年7月14日初诊。

【现病史】右侧肢体无力80天。80天前下午六点患者家属发现患者无明显诱因出现右侧肢体无力，当时无头痛头晕，无恶心呕吐，无肢体麻木、神志不清，无言语含糊、口角流涎，无视物模糊、视物旋转，无肢体抽搐、大小便失禁，有饮水呛咳，就诊于省直机关医院，诊断"脑梗死"，予以脱水降颅压、营养神经治疗（具体不详）。2022年4月30日患者右侧肢体无力加重，并于5月1日出现神志模糊，伴大小便失禁，无恶心呕吐、肢体抽搐，行颅脑CT（2022年5月1日）示：未见出血，诊断"脑梗死"，住院期间出现肺部感染、尿路感染。后三次至我院进一步住院治疗，治疗后神志转清，但仍有右侧肢体无力，现为求进一步诊治，求诊于我院门诊，收入院。刻下：神志清楚，混合性失语，右侧肢体无力，偶有咳嗽，痰少，纳食可，大小便失禁。

【辨证】肾虚髓空，痰蒙神窍。

【治则】益肾生髓，化痰开窍。

【处方】河车大造丸加减。

山药30g，怀牛膝12g，熟地黄20g，龟板胶9g（烊化），当归9g，黄芪30g，川断15g，菟丝子30g，补骨脂15g，枸杞15g，山茱萸15g，鹿角胶9g（烊化），淫羊藿15g，茯苓15g。

水煎服，日1剂，连服7日。

【二诊】2022年7月22日。服药后精神明显好转，无明显咳嗽、咳痰，大小便失禁有所改善。舌质黯红，苔薄白。续予上方7剂。

【三诊】2022年7月29日。服药后病情得到控制，嘱续服上方1周，并加强肢体运动锻炼，促进肢体功能恢复，防止深静脉血栓形成。

【按语】患者已年过七旬，肝肾亏虚，天癸已竭；肝肾阴虚，阴不制阳，肝阳偏亢，木旺克土，脾虚生痰，故咳嗽，痰少，痰瘀阻滞经脉，四肢不荣，故肢体无力；痰浊上阻窍道，故言语困难；肾元亏耗，封藏无权，固摄失司，故大小便失禁；舌质黯红，苔白腻，脉细弦为肾虚髓空、痰蒙神窍之象。总之，本病病位在肝、脾、肾；病性虚实夹杂，虚则肝肾阴虚，实则痰瘀阻滞。对于河车大造丸，谢观云："此方又能乌须黑发，聪耳明目，有夺天造化之功。"本案用黄芪甘温，补气升阳，偏于补脾阳；山药甘平，补脾养肺，益肾固精，偏于脾阴。二药一阴一阳，互相促进、转化，促运化，敛脾精。川续断、菟丝子补肝肾，强筋骨，通利血脉，在于筋节气血之间。熟地甘温，补血生津，滋肾养肝，与当归同用金水相生，益肾纳气补血。与淫羊藿伍用，一阴一阳，阴阳俱补。牛膝下行以活血通经，祛瘀止痛。枸杞子色赤走血分，善补肾益精。山茱萸酸涩收敛，微温而不热，补益肝肾。补骨脂暖丹田、壮肾阳、温肾逐寒敛气。茯苓利水渗湿。诸药同用，共奏益肾生髓，化痰开窍之效。

医案十八

患者俞某，男，48岁。2022年6月24日初诊。

【现病史】突发右上肢及右面部麻木7小时。2022年6月24日凌晨5点无明显诱因突然出现右上肢及右面部麻木，无头晕、头痛，无偏侧肢体无力，无视物模糊、视物旋转，无言语含糊、口角流涎，无饮水呛咳，无恶心呕吐，无意识障碍和肢体抽搐，无大小便失禁，遂就诊于我院门诊，行颅脑CT示：左侧丘脑区斑片状高密度病灶，拟出血可能性大，收住入院。刻下：神志清楚，精神可，右上肢及右面部麻木，纳可，寐安，大小便调。舌质黯红，苔白腻，脉弦滑。

【辨证】肝郁脾虚，风痰上扰。

【治则】疏肝健脾，祛风化痰。

【处方】温胆汤加减。

法半夏6g，竹茹10g，枳实6g，木香6g，薤白10g，白术10g，茯苓10g，瓜蒌12g，天麻9g，熟地黄10g，远志6g，甘草3g。

水煎服，日1剂，连服7日。

【二诊】2022年7月2日。服药后患者右上肢麻木稍减轻，右面部麻木有较大改善。舌质黯红，苔薄白。续予上方7剂。

【三诊】2022年7月9日。服药后病情得到控制，嘱续服上方1周，并加强肢体运动锻炼，促进肢体功能恢复。

【按语】患者平素饮食不节，损伤脾胃，脾失运化，痰浊内生，加之患者长期精神抑郁，肝气郁结，引动肝风，风痰上扰，横窜经隧，致血溢脉外。痰浊阻于经络，筋脉失养，故见麻木。舌质黯红，苔白腻，脉弦滑为肝郁脾虚、风痰上扰之象。总之，本病病位在肝、脾，涉及经络、筋脉。病属虚实夹杂，虚则肝郁脾虚，实则风痰上扰。本案用半夏祛痰化浊，降逆和胃，配以甘淡微寒之竹茹，化其痰浊，佐以枳实破气消痰。木香辛行苦降，善行大肠脾胃之气，使气机通畅，还能疏利肝胆。薤白辛散温通，散阴寒之凝滞，行气调中，与瓜蒌同用可行寒痰之阻滞。茯苓能渗湿利水以祛邪，又能健脾扶正，利水而不伤正气，与白术同用补气健脾、利水渗湿。远志与熟地黄同用，加强宁心安神、益智强智之效。天麻主入肝经，善息风止痉。使以甘草调和诸药。上述药物合用，共奏疏肝健脾、祛风化痰之功。

医案十九

患者张某，女，72岁。2022年8月26日初诊。

【现病史】头痛半天。2022年8月26日突发剧烈头痛，伴有恶心，呕吐，无头晕，无一过性黑矇，就诊于我院急诊。查头颅CT提示：松果体-小脑上部区斑片状高密度影。考虑出血，老年脑改变。就诊时见头痛，无肢体活动障碍，口干口渴，纳食少，睡眠差，舌淡红、少苔，脉沉细。此因患者年老肾水枯竭，肝肾同源，肾精亏虚而致肝阴不足，肝阳上亢，上扰于脑而发为头痛，其舌质红，苔少，脉沉细，均属肝肾阴虚之象。

【辨证】肝肾阴虚，肝阳上亢。

【治则】滋补肝肾，平肝潜阳。

【初诊处方】镇肝熄风汤加减。

怀牛膝12g，天、麦冬各12g，嫩青蒿15g，醋龟板30g，杭白芍12g，生地20g，白菊花12g，川芎12g，夏枯草10g，黄芩12g，葛根30g，生龙骨、牡蛎各30g，当归12g，合欢皮30g，炒枣仁30g。

水煎服，日1剂，连服7剂。嘱绝对卧床。

【二诊】2022年9月2日。服药后患者头痛明显缓解，纳食好，二便调，舌质红，苔少，脉沉细。二诊处方：上方加用水蛭3g，以破血散结。日1剂，连服7剂。

【三诊】2022年9月9日。头痛症状完全消失，舌质红，苔少，脉沉细。复查头颅CT提示：松果体-小脑上部区出血基本吸收。

【按语】脑出血是神经科的常见疾病，发病多伴有剧烈的头痛，属中医中风范畴。该患者突发剧烈头痛，结合头颅CT提示颅内的高密度影，诊断脑出血明确。患者年老肾水枯竭，肝肾同源，肾精亏虚而致肝阴不足，肝阳上亢，上扰于脑而发为头痛，其舌质红，苔少，脉沉细，均属肝肾阴虚之象。故采用"滋阴平肝潜阳"法治疗。拟方镇肝熄风汤加减。方中重用怀牛膝以补益肝肾，引血下行；龙骨、牡蛎相配降逆潜阳，镇肝息风；龟板、生地、天麦冬、白芍滋养阴液以利阳亢；配合嫩青蒿、夏枯草、白菊花以清泄肝阳；针对睡眠较差，加用炒枣仁及合欢皮以宁心安神，全方共奏滋阴平肝潜阳之功效。复诊时加用水蛭以破血逐瘀。方中水蛭为治疗关键，水蛭性味咸苦，平，主要功效为破血，逐瘀，通经，主治蓄血、癥瘕、积聚、妇女经闭、干血成痨、跌仆损伤、目赤痛、云翳等。现代医学研究证实水蛭中的有效成分水蛭素具有促进血肿吸收的作用。因出血性中风病是因血管破裂引起的血管内外的血瘀，只有及时应用活血化瘀药，祛除瘀血，改善血液循环障碍，才能从根本上控制出血。一般提倡在出血发生的一周左右使用。因此高老在患者二诊时加用了水蛭以破血逐瘀，使其血肿基本吸收，取得很好的疗效。

医案二十

患者汤某，男，76岁。2023年1月29日初诊。

【现病史】左侧肢体无力3个月。入院前3个月，患者无明显诱因出现左侧肢体无力，不能行走，于当地诊所治疗，未见好转，遂送往福州总医院求治。查头颅MRI示：双侧基底节及半卵圆中心、右侧脑室后角旁白质区多发异常信号影。予"扩血管、降血脂、溶栓"等治疗，左侧肢体仍不能活动，今求进一步治疗，故来诊。就诊时：精神疲乏，左侧肢体乏力，左肩疼痛，言语流利，偶有错语，纳可，寐安，二便自调。既往有"高血压病、糖尿病"史10余年。查体：血压145/85mmHg，舌质黯，苔白，中部稍厚，脉弦细。心肺（-）。此因患者年近八旬，五脏渐衰，气血虚弱，气不行血，筋脉失养所致。

【辨证】气虚血瘀。

【治则】补气行血，通经活络。

【处方】补阳还五汤加减。

黄芪90g，赤芍9g，川芎9g，当归9g，地龙10g，桃仁9g，红花9g，麦冬15g，桑枝30g，桑寄生30g，水蛭9g，姜黄12g，僵蚕12g，葛根15g。

水煎服，每日1剂，连服20天。药后左侧肢体乏力明显好转，左肩无疼痛，言语流利。

【按语】此病人为脑梗死后中风恢复期，总病机为年老体弱，气虚不能行血，瘀阻脑络。补阳还五汤为治疗气虚血瘀证之经典方，本病人虽无肢体偏枯不用、面色萎黄、舌紫黯瘀斑等典型的气虚血瘀证，但考虑患者年老体弱，常夹痰夹瘀，故为患者益气养阴，养血活血，通经络，强筋骨。脑梗后患者及早干预，临床常能取得良好的效果。

医案二十一

患者金某，男，52岁。2023年3月4日初诊。

【现病史】左侧肢体活动不利伴言语不利15天。2023年2月17日早突发言语不利，左侧肢体活动不能，摔倒在地。送至北医三院诊断为"脑梗死"。给予活血通络、抗血小板治疗后，患者病情稳定，于2023年3月4日收入我院。入院时症见：左侧肢体偏瘫、麻木，言语不清，偶有饮水呛咳，纳可，大便干。舌尖边红，舌苔黄腻，脉滑。既往有高血压病史。体格检查：构音不清，左侧鼻唇沟变浅，伸舌左偏，左侧肢体肌力0级，左下肢肌张力略高，双下肢腱反射减低，双巴氏征（+），左侧痛觉减退。头颅CT示：右侧半卵圆中心高密度灶，灶性出血？右侧额顶叶皮层下白质可疑梗死。左侧侧脑室三角区旁腔隙灶。患者平素嗜烟，日久生痰化热，闭阻经脉，则见肢体偏瘫，上扰清窍而见言语謇涩，痰热腑实则见大便干燥。舌红、苔黄腻、脉滑为痰热之象。

【辨证】痰热闭阻。

【治则】通腑泄热，清热化痰。

【处方】温胆汤合大承气汤加减。

厚朴10g，枳实12g，大黄10g（后下），半夏10g，橘红10g，茯苓30g，胆南星10g，竹茹10g，砂仁5g（后下），丹皮12g，赤芍12g，桑枝30g，川牛膝15g，黄芩12g，黄连6g，羌活12g。

水煎服，日1剂，连服7天。加用牛黄清心丸1丸，日2次。

【二诊】2023年3月11日。服药后病情无明显变化，大便已通，舌尖边红，苔黄腻，脉弦滑。二诊处方：黄连温胆汤加减。前方去厚朴、大黄，茯苓改茯神30g，加当归12g，赤芍12g，川芎10g，养血活血，加水蛭3g，地龙10g，活血化瘀、息风通络。服7剂，日1剂，连服1周。加牛黄清心丸，1丸，日2次。

【三诊】2023年3月18日。经治疗，言语謇涩、左侧肢体活动不利好转，舌红苔黄，脉右微弦，左沉细无力。三诊处方：原方加乌蛇肉10g。连服1周。加牛黄清心丸，1丸，日2次。

【按语】中风病是由于正气亏虚，饮食、情志、劳倦内伤等引起气血逆乱，产生风、火、痰、瘀，导致脑脉痹阻或血溢脑脉之外，此为中风基本病机。中风是以突然昏仆、半身不遂、口舌歪斜、言语謇涩或不语、偏身麻木为主要临床表现的病证。脾失健运，过食肥甘醇酒，致使脾胃受伤，脾失运化，痰浊内生，郁久化热，痰热互结，壅滞经脉，上蒙清窍；或素体肝旺，气机郁结，克伐脾土，痰浊内生；或肝郁化火，铄津成痰，痰郁互结，携风阳之邪，窜扰经脉，发为本病。此即《丹溪心法·中风》所谓"湿土生痰，痰生热，热生风也"。临床常用采用"清热化痰法"治疗脑梗死。采用温胆汤加减治疗。半夏燥湿化痰，降逆和胃，竹茹清胆和胃，止呕除烦，枳实、橘皮理气化痰，茯苓健脾利湿，甘益脾和中。初期痰热腑实阶段，加用大黄、厚朴通腑泄热，待大便通调之后，加当归、赤芍、川芎养血活血，加水蛭、地龙息风通络。

医案二十二

患者刘某，女，85岁。2022年12月3日初诊。

【现病史】突发言语不利3小时。入院前3小时无明显诱因突发言语謇涩，15分钟后缓解，之后半小时再次出现言语謇涩，伴有右侧肢体力弱，而收入院。既往有高血压，冠心病房颤、慢性心力衰竭，脑梗死，慢性喘息性支气管炎病史。入院时：血压120/80mmHg，不完全性混合性失语，右侧肢体肌力4级，右侧腱反射活跃，双侧病理征阳性。头颅CT：多发脑梗死。生化检查：肌酐123.2μmol/L，尿素氮11.77mmol/L，尿酸539.8μmol/L。就诊时症见：言语謇涩，伴有右侧肢体力弱气短，咳嗽，咳痰，痰色黄白，面部浮肿，纳差，小便频数，大便正常，舌红，苔黄，脉沉细。西医诊断：①脑梗死；②高血压；③冠心病，慢性心力衰竭，心功能2级，心房纤颤；④慢性喘息性支气管炎；⑤高尿酸血症；⑥慢性肾功能不全。中医诊断：中风病。此因患者老年体弱，脾肾渐虚，痰湿内生，郁而化热，痰热上阻清窍，出现言语不利，闭阻经络，出现肢体无力。舌红苔黄为有热之象，脉沉细为脾肾不足之本。本例患者本虚标实，急则治其标，先以息风化痰解语为法。

【辨证】痰热证。

【治则】熄风化痰。

【处方】涤痰汤加减。

法半夏10g，橘红10g，茯神30g，胆南星10g，竹茹10g，人工牛黄1g（分冲），黄芩10g，白附子10g，白僵蚕10g，菖蒲10g，郁金10g，枳实10g，甘草10g，天麻10g。

水煎服，日1剂，连服1周。

【二诊】2022年12月10日。服药一周后言语謇涩好转，可说出简单句子，右侧肢体活动力弱好转，近端肌力5级，远端肌力4级。面部浮肿消失，咳痰减少，夜尿多。舌质淡黯，苔薄白中间黄润，脉沉。治以息风解语，活血通络，佐以补气固肾。

【处方】解语丹加减。

白附子10g，白僵蚕10g，广郁金10g，石菖蒲10g，明天麻10g，川芎10g，人工牛黄1g（分冲），当归12g，党参15g，益智仁12g，覆盆子12g，附子10g（先煎），桑螵蛸12g。

水煎服，日1剂，连服1周。

【三诊】2022年12月30日。服药一周后言语謇涩进一步好转，可与人交谈，右侧肢体活动力弱基本恢复，仍夜尿多，舌质黯,苔黄少津,脉沉。治以清热化痰、息风解语,佐以补气固肾,仍以解语丹加减。三诊处方:原方加胆南星10g,清热化痰,鹿角霜30g。1周后患者言语基本流利,肢体活动基本正常出院。

【按语】脑梗死失语多从风痰入手,解语丹为治疗失语的基础方。本例患者首诊舌红苔黄脉沉,首先给予涤痰汤和牛黄清心丸,清热化痰,二诊时热象已清,主要选用解语丹息风解语,因夜尿多,脉沉,有肺肾不足之象,佐以补气固肾,三诊时热象又起,加用牛黄清心丸和胆南星以清热化痰。治疗中总不离化痰解语,随舌脉选用偏温或偏寒药,切中病机,准确施治。经过前方治疗言语不利,肢体不利明显好转,夜尿多无明显改善,是因肺肾气虚引起,需长期用药方可缓解。

医案二十三

患者李某,男,70岁。2023年7月26日初诊。

【现病史】左侧肢体麻木疼痛三个月。一年前患者因左侧肢体活动欠利入某医院治疗,诊断为脑梗,经治疗左侧肢体活动基本恢复。诊时见:左侧肢体麻木疼痛,伸舌略有右偏,干咳,舌紫,舌苔白,脉滑数。查体:血压140/80mmHg。因素体痰浊内生,瘀阻经络,气血不通,失于润养,故见肢体麻木等症。

【辨证】痰瘀阻络,经络不通。

【治则】补气化痰,活血通经。

【处方】补阳还五汤加减。

黄芪30g，地龙12g，钩藤20g，丹参15g，菖蒲8g，远志6g，桑枝20g，伸筋草15g，刘寄奴10g，竹茹10g，丝瓜络10g，僵蚕12g。

日1剂，水煎服，共14剂。

【二诊】2023年8月9日。服药后患者精神好转，语言稍畅，已能主动表达，左手足麻木略减，但近有夜寐不安、时觉耳鸣、夜尿增多等肝肾不足之证，兼咳嗽，痰稠难出，故选黛蛤散合二至丸加减。

【处方】

超微饮片天麻2袋，川芎8g，蛤粉12g，青黛10g，麻仁10g，法半夏8g，炒瓜蒌10g，丹参12g，女贞15g，旱莲12g，桑椹15g。

日1剂，水煎服，共14剂。

【三诊】2023年8月23日。药后头痛消失，咳嗽明显减轻，但仍觉双足无力，健忘，语言欠流利，两腋下冷汗出较多。血压118/70mmg。此因气阴不足，失于充养而引起。治宜益气滋阴，化痰息风。

【处方】玉屏风散合二冬汤加减。

超微饮片天麻2袋，川芎6g，黄芪30g，白术10g，防风10g，陈皮10g，生地12g，天、麦冬各10g，超微饮片羚羊角2袋，菖蒲6g，郁金10g。

日1剂，水煎服，共14剂。

【四诊】2023年9月6日。服药后咳嗽、语言謇涩、腋下冷汗均已好转。诸症缓解，固本为主。治宜益气健脾，化痰通络。

【处方】六君子汤加减。

黄芪30g，党参10g，白术10g，法半夏8g，云苓10g，陈皮10g，天竺黄12g，竹沥12g，鸡血藤12g，地龙10g，菖蒲8g，远志3g，炙甘草2g。

日1剂，水煎服，共14剂。

【按语】该患者为一脑梗患者，治疗过程中历经四诊：初诊时痰瘀阻络，该患者病程已久，经过西医院治疗，病状相对稳定，高老认为该患者应重在补气化痰、通经活络，故宗王清任补阳还五汤意治之，重用黄芪，舍桃仁、红花血峻剂，而用丹参、刘寄奴活血通络；桑枝、伸筋草、丝瓜络疏通经络，再益菖蒲、竹茹、远志化痰；僵蚕、钩藤疏风通络。疏方用药，病证相符，丝丝入扣，体现高老用药特色。经治14剂后证解，患者年老体虚本证即显，视其肝肾不足、气阴虚弱之主证，兼顾次证，高老分别以黛蛤散合二至丸、玉屏风散合二冬汤、六君子汤加减治之。纵观全程，其病情变，方亦随证变，药依方解，体现高老处方用药，方证合一，灵活机动，不拘一格的特点。

（刘红岩）

第二节 眩晕医案

高宝海主任经过多年的临床中总结，认为青年患者眩晕一般起病急骤，多由外感风邪、七情内伤、饮食劳倦引起，中老年患者眩晕多与肝肾不足、肾气不足、脑髓失养、痰湿阻滞、瘀血阻滞脑络相关。眩晕病位在脑，大多与肝、脾、肾相关，又以肝肾为主。叶天士在《临证指南医案·眩晕》中认为头为清窍之所在，眩晕发作之邪多从肝阳上犯而来，治疗必先从肝论治。治法可用补肾滋肝、滋阴潜阳、镇摄之法。治疗眩晕尤须注重滋阴潜阳，高宝海主任多用四逆散、一贯煎、六味地黄丸或左归丸加减，临床亦每获良效。同时高宝海主任认为眩晕应注重活血化瘀的应用，如杨士瀛在《仁斋直指方论》中言："瘀滞不行，皆能眩晕。"丹波元坚的《杂病广要·眩晕》认为瘀血停留，亦能上冲作逆而致眩，可见瘀血也是导致发生眩晕的重要因素。故在临床中也多用血府逐瘀汤加减治疗眩晕。若因脾虚不运致痰邪壅遏阻滞，引动肝风，肝风挟痰上犯清窍，则应燥湿祛痰，兼健脾和胃。程国彭在《医学心悟·卷四眩晕》中指出，因湿痰上犯所致眩晕，强调须用天麻、半夏尽除，方剂可用半夏白术天麻汤。因此在临证时亦不拘于一方一证，眩晕发作，常为诸邪夹杂，虚实并患，要充分根据证候特点，方可对症下药。如脾虚可用四君子汤或补中益气汤化裁治疗，火盛则可用龙胆泻肝汤加减进行治疗。同时注重中西医结合治疗眩晕，必要时完善神经科检查，同时还应注意排查全身性疾病。

医案一

尹某某，男，40岁，2018年12月1日初诊。

【现病史】目前患者2天前无明显诱因出现头晕胀不适，时有站立不稳，如坐舟船，平时烦躁易怒，耳鸣，失眠多梦，面红，时有腰膝酸软，时有口苦，口不干，无发热，纳可，舌苔薄黄，质稍红，脉弦，大便不干，小便可。患者时有头晕沉不适2～3年。既往高血压病8年，未服药降压药物，血压高时180/110mmHg左右。

【辨证】肝阳偏亢，肝风上扰证。

【治则】平肝熄风，补益肝肾。

【处方】天麻钩藤饮加减。

天麻10g，钩藤30g（后入），菊花15g，夏枯草20g，黄芩10g，草决明15g，牛膝10g，杜仲10g，生地15g，枸杞子15g，益母草30g，龙骨、牡蛎各20g。

5剂，水煎服，每日1剂。

【二诊】2018年12月6日。患者目前头晕胀不适略减，烦躁易怒较前好转，仍有失眠多梦，稍有耳鸣，仍有腰痛，苔薄黄，脉偏弦数，余症同前。血压168/95mmHg。前方有效，在原方的基础上加用夜交藤15g，茯神15g，连用10剂，煎服同前。

【按语】本案辨证为肝肾不足，肝阳偏亢，肝风上扰清窍，导致患者头晕胀不适，时有站立不稳，如坐舟船，烦躁易怒，肝肾亏虚，腰失所养则腰痛，耳鸣，肾阴亏虚不能上济心火，脑失所养，则失眠多梦，苔薄黄，脉偏弦数，则为肝阳上亢之象，方选天麻钩藤饮加减治疗，可平肝熄风，清热活血，补益肝肾。在临床上高宝海主任通过抓天麻钩藤饮三大主症：头晕而胀、喜凉爽，失眠或睡眠不实，腰膝酸软，不论任何疾病，出现此三大症，用之均有效，清泻风火与潜镇肝阳并用，专治头晕而胀喜凉爽；天麻、钩藤、菊花、夏枯草、草决明、黄芩以平肝熄风，清肝降火。夜交藤、朱茯神，宁心安神，专治失眠或睡眠不实；益母草、杜仲、桑寄生、川牛膝、生地，引血下行并补肝肾、壮腰膝，专治腰膝酸软。加用龙骨、牡蛎重镇安神，临床疗效佳。

医案二

杨某某，女，65岁，2019年12月6日初诊。

【现病史】患者因7天前情志不舒后出现头晕沉不适，心下痞硬不适，胁肋胀满，脘满嗳气，反酸烧心，多梦，纳差眠差，小便可，大便尚可，舌淡，苔白腻，脉弦。

【辨证】肝脾不和，胃虚痰浊上逆。

【治则】疏肝理脾，化痰降逆。

【处方】四逆散合旋覆代赭汤加减。

柴胡15g，白芍12g，枳实12g，炙甘草10g，苏梗15g，旋复花12g，代赭石15g，半夏10g，木香6g，香附10g，大枣15g。

5剂，水煎服，每日1剂。5日后电话随访，上证俱减少。嘱畅情志，节饮食。

【按语】本案辨证为肝脾不和，肝失疏泄，肝郁乘脾，脾胃功能失常，升降运化失常，则津液不得转输而为痰；痰浊阻于中焦，气机不畅，则心下痞硬不适脘满；上扰清窍则头晕不适；肝藏魂则多梦；脾胃虚弱，痰气交阻，则胃气上逆，而致气嗳，反酸烧心；舌淡苔白腻，乃胃虚痰阻之征。胁肋胀满、多梦、脉弦，为肝郁之象。治当疏肝理脾，化痰降逆。本方使用柴胡、香附等疏肝理气解郁，白芍敛阴养血柔肝为臣，与柴胡合用，以补养肝血，条达肝气，可使柴胡升散而无耗伤阴血之弊。枳实理气解郁，泄热破结，与白芍相配，又能理气和血，使气血调和。使以甘草，调和诸药，益脾和中。联合旋覆代赭汤，其中旋覆花苦辛咸温，性主降，善于下气消痰，降逆止噫。代赭石重坠降逆以止呃，下气消痰，为臣药。半夏祛痰散结，降逆和胃；生姜用量独重，和胃降逆增其止呕之力，宣散水气；大枣、炙甘草甘温益气，健脾养胃，以治中虚气弱之本并调和药性，兼作使药。加用木香行气止痛、温中和胃，苏梗以行气宽胸，化痰降逆，诸症皆解。

医案三

王某某，女，67岁，2019年9月6日初诊。

【现病史】患者1个月前无明显诱因出现头晕沉不适，面色萎黄，全身乏力以双下肢为主，咽干口燥，脘腹胁痛，胸闷气短，舌红，苔少，少津，脉虚弦。

【辨证】肝肾阴虚，肝郁气滞。

【治则】滋阴柔肝。

【处方】一贯煎加减。

当归10g，生地15g，川楝子6g，沙参10g，麦冬10g，枸杞15g，郁金10g，佛手10g，柏子仁10g。

5剂，水煎服，每日1剂。

【按语】本患者属于肝肾阴虚，肝郁气滞证。肝藏血，主疏泄，喜条达而恶抑郁。肝肾阴血亏虚，血失濡养则头晕沉不适，面色萎黄，全身乏力以双下肢为主；肝体失养，疏泄失常，肝气郁滞，横逆犯胃，故脘腹胁痛，胸闷气短；阴虚津液不能上承，故咽干口燥、舌红少津；阴血亏虚，血脉不充，故脉细弱或虚弦。治宜滋阴养血、柔肝舒郁。方中重用生地黄滋阴养血、补益肝肾为君，水木相生则滋水以涵木。当归、枸杞养血滋肝阴；北沙参、麦冬滋养肺胃，养阴生津，意在佐金平木，扶土制木，四药共为臣药。佐以少量川楝子，疏肝泄热，理气止痛，顺其条达之性。该药性虽苦寒，但与大量甘寒滋阴养血药相配伍，则无苦燥伤阴之弊。郁金、佛手两药一温一凉加强行气解郁力量，诸药合用，使肝体得养，肝气得舒，则诸症可解。

【二诊】2019年9月11日患者全身乏力较前好转，无脘腹胁痛，胸闷气短，仍头晕时有出现两目昏花，休息后缓解，耳鸣，记忆力下降，腰膝酸软，多梦，咽干口燥，口干，大便干，舌红苔薄，脉细数。

【辨证】肝肾阴虚。

【治则】滋肾养肝明目。

【处方】杞菊地黄丸加减。

熟地24g，山萸肉10g，山药10g，茯苓10g，枸杞子15g，菊花12g，麦冬12g，花粉12g，知母12g，甘草10g。

10剂，水煎服，每日1剂。

【按语】经过一诊服药后患者肝郁气滞症状好转，仍头晕，两目昏花，肝肾阴虚症状仍然存在，本次调整处方，改为六味地黄丸滋补肝肾，加用枸杞滋补肝肾、润肺、明目，菊花散风平肝明目，麦冬、天花粉养阴生津，知母清热泻火，滋阴润燥，甘草调和诸药。

【三诊】2019年10月9日。患者头晕好转，周身乏力，眼花，夜间咽干口燥，耳鸣，大便干，舌红少津，脉弦细。

【辨证】肺肾阴虚，虚火上炎。

【治则】滋补肺肾，清退虚热。

【处方】麦味地黄丸加减。

熟地24g，山药15g，山萸肉15g，丹皮10g，地骨皮15g，知母15g，花粉12g，麦冬12g，五味子5g，黄精20g，炙甘草10g。

10剂，水煎服，每日1剂。

【按语】患者总病机肝肾阴虚，上方使用后头晕好转，本次就诊在上方基础上调整用药，加用麦冬滋肺胃之阴，五味子味酸，性温，归肺、心、肾经，以益气生津，宁心安神；加用黄精加强养阴、润肺、益肾作用，兼具补脾的功效，加用炙甘草甘温，益气健脾，调和诸药。

【四诊】2019年10月20日。患者无头晕，迎风流泪，仍耳鸣，口干，夜间口干明显，大便干。上方加玄参15g，桑寄生15g，甘草6g。10剂，水煎服，每日1剂。在上方基础上加用玄参、桑寄生用以滋阴补肾，甘草益气健脾，调和诸药。

【五诊】2019年10月30日。患者耳鸣轻，仍口干，舌红少津，脉细数。

【处方】六味地黄丸加减。

熟地24g，山药15g，山萸肉15g，茯苓10g，黄精20g，天花粉15g，知母15g，玄参20g，枸杞子15g，杏仁15g，黄连6g，肉桂3g。

10剂，水煎服，每日1剂。考虑肾阴虚，再次使用六味地黄汤加减。

【六诊】2019年11月20日。患者夜间自汗，口干，大便干，善忘，舌红，少苔，脉细涩。

【处方】六味地黄丸加减。

熟地24g，山药15g，山茱萸15g，茯苓10g，泽泻10g，牡丹皮10g，玄参20g，麦冬10g，五味子6g，合欢皮30g，夜交藤30g。

10剂，水煎服，每日1剂。

【七诊】2019年1月22日。患者健忘，口干，余同前，续上方加减10剂：熟地20g，山药15g，山萸肉15g，牡丹皮10g，茯苓10g，泽泻10g，枸杞子15g，五味子6g，麦冬10g。

【按语】患者总病机肝肾亏虚，因肾藏精，为先天之本，肝为藏血之脏，精血互可转化，肝肾阴血不足又常可相互影响。在整个诊疗过程中可发现病程较长，肝肾亏虚较重，需要缓缓图之，不可操之过急，下一步可辅助丸药治疗。

医案四

孙某某，女，64岁，2018年8月25日初诊。

【现病史】患者头晕目眩，紧箍感，失眠，郁郁微烦，记忆力差，大便干，乏力，腹两侧胀，既往胆囊炎病史，口苦，耳鸣，舌红胖大，苔黄腻，脉弦滑。

【辨证】少阳阳明合病。

【治则】和解少阳，内泻热结。

【处方】大柴胡汤加减。

柴胡15g，大黄5g，枳实10g，黄芩10g，厚朴10g，白术15g，茯苓15g，生姜15g，郁金10g，半夏10g。

10剂，水煎服，每日1剂。

【按语】结合患者情况，考虑为少阳阳明合病。患者症见头晕目眩、口苦，说明邪气仍在少阳；郁郁微烦，腹两侧胀，便秘，苔黄腻，脉弦滑，说明病邪已入阳明，有化热成实的热结之象。在治法上，病在少阳，本当禁用下法，但与阳明腑实并见的情况下，就必须表里兼顾。《医方集解》说："少阳固不可下，然兼阳明腑实则当下。"方中重用柴胡为君药，配黄芩和解清热，以除少阳之邪；轻用大黄、枳实、厚朴以内泻阳明热结，行气消痞，半夏和胃降逆，生姜温胃止呕，共为佐药。大枣、生姜相配，能和营卫而行津液，并调和脾胃，功兼佐使。加白术、茯苓健脾益气。

【二诊】2018年9月1日。患者仍头晕、头沉，两下肢无力，眠差，纳差，口干，大便稍干，心烦，舌红少苔，脉弦。

【辨证】肝脾不和，气郁化热伤阴。

【治则】疏肝理脾，清热养阴通腑。

【处方】四逆散加减。

柴胡15g，白芍15g，丹皮15g，栀子15g，知母15g，枳实12g，厚朴12g，枣仁30g，炙甘草10g。

7剂，水煎服，日1剂。

【按语】本患者肝郁乘脾，气郁化热，治疗上以四逆散加减，柴胡疏肝解郁，白芍敛阴养血柔肝，与柴胡合用，以补养肝血，调达肝气，枳实和厚朴以理气解郁，下气泄热破结，与柴胡同用一升一降，加强舒畅气机之功，加用丹皮清热凉血，栀子以泻火除烦，知母以滋阴降火，加用甘草调和诸药，益脾和中，酸枣仁以养肝宁心安神。全方共奏疏肝理脾，清热养阴通腑之功。

【三诊】2018年9月13日。患者头晕症减，目前出现胸闷，多叹息，脘痞满，眠差，大便2～3天1次，苔薄黄，脉弦。

【辨证】寒热错杂痞证。

【治则】寒热平调，消痞散结。

【处方】半夏泻心汤加减。

半夏10g，黄芩6g，黄连6g，厚朴10g，柴胡15g，白术15g，大黄5g，党参12g，甘草10g。

5剂，水煎服，日1剂。

【四诊】2018年9月18日。患者仍有上述症状，舌红、少苔，脉弦。

【辨证】疏肝解郁，清热通腑。

【处方】丹栀逍遥丸加减。

丹皮15g，栀子10g，当归15g，白芍15g，柴胡15g，郁金10g，厚朴10g，大黄5g，甘草10g，枳实12g。

7剂，水煎服，日1剂。

【五诊】2018年9月27日。既往陈旧性脑梗死，再次出现头晕，失眠改善，心烦后汗出，口苦涩，口渴，舌苔薄黄，脉弦。

【辨证】气机壅滞，中焦虚弱，热实内结，郁火扰神，湿滞三焦。

【治则】和解少阳，通阳泄热，重镇安神。

【处方】柴胡加龙骨牡蛎汤加减。

栀子10g，淡豆豉12g，柴胡15g，白芍20g，黄芩12g，半夏10g，龙骨30g，牡蛎30g，浮小麦30g，当归15g，佛手12g，枳实12g，甘草10g。

7剂，水煎服，日1剂。

医案五

刘某某，女，59岁，2018年9月11日初诊。

【现病史】患者头晕头昏，入眠差，大便干稀不均，腹胀满，舌红苔裂纹，脉律不齐。

【辨证】肝肾不足，肝阳偏亢，生风化火。

【治则】平肝熄风，清热活血，补益肝肾。

【处方】天麻钩藤饮加减。

天麻15g，钩藤30g，菊花（后加入）15g，地龙12g，川芎10g，全蝎5g，龙骨30g，牡蛎30g，黄芩10g，合欢皮10g，黄连6g，肉桂2g。

10剂，水煎服，日1剂

【按语】临床使用天麻钩藤饮需要掌握三大主症。头晕而胀、喜凉爽，失眠或睡眠不实，腰膝酸软，不论任何疾病，用之均有疗效。本方合交泰丸加减交通心肾，改善睡眠效佳。

【二诊】2018年9月21日。患者仍头晕，汗出，乏力，心慌，唇暗，舌红，少苔，脉结代。

【辨证】阴血阳气虚弱，心脉失养证。

【治则】益气滋阴，通阳复脉。

【处方】炙甘草汤加减。

生地30g，丹参30g，麦冬10g，炙甘草20g，党参15g，桂枝15g，干姜9g，厚朴10g，木香5g。

7剂，水煎服，日1剂。

【按语】患者一诊，效果欠佳，结合患者脉症，调整思路，考虑患者头晕为阴血阳气虚弱，心脉失养证，治宜滋心阴，养心血，益心气，温心阳，诸症减。

医案六

何某某，女，67岁，2018年10月9日初诊。

【现病史】头晕2周，伴头胀痛，失眠，烦躁易怒，头枕部、颈部疼痛，口干不渴。高血压史、胸椎骨折一个半月，舌淡胖，脉弦。

【辨证】肝肾不足，肝阳上亢。

【治则】平肝熄风，清热活血，补益肝肾。

【处方】天麻钩藤饮加减。

中风1号加狗脊10g，川芎15g，细辛3g，天麻30g。

4剂，水煎服，日1剂。

【二诊】2018年10月13日。患者头颈痛，摇头时头晕，耳鸣，腰膝酸软，无恶风怕热，舌淡胖，苔薄白，脉弦。

【辨证】外感风邪，肾阳亏虚。

【治则】补肾强脊，通络止痛。

【处方】自拟方。

狗脊15g，天麻15g，淫羊藿15g，姜黄10g，川芎15g，地龙10g，细辛3g，全蝎5g，赤芍12g，鹿衔草15g。

5剂，水煎服，日1剂。

【三诊】2018年10月18日。患者扭头时仍头晕，耳鸣目眩，烦躁易怒，失眠，舌红，苔薄黄，脉弦数。

【辨证】肝肾不足，肝阳上亢。

【治则】平抑肝阳，清热泄浊止眩。

【处方】天麻钩藤饮加减。

天麻15g，钩藤30g，菊花15g，夏枯草15g，石决明30g，川芎10g，泽泻30g，川牛膝15g。

7付，日1剂。

【四诊】2018年10月25日。头晕好转，患者仍腰膝酸软，加用补肾，滋水以涵木的作用。在上方的基础上加用补肾强脊通脉药物。

【处方】天麻钩藤饮加减。

地龙10g，补骨脂12g，狗脊15g，葛根15g，牛膝15g，泽泻30g，川芎10g，石决明30g，夏枯草15g，菊花15g，钩藤30g，天麻15g。

7剂，水煎服，日1剂。后病情明显好转。

医案七

赵某，男，68岁，2019年3月15日初诊。

【现病史】患者全身乏力，头晕10余天。头目眩晕，目胀耳鸣，脑部热痛，心中烦热，口干，干咳，舌暗红，少苔，脉细涩。有脑干梗塞，肺气肿史。

【辨证】肝肾阴虚，肝阳上亢，气虚血瘀。

【治则】镇肝息风，滋养肝肾，益气活血通络。

【处方】镇肝熄风汤加减。

中风4号+黄芪40g，地龙12g，川芎15g，桃仁10g，红花10g，麦冬10g。

7剂，水煎服，日1剂。

【按语】本患者以镇肝熄风汤加减治疗，以肝肾阴虚为本，肝阳上亢，气血逆乱为标，但以标实为主。治以镇肝熄风，滋阴潜阳。合用补阳还五汤加减以益气活血，化瘀通脉。

医案八

患者杨某，男，42岁。2019年11月6日初诊。

【现病史】患者3天前因感冒后出现眩晕，天旋地转状，伴恶心呕吐，无听力下降，无耳鸣耳聋，纳少，体胖，项背疼痛不适，睡眠质量较差，大便稍有干结，小便量少，舌苔白腻，脉滑。

【辨证】痰湿中阻。

【治则】祛风化痰，健脾和胃。

【处方】半夏白术天麻汤加减。

清半夏10g，天麻15g，苍术10g，桂枝10g，桔梗10g，泽泻12g，茯苓15g，白术12g，葛根15g，神曲15g，甘草5g。

7剂，水煎服，日1剂，分早、晚饭后温服。连服7剂，再诊时眩晕基本已缓解，无其他特殊不适。嘱患者避风寒，清淡饮食，畅情志。

【按语】该患者体胖，脾胃功能失常，以致痰湿内生，又因土虚木乘，则肝风内动。又感受触冒风邪，以致内外相引而发病，引动肝风挟痰上扰清窍。方用半夏白术天麻汤加减治疗。方药中半夏燥湿化痰、降逆止呕，天麻则平抑肝阳、熄风止眩，共为主药。合用泽泻汤可主治支饮停于心下，上犯清阳而发眩晕之证。故取泽泻泻水行饮，使水湿从小便出，白术长于益气健脾，又能燥湿、利尿除湿邪，二药常合用，治因痰饮停聚中焦、清阳不升导致的头目昏眩。又有汗出、项背不适之症，加用桂枝、葛根汤以调和营卫、解肌舒经。

医案九

患者赵某，女，68岁。2020年6月3日初诊。

【现病史】患者自诉反复发作头晕耳鸣30余年，发作时伴视物旋转，无恶心呕吐，无耳胀及听力下降，睡眠时眩晕消失，伴腰膝酸软，纳可，眠差，盗汗，口干，舌红少苔，脉细数。外院查颅脑MRI未见异常。

【辨证】肾阴亏损，髓海失养。

【治则】滋养肝肾，填精益髓。

【处方】六味地黄丸加减。

牡丹皮10g，泽泻10g，柴胡10g，郁金10g，熟地黄15g，山茱萸15g，山药15g，墨旱莲15g，女贞子15g，天麻15g，钩藤15g，当归15g，川芎15g，浮小麦20g，磁石30g，炙甘草5g。

7剂，水煎服，日1剂，分早、晚饭后温服。7日后再次就诊，眩晕及出汗症状明显减轻，效不更方，继服7剂。

【按语】患者肾阴亏虚，肾开窍于耳，脑为髓之府，肾虚不能上承濡养则眩晕耳鸣。腰为肾之府，肾阴不足则失养，则腰膝酸软，阴虚又生内热，则口干、夜间盗汗。结合患者舌红少苔，脉细数，则为肾阴亏损、虚火上炎。故选方六味地黄丸加减以滋阴补肾，壮水之主，以制阳亢。墨旱莲、女贞子可滋阴益肾养肝；肝肾不足，则肝阳上亢，用天麻、钩藤可平抑肝阳，浮小麦固表止汗，磁石既平肝潜阳、益肾补阴，又有镇惊安神之功，柴胡条达肝气、疏肝解郁，当归、川芎补血活血化瘀，郁金活血行气解郁。诸药合用共奏滋阴补肾、平肝潜阳、活血化瘀之效。

医案十

患者欧某，女，56岁，2018年10月18日初诊。

【现病史】因"反复发作性头晕6个月"就诊。患者反复头晕，伴天旋地转感，不伴有头痛、耳鸣，无肢体乏力，纳、眠尚可，二便正常，舌质红，苔微黄，脉弦细。头颅磁共振血管造影（MRA）结果示：右侧椎动脉全程纤细，考虑为发育变异；颈椎磁共振成像（MRI）结果示：颈3～7椎间盘膨出，颈椎退行性病变。既往有甲状腺结节、胆囊息肉病史。否认过敏史。

【辨证】脾肾不足，风痰上扰。

【治则】补益脾肾，涤痰开窍，熄风止眩。

【处方】半夏白术天麻汤加减。

熟党参30g，茯苓（云苓）、白术（麸炒）、法半夏、石菖蒲、天麻各15g，葛根30g，白芷15g，玉竹、白芍各20g，广藿香15g，白豆蔻5g，大枣15g，炙甘草5g。

共14剂，1剂药服2天，水煎服，每次煎煮约300ml，早、晚饭后温服。

【二诊】2018年11月28日。患者眩晕发作次数明显减少，程度减轻，效不更方。减上方玉竹、白芍、广藿香、白豆蔻，加淫羊藿15g，盐杜仲15g，巴戟天30g。

共14剂，1剂药服2天，煎服法同上。

2018年12月20日电话随访，患者诉服药后头晕症状明显缓解，嘱患者可继续按此方服药，后未诉再发。

【按语】患者眩晕症状以头部昏重、行步漂浮、脉滑等为特点，影像学结果提示后循环及颈源性病变，辨证为脾肾不足、风痰上扰。患者眩晕因脾肾气虚，阳气升举无力，上窍不养，兼有运化无力，痰浊不降所致，属阴阳升降失调之弊，治疗以升清降浊为原则，需补脾肾、升阳气、祛风痰。两次就诊处方均以党参、茯苓、白术、法半夏、石菖蒲、天麻等6味药为基础，此6味药兼具健脾升清，豁痰降逆之功，是治疗脾肾虚弱、风痰上扰之眩晕的基本搭配，再加入葛根、白芷以解颈项之患；玉竹、白芍柔阴缓急；淫羊藿、杜仲、巴戟天补益下元，鼓动肾阳；藿香、白豆蔻芳香化浊，豁利痰湿；炙甘草、大枣调和诸药，调升降之机，诸药合用而取效。

医案十一

患者林某，男，53岁，因"反复头晕4年"于2019年2月21日就诊。

【现病史】患者反复头晕，呈胀闷、昏沉感，偶有头胀痛，以颞部、后枕部为主，伴有头部麻木不适，淡红舌，苔色薄白，脉弦。外院行颅脑CT检查未见异常。经颅多普勒超声（TCD）结果示：脑动脉硬化早期。颈动脉彩超结果示：左侧颈总动脉内中膜层稍增厚。椎动脉彩超结果示：双侧椎动脉、双侧锁骨下动脉近段、无名动脉等均未见明显异常。颅脑MRI+MRA检查结果示：（1）双侧基底节区、放射冠、半卵圆中心多发脑缺血灶；（2）侧脑室旁脑白质变性、轻度脑萎缩；（3）右侧椎动脉较对侧纤细，拟为先天发育改变，余颅脑MRA检查未见异常。

【辨证】中气不足，清阳不升兼痰湿阻滞。

【治则】升发阳气，豁痰化浊。

【处方】羌活胜湿汤加减。

羌活、独活、酒川芎、蔓荆子、藁本各15g，防风15g，葛根30g，白芷15g，淫羊藿（仙灵脾）15g，广升麻10g，白豆蔻5g，广藿香15g，大枣15g，炙甘草5g。

共7剂，每日1剂，水煎取汁约300ml，早、晚饭后温服。

【二诊】2019年2月28日。眩晕症状较初诊时改善，守前方再服14剂，1剂药服2天。水煎服，每次煎煮约300ml，早、晚饭后温服。

【三诊】2019年4月11日。患者头晕及昏重感减轻，偶有头部麻木感，舌脉同前。

【辨证】阳气不升，营卫不和。

【治则】升发清阳，调和营卫，益气通脉。

【处方】黄芪桂枝五物汤加减。

黄芪（北芪）45g，桂枝15g，白芍30g，当归、威灵仙、豨莶草各15g，葛根30g，白芷15g，煅龙骨、煅牡蛎各30g，天麻15g，羌活15g，炙甘草5g，大枣15g。

共14剂，1剂药服2天。煎服法同上。

2019年5月22日电话随访，患者诉服药后头晕症状基本消失。

【按语】患者因中气不足，阳气不升，浊邪蒙窍而发眩晕，症状多呈昏沉、重着感，影像学可见动脉硬化、狭窄、供血不足、多发性脑缺血灶等，此即为阳气升发不及，脑髓失养的表现，治以升举清阳、补益气血。故初诊、二诊时用羌活胜湿汤加减，重用风药以升发头目清阳，豁除风寒湿邪，配伍葛根、白芷、升麻以升发阳气，祛邪利窍；白豆蔻、藿香芳香化浊；淫羊藿鼓舞肾阳；炙甘草、大枣调和诸药。三诊时用黄芪桂枝五物汤加减，以益气活血，通行阳气，调和营卫；加入当归、威灵仙、豨莶草以养血行血，天麻、钩藤、龙骨以平肝熄风。

医案十二

张某某，男，31岁，2017年3月9日初诊。

【现病史】眩晕1月余。1个月前出现眩晕，于当地医院就诊，诊断为良性阵发性位置性眩晕（左后半规管），经手法复位治疗后症状缓解，现遗留头部昏沉感，精神差，颈项僵硬不适。2周前出现双耳持续性耳鸣，呈嗡鸣音。平素畏寒，纳、眠尚可，二便正常。舌淡黯、苔白腻、脉弦滑。专科检查：纯音测听提示双耳听力正常。眼震电图检查：前庭周围性异常，变位试验阳性（左后半规管）。平衡功能检查：大致正常。既往史：噪声环境接触史，鼻窦炎术后5年。

【辨证】脾虚湿盛，风痰上扰。

【治则】燥湿化痰，平肝熄风。

【处方】半夏白术天麻汤加减。

姜半夏9g，白术、泽泻、党参各15g，天麻、橘红、柴胡、香附、川芎、远志、石菖蒲、路路通、桂枝、栀子各10g，茯苓、丹参、葛根、车前子（包煎）各30g，甘草6g。

7剂，水煎，分2次服。

【二诊】2017年3月16日。头晕症状缓解，颈项不适减轻，仍有耳鸣，精神差，纳眠尚可，二便正常，舌淡黯、苔白腻，脉弦滑。初诊方去葛根、栀子，加合欢花6g，合欢皮10g。继服7剂。1周后电话随访，诉头晕完全缓解，无其他不适。

【按语】该患者属脾湿生痰、风痰上扰，而致眩晕。高老师运用半夏白术天麻汤加减。方中半夏燥湿化痰，降逆止呕，天麻平肝熄风,而止头眩,两者合用,为治风痰眩晕头痛之要药;以白术、茯苓健脾祛湿,能治生痰之源;柴胡升阳达郁;川芎行气调血;香附开郁散滞。三药合用,可以行气活血、条达郁滞。菖蒲、路路通化痰开窍,活血通络;栀子清心除烦;葛根、丹参活血化瘀通络;党参、生黄芪以健脾益气;泽泻、桂枝以渗湿化饮;远志安神益智解郁;甘草调和诸药。二诊时患者颈项不适得解,心经烦热已消,故去葛根、栀子,加合欢花、合欢皮进一步增强理气解郁、宁心安神之功。

医案十三

郭某某,女,35岁,2017年9月7日初诊。

【现病史】头晕10天。5年前曾发作过头晕,伴右耳鸣,经治疗后头晕消失,右耳鸣无改善,并且右耳听力逐渐下降。10天前头晕再次发作,平躺时向右转颈、翻身则感头晕,每次持续数十秒至十几秒,伴左耳鸣。经外院诊断为良性阵发性位置性眩晕并给予手法复位治疗,同时静点扩张血管药物,自觉眩晕好转,但仍觉头部昏沉不适,走路漂浮感,左耳堵闷感。右耳鸣、耳聋同前,耳鸣为嗡嗡声,伴胃胀,纳呆,夜眠多梦,二便调。平素易焦虑。舌质淡、苔白,脉弦滑。

【辨证】肝郁脾虚,痰浊中阻。

【治则】燥湿健脾,行气通窍。

【处方】半夏白术天麻汤合泽泻汤、通气散加减。

姜半夏9g,白术、泽泻、党参、钩藤(后下)各15g,天麻、橘红、柴胡、香附、川芎、远志、石菖蒲、路路通、枳壳各10g、茯苓、炒麦芽各30g，砂仁（后下）、甘草各6g。

14剂，水煎服，分2次服。

【二诊】2017年10月7日。头晕较前明显好转，右耳鸣、耳聋无改善，有时左头痛，一秒即止，眠多梦，纳可，口干，心烦易急，苔白质淡红，脉弦。上方去橘红、砂仁、钩藤，加合欢花、合欢皮、栀子各10g，白芍15g。继服14剂，头晕痊愈。

【按语】《丹溪心法·卷四》中强调了"痰"在眩晕中的致病因素，提出"无痰不作眩"的观点。患者因情志不遂、思虑过度，损伤脾胃，致脾失健运，不能运化水湿，痰饮内生，痰阻中焦，则气机升降不利，清阳不升，浊阴不降，浊蒙清窍发为眩晕、耳鸣、耳胀、多梦；胃气不降，则胃胀、纳呆；苔白质淡，脉弦滑，亦为痰浊上扰之象。对本证型的治疗，高老师认为应以治痰为主，注意健脾益气、调理脾胃，以杜绝生痰之源，故予半夏白术天麻汤合泽泻汤、通气散加减治疗。方中清半夏、白术、泽泻、茯苓、党参健脾渗湿，化痰降逆；天麻、钩藤平肝通络止眩；柴胡、川芎、香附理气活血；远志、菖蒲、路路通安神、化痰、通窍；砂仁、枳壳、炒麦芽行气化湿宽中；炙甘草调和诸药。二诊时患者头晕明显缓解，然心、肝热象仍著，故加入白芍、合欢花、合欢皮、栀子祛湿邪而不伤其阴液。

医案十四

刘某，男，55岁，2019年3月2日初诊。

【现病史】因"发作性头晕3年，加重3个月"为主诉就诊。患者2019年因发作性头晕伴恶心呕吐，曾住院治疗。3个月前头晕加重，不伴视物旋转，但不欲睁眼，甚则恶心呕吐或呕吐痰涎，之后头晕反复时作，无耳鸣及听力下降，行走摇晃不稳，头重如裹，夜眠入睡可，眠浅不实；白天精神、体力一般，情绪平稳，记忆力减退；纳食可，大便质略干，量少，排便困难，小便色黄，略频。无口干苦。鼾眠，偶有憋醒。既往颈椎病史3年，冠心病史3年，高血压病史3年。查体：血压110/70mmHg（晨服降压药缬沙坦）。舌质暗红，尖红甚，苔薄白，脉弦滑近数。查体其他无异常。

【辨证】湿热壅阻，清窍失和。

【治则】清利湿热，化瘀开窍。

【处方】葛根芩连汤加减。

葛根30g，黄芩15g，夏枯草20g，黄连9g，丹参15g，珍珠母24g，菊花15g，天麻18g，益母草15g，连翘30g，蝉蜕15g，麦冬30g，决明子30g。

【按语】患者中年男性，阳盛之体，肝阳上亢，郁久化热，木旺克土，脾失健运，内生湿热，湿热更盛，胶结难解，故见头晕反复，头重如裹且伴呕吐痰涎。如《湿热条辨》云："湿热证，呕恶不止，昼夜不差，欲死者，肺胃不和，胃热移肺，肺不受邪也。"故予以葛根芩连汤加减。葛根辛凉，此处用葛根不但清热生津，升阳止晕，与诸苦寒药配伍还能辛开苦降，黄连、黄芩、连翘清热利湿解毒，《珍珠囊》记载："连翘去上焦诸热。"正中薛生白所述病机辛开苦降，宣上通下，肺胃之热可解。湿热蕴滞筋脉经络之中，气血运行不畅，湿热上扰清窍，清窍失养，加之有高血压病史，欲成动风之证。故以丹参、益母草活血化瘀，天麻、珍珠母平抑肝阳，夏枯草、决明子清肝明目，润肠通便，同时具有降血压作用，菊花、蝉蜕清肝明目，平抑肝阳，麦冬滋阴防热邪伤阴，诸药配伍，共达清热利湿，清肝明目，化瘀开窍之功。服药7剂后症状明显好转，二诊时因自觉乏力，口淡无味，考虑是湿邪困脾，加陈皮10g，白术15g，健脾化痰，后又服用1月余，头晕未再发作。

医案十五

韩某，男，54岁，2019年10月初诊。

【现病史】因"头晕、头昏沉1年"为主诉就诊。1年前无原因出现头晕、头昏沉，记忆力减退，思维正常，两目干涩，头面烘热，时有燥热，乏力，上午困倦，肩颈僵硬，时有右上肢麻木，情绪尚可，纳食可，鼾眠有憋醒及呼吸暂停，大便干，小便黄、灼热感。查体：咽腔分级3级。查体：血压160/105mmHg。舌红尖甚，苔黄腻，脉弦滑。

【辨证】湿热瘀结。

【治则】清利湿热，平肝化瘀。

【处方】自拟方。

川贝母9g，郁金18g，明天麻20g，夏枯草20g，地龙12g，酒大黄6g，土茯苓30g，牛膝18g，益母草30g，珍珠母30g，泽泻30g，决明子30g。

【按语】本病患者中年男性，素体阳亢，加之气血运行不畅，内生痰湿，蕴久化热，湿热上干清阳，则头晕头昏沉、记忆力下降。清阳不展，气机郁阻，湿遏卫阳，则见乏力困倦、肩颈僵硬。湿热之邪入阳明，可见头面烘热、时有燥热。湿郁于中，气机不宣，津液不能上承，则见两目干涩。湿热阻于下焦，小肠不能分清泌浊，故见小便黄、灼热感。大便干乃由湿热蕴结肠道已久，湿热已化燥。方中川贝、郁金行气开郁化痰。清·石寿棠《医原·湿气论》曰："气化则湿自化，即有兼邪，亦与之俱化。"天麻、珍珠母平抑肝阳，夏枯草、决明子清肝明目，润肠通便，同时具有降血压作用，上述四药共同清泻肝火，截断湿热之源；土茯苓、牛膝、泽泻清热利湿，使热从小便行；酒大黄通腑清热，使热从大便而出，《素问·阴阳应象大论》："其下者，引而竭之。"湿热易阻塞气机，气机不畅，血瘀凝滞，地龙、益母草活血破瘀，使瘀去热消，全方共奏清热利湿，平肝化瘀之功，给湿邪以出路，服药1月余，上症明显好转。

医案十六

张某，男，45岁，2018年10月11日初诊。

【现病史】阵发性头晕、耳鸣，时有恶心1年，加重1个月。昨日突然出现强烈头晕、恶心，伴有呕吐及左上肢麻木。既而颈部活动受限，双手时有颤抖。曾按梅尼埃病治疗无效。查体：颈部外形正常，前屈、后伸活动障碍，旋转头部时头晕明显加重。脉沉弦，舌苔黄腻。X线检查：颈椎片示颈椎生理曲度变直，C5～C7椎体骨质增生，双侧环枢关节间隙不等宽。诊断为椎动脉型颈椎病。

【辨证】肝阳上亢型眩晕。

【治则】化痰息风，疏肝通络。

【处方】天麻钩藤饮加减。

天麻20g，钩藤25g，姜半夏20g，胆南星15g，丹参10g，木香20g，葛根15g，陈皮20g，白芍15g，甘草10g。

水煎服，日1剂，嘱服1周。

【复诊】2018年10月20日。服药一周，头晕、耳鸣明显减轻，恶心、呕吐已除。原方不变，加桂枝20g，连进一周，诸症悉退。

医案十七

李某，女，50岁，2019年10月1日初诊。

【现病史】头晕、胀痛，胸闷，恶心欲呕6个月。时有颈肩部疼痛并伴有右臂酸痛、手麻。曾就诊于当地医院，行牵引、推拿、针灸治疗，服颈复康、颈痛灵等药，症状未见明显缓解。查体：颈椎活动受限，颈椎旁压痛阳性，椎间孔挤压试验阳性。X线检查：颈椎侧位片示：颈椎生理曲度变直；斜位片示C4～C5、C5～C6钩椎关节骨赘形成，对应的椎间孔狭窄。脉弦滑，舌淡红、苔白腻。

【辨证】肝阳上亢型眩晕。

【治则】化痰息风，平肝潜阳。

【处方】天麻钩藤饮加减。

天麻20g，钩藤15g，石决明（先煎）25g，姜半夏20g，葛根20g，陈皮20g，旋覆花15g，泽兰15g，僵蚕15g，全蝎5g，白芍20g，甘草10g。

水煎300ml，分、早晚服，日1剂，连服7天。

【复诊】2019年10月11日。服药一周，头痛、头晕症状明显减轻，已无恶心、呕吐，胸闷持续存在。治按前方减旋覆花、竹茹，加桑叶20g，紫苏15g。嘱继服2周。

【三诊】2019年11月1日。胸闷减，头胀轻，唯颈僵，肩酸胀时作。嘱按复诊方连服2周，诸证悉退。

医案十八

樊某，男，60岁，2019年8月29日初诊。

【现病史】反复头晕半个月。患者半个月前出现头晕，反复发作，每次持续2～3分钟，无视物旋转，头晕与体位变换有关，平躺起来时必诱发头晕，严重时因头晕摔倒。纳少，食后无腹胀，眠少，二便调。查体：舌暗红，舌尖红，苔薄，脉弦滑。

【辨证】清阳不升，水饮上犯。

【治则】温阳利水，降冲化饮。

【处方】苓桂术甘汤加减。

茯苓40g，桂枝20g，肉桂10g，炙甘草20g，炒白术20g。

日1剂，水煎服，分2次服用，早、晚饭后半小时，7剂。

【二诊】2019年9月10日。患者诉服药后头晕好转不明显，其余症状同前。治疗继用苓桂术甘汤加减，加大剂量。茯苓

44g，桂枝23g，肉桂10g，炙甘草22g，炒白术22g，7剂。

【三诊】2019年9月18日。患者诉服药第3剂时头晕症状消失，不再每天发作，也无摔倒。随访2周，患者头晕无复发。

【按语】患者症见头晕每天反复发作，每次持续2~3分钟，头晕与体位变换有关，平躺起来时头晕发作，头晕发作时不能端坐，严重时摔倒，纳少，食后无腹胀，眠少，二便调。舌暗红，舌尖红，苔薄，脉弦滑。符合苓桂术甘汤方证"动则头晕，脉滑"。故治以温阳利水，降冲化饮。患者为年老人，中阳素虚，脾失健运，气化不利，水湿内停，湿滞而为痰为饮。而痰饮随气升降，无处不到，上凌心肺可致心悸，上犯清窍可致头晕。小便不利亦为痰饮内停之征。清代吴谦等编纂《医宗金鉴》说："桂苓术甘汤……目眩者，痰饮阻其胸中之阳，不能布精于上也，茯苓淡渗，逐饮出下窍，因利而去，故用以为君。桂枝通阳输水走皮毛，从汗而解，故以为臣。白术燥湿，佐茯苓消痰以除支满。甘草补中，佐桂枝建土以制水邪也。"清代汪昂《本草备要》说："茯苓，甘、温益脾助阳，淡渗利窍除湿……宁心益气，调营理卫，定魄安魂……治忧恚惊悸。""桂枝……胁风属肝，桂能平肝。""肉桂……木得桂而枯，又能抑肝风而扶脾土。肝木盛则克土，辛散肝风，甘益脾土。"可见本方重用茯苓可健脾利水，渗湿化饮。桂枝或肉桂温阳化气，平冲降逆，茯苓桂枝相合可温阳化气，利水平冲。白术健脾燥湿，茯苓白术相合可健脾祛湿，培土制水。甘草调和诸药，共奏驱逐中焦水饮之效。

医案十九

徐某，男，54岁。2020年1月13日初诊。

【现病史】反复眩晕5年，加重10天，头晕如坐舟船，不能站立，平躺稍缓，微胸闷，心悸，喜吐痰涎，舌质淡苔白微厚，脉沉弦。11天前在劳作后，大汗淋漓，饮凉水，第2天即感头晕。平素喜冷食。既往有高血压病史，查血压150/90mmHg。

【辨证】清阳不升，水饮上犯。

【治则】温阳健脾，降冲利水。

【处方】苓桂术甘汤加减。

茯苓20g，桂枝10g，白术15g，甘草6g，牛膝30g，红花15g，茜草15g。

4剂，1日1剂，水煎服。

【二诊】2020年1月17日。另用络活喜5mg，1日1次口服控制血压。患者血压130/84mmHg，仍头晕，但症状稍缓，继用苓桂术甘汤加减。茯苓15g，桂枝10g，白术15g，半夏15g，陈皮15g，生姜2片，甘草6g。再服5剂后眩晕消失。嘱按时口服降压药，2个月后随访未见复发。

【按语】患者为寒邪损伤脾胃之阳，脾运失职不能制水，水饮冲逆于上，清窍被蒙而致眩晕。大汗之后阳气发散于外，中阳不足，又饮冷水则直伤脾阳，故出现头晕不能站立。《素问·宣明五气篇》有"五脏化液，心为汗"之说。汗出过多则心悸。"脾在液为涎"，脾阳虚则脾失运化，故喜吐痰涎。苓桂术甘汤有温阳健脾、降冲利水作用，故疗效较好。

医案二十

张某，女，31岁，2021年4月30日初诊。

【现病史】主诉：阵发头痛、头晕2月余。患者2个月前无明显诱因出现头胀痛不适，于家中自测血压138/92mmHg，就诊于当地医院，测血压150/99mmHg，予以非洛地平缓释片，患者未规律服用，症状反复，遂诊我处。刻下症：阵发头胀、头晕，眼眶胀满，伴干呕，生气时、运动后头胀痛加重，纳可，眠欠佳，夜间早醒，二便调，时心烦，性急易怒，腰酸，久坐后明显，脉弦，尺脉沉，舌尖红舌质淡，苔薄。既往有高脂血症。

【辨证】气郁化火证。

【治则】疏肝泄热，滋阴清热，交通心肾。

【处方】自拟方。

天麻20g，粉葛根30g，川芎10g，盐杜仲20g，钩藤20g，醋香附9g，佛手9g，赤芍12g，当归12g，生地黄12g，桃仁9g，红花9g，黄芪40g，桂枝9g，茯苓20g，泽泻15g，炒酸枣仁40g，炒栀子9g，甘草9g。

14剂，水煎服，日1剂。

【二诊】2021年5月23日。头晕与头胀痛减轻，午后多发，无畏寒，汗出可。略乏力，口干不欲饮，喜热饮，时口苦，纳可，大便可，小便黄，仍眠差，易醒可复眠，时心烦，腰酸无明显减轻。近期血压舒张压97～100mmHg，脉弦，尺脉沉，舌尖红苔薄。上方去黄芪、桂枝，加制巴戟天18g，盐黄柏9g，14

剂。

【三诊】2021年6月19日。近日血压130/80mmHg，头胀痛、头晕减轻，喜长叹息，口微干无口苦，纳可，眠安，仍久坐后腰酸，脉沉，舌淡黯，苔黄腻，继予以前方14剂。

【四诊】2021年8月6日。近来测血压左上肢120/80mmHg，右上肢130/80～90mmHg，头胀痛基本消失，无明显头昏，腰酸未发，纳可，眠安，二便调，脉沉细，舌淡红，苔黄，予以前方去赤芍，14剂，巩固疗效。

【按语】患者平素心烦易怒，肝气失于疏泄，阳气郁而化火上扰，故见情绪激动时头胀痛、头晕；火热伤阴，肝肾阴虚则久坐后腰酸；肝气犯胃，胃失和降则见干呕；肝火、肝阳扰及心神，心肾不交则见眠差，结合舌脉，辨证为气郁化火，热盛阴伤，心肾不交。治以疏肝泄热，滋阴清热，交通心肾。方中粉葛根、天麻、川芎、桂枝均为风药。桂枝、川芎助香附、佛手疏肝理气以开气郁，粉葛根助栀子、赤芍、钩藤清泻郁火，气郁则痰湿、瘀血自生，故加以茯苓、泽泻利水渗湿，天麻、川芎助桃仁、红花行气化瘀。酸枣仁养心安神，配茯苓交通心肾以助眠。当归、生地滋阴清热，配杜仲以阳中求阴，伍黄芪、甘草补气养血，共防诸药行散通利太过而伤正。二诊腰酸及眠差未改善，乃是肝肾亏虚而相火上扰于心，故去温热之黄芪、桂枝，加制巴戟天、盐黄柏以补肝肾，泄相火。三诊眠差亦好转，病机未发生转变，继服前方。四诊，患者脉沉细，舌淡红苔黄，血分郁热已减，故去赤芍，令患者继服前方14剂以巩固疗效。患者共服中药3月余，期间未服西药，运用开郁诸法及风药，凭证灵活加减，尽消郁火，最终取得良好疗效。

医案二十一

周某，男性，34岁，2022年10月27日初诊。

【现病史】主诉：头晕反复发作2年，加重伴心悸7天。现见：头晕，头重如裹，胸闷脘痞，纳差，心悸，时有烦躁，眠差，时有耳鸣，大便尚可，小便略黄，舌暗，苔厚腻，舌尖红，脉沉。门诊血压测量160/110mmHg，自述高血脂、高血压病史2年。

【辨证】风痰上攻。

【治则】祛风化痰，健脾和胃。

【处方】半夏白术天麻汤加减。

法半夏、白术、天麻、陈皮、葛根、茯苓、焦栀子、吴茱萸、莲子心、丹参、川芎、炙甘草各15g，炒决明子、夏枯草、石决明、珍珠母、焦山楂各30g，菊花20g，三七粉5g。

每日1剂，水煎服，7剂。

【二诊】2022年11月3日。服药后头晕有所缓解，心悸缓解不明显，门诊测得血压为150/98mmHg，舌尖红，苔黄厚，原方加黄连15g，磁石20g，代赭石30g。7剂，用法如前。

【三诊】2022年11月10日。服药后头晕改善明显，心悸尚存，血压为146/95mmHg，舌尖红，苔略厚，脉滑数。二诊方剂的基础上加苦参、玄参各15g。7剂，并嘱服药期间少食辣味、油腻，控制烟酒。用法如前。后未复诊，随访得知服三诊方月余，病情稳定未犯。

【按语】患者有常年的吸烟饮酒史，且嗜食肥甘厚味，形体颇丰，脾胃难以运化，胃中苦浊，痰饮内生，起初仅有头晕时作，自以为是休息不好，从不关注血压，迁延数年，近期频繁眩晕，时觉头重如裹，心悸眠差，因而情绪抑郁，所幸检查后并无大碍，遂来门诊。患者舌苔厚腻，头重，脘闷皆由中焦脾胃失运，浊气不降，上蒙清窍，饮凝成痰，又逢心肝相火熏灼，而生烦躁，且易动风耳鸣，痰热内结日久，气机不利，血亦不行，脾胃亏虚，肺气亦不足，宗气亏虚，不能助心行血，血随风火痰热上行于脑，痹阻脑络。以半夏白术天麻汤健脾祛风化痰，兼清心肝火热，重镇平肝安神，莲子心清心火，栀子、夏枯草清肝泻火，丹参、川芎、三七粉活血通络，以半夏、焦栀子、吴茱萸、夏枯草辛开苦降，疏解脾胃、肝胆升降之机，以解中焦肝脾痰热之阻滞；葛根、菊花、决明子、石决明、珍珠母以清肝息风安神，最后加一味山楂，可以开胃消食、行气散瘀以化浊降脂，其味酸与甘草相配不仅可以酸甘化阴以固护胃阴，防辛、苦之品化燥伤阴且入肝以益火之母，同时可以收敛气机，辛酸合用，一散一收，使肺气宣降得宜，郁滞得开，加以苦味降泻，使得气机通畅。二诊，虽仍心悸，但其气机痰火见消，郁滞已开，唯降泻力度不够，故加黄连味苦入心清热燥湿，磁石安神定悸，代赭石降泻平肝。三诊，明显见效，但痰热尚存，加苦参、玄参不仅加重苦泻力度，且能随咸味入肾坚阴，以泻心补肾，是治疗心悸经验药对。

医案二十二

梁某，男，36岁，2022年8月24日初诊。

【现病史】患者诉反复头晕头痛3月余，近期加重。现症见：自觉头晕目眩，双侧头部胀痛，伴晨起口苦，乏力，恶心，性格急躁，心烦夜间难以入睡，小便黄，大便尚调。舌质稍红，苔薄黄，脉弦略数。首诊血压158/103mmHg。

【辨证】胆火上炎证。

【治则】清火熄风，和胃降逆，调和营卫，和解少阳。

【处方】小柴胡汤加减。

北柴胡、制天麻各10g，黄芩、法半夏各9g，白芍、菊花、钩藤（后下）、草决明、茯苓、党参、川芎各15g，生龙骨（先煎）20g，生牡蛎（先煎）30g，生姜、炙甘草各5g，大枣6g。

7剂，每日1剂，水煎，饭后分2次温服。

【二诊】2022年9月3日。服药7剂后，患者自述血压维持在130～140/85～95mmHg，头晕、目眩症状较前明显好转，时有颈部不适，急躁易怒较前改善，二便正常。效不更方，于原方基础上酌情加葛根30g，解肌。继续服药巩固治疗2个月后，随访期间患者诉自测血压130/80mmHg，控制较为平稳。

【按语】该患者为青年男性，反复头晕头痛3月余，因情志不遂以致肝气郁结，气郁日久化火，胆火上炎，上扰清窍，三焦失司清窍失养。胆与三焦同司少阳主枢功能，胆为甲木，属阳，多热，加之内生火邪致胆火上炎，故见头晕、目眩；肝气郁结继则三焦气机及水液代谢运行受阻，水液壅滞致清窍失养、浊阴不降从而发为头晕；少阳胆火循经上炎致两侧头痛；胆火扰心，阴阳失交，故心烦难寐；肝失疏泄致胆汁排泄不畅，胆胃不和，故见口苦、泛恶；肝主调节情志，压力过大会导致肝的疏泄功能受影响，肝气郁结致人易恼怒，同时胆也是关乎机体情绪的重要脏器，胆火太旺、胆汁上溢故见急躁易怒；热移膀胱，故见小便黄；舌质稍红，苔薄黄，脉弦略数为胆火上炎、少阳枢机不利征象，治宜清火熄风、和胃降逆、和解少阳。

《伤寒论》有云："有柴胡证，但见一证便是，不必悉具"，故选用小柴胡汤加减。本方重在清泄胆火，疏利少阳气机以行气血，方中柴胡气质轻清，辛苦微寒且入肝胆经，苦能泄热，微寒退热，辛散心腹肠胃中结气，饮食积聚，寒热邪气，推陈致新，以疏气机郁滞，则肝气得以条达，少阳半表半里之邪得以疏散，乃三焦之专药，能宣畅三焦之气机，恢复三焦正常疏通水道、运行水液作用；黄芩性味苦寒，善于治疗中、上焦湿热，清泄少阳之"热"，柴、芩相伍，恰入少阳，散清合用，少阳邪热得散。柴胡理气疏肝，白芍敛阴柔肝，一散一敛，疏柔结合，可使肝气条达；天麻、钩藤清热熄风，平肝定眩；菊花、草决明清利头目，降压，共同清泄少阳之火的同时平抑肝阳；茯苓淡渗利水、宁心安神；川芎为血中气药，活血祛瘀以通三焦水道，行气祛风以枢利全身气机以止头痛；党参平补元气、增强心肌收缩力，增加血液流动速度；半夏性燥化中焦痰湿，且辛能行气，气行则气机舒畅；生姜、半夏相佐，和中降逆，调畅中焦气机，迅速清除胃中水饮，使得三焦水液代谢加速，同时生姜可解除半夏的毒性；牡蛎、龙骨相须为用，可提高睡眠质量，从而增强降压效果。佐以大枣补益脾胃、益气生津；炙甘草甘缓补中，扶正祛邪，保护胃气，甘草尚可调和诸药，全方共奏清泄少阳之火、平肝定眩之效，气机条达，水道通畅，气血调和，不降压而血压自降。

医案二十三

谢某，女，84岁，2021年6月16日初诊。

【现病史】患者既往有高血压病史。刻下症见：头晕，无视物旋转，时欲仆倒，视物模糊，自觉口中味淡、黏腻，纳、眠尚可，大便难解，小便调。舌淡红，苔白腻，脉细。血压140/100mmHg。

【辨证】气虚阳亢，痰湿上蒙证。

【治则】疏调气机，益气养血，化湿和中。

【处方】自拟方。

煅石决明、龙骨、黄芪、酸枣仁各30g，柴胡、川芎、枳壳、蝉蜕、藿香、佩兰、陈皮、法半夏、蔓荆子各10g，茯苓、丹参、钩藤、泽泻各15g，葛根40g，薄荷、甘草各6g。

3剂，水煎服，2日1剂，每日3次。

【二诊】2021年6月23日。头晕明显缓解，视物模糊减轻，口中黏腻感减轻，大便解出稍顺畅。血压138/102mmHg。舌淡红苔白，脉细。予上方加肉苁蓉20g。继予3剂，煎、服法同前。

【三诊】2021年7月6日，偶感头晕，仆倒感觉已不明显，大便通畅。血压144/96mmHg。舌淡红苔白，脉缓。守上方3剂巩固治疗。

【按语】本病以头晕，时感仆倒为主症，属眩晕范畴。患者年老体弱，气虚阳亢，清窍失充则见头晕、时感仆倒；脾气虚弱不能运化水湿则见口中味淡、粘腻，气虚则大肠传导无力而见大便排出不畅；肝开窍于目，肝血虚则见视物模糊；气虚则运化水湿无力，湿浊内生，湿阻则清阳不升，气血不能充养于脑，相合致病，综合舌脉，诊断为气血两虚、痰湿上蒙证。治疗调畅气机，气机畅则气虚得补益，虚阳上亢以煅石决明、龙骨重镇潜阳，再佐葛根、蔓荆子清利头目，又佐钩藤、蝉蜕引阳归位、镇静安神；以藿香、佩兰芳香化湿，茯苓淡渗利湿，陈皮、法半夏健脾燥湿；虚阳不能入阴以酸枣仁引之则神自安；泽泻能行利水，使水湿之邪排出，也是止眩经验用药。二诊患者症状缓解，得效而不更方，但见大便仍不顺畅，遂以肉苁蓉补阳而润肠通便。三诊时诸症均有缓解，故守方巩固治疗。

医案二十四

陈某某，女性，42岁，农民，2019年8月3日初诊。

【现病史】主诉：发作性头昏目眩2年，就诊于某三甲医院，检查后诊断为缺铁性贫血，给予补铁等治疗，未见明显好转，近日劳累后眩晕加剧。主证见：神疲乏力，面色无华，心悸气促，体软贪眠，五心作热，舌唇淡白无荣，脉沉细。

【辨证】气血两虚证。

【治则】以气血双补为主。

【处方】十全大补汤加减。

党参15g，焦白术10g，茯苓15g，炙甘草3g，当归10g，熟地黄15g，炙黄芪30g，枸杞子10g，肉桂4g（后下）。

7剂。

【二诊】2019年8月15日。药服7剂，眩晕好转，心悸体软亦有改善，效不更方，原方基础上加紫河车10g（研粉），分3次服，再服10剂。服完复查，眩晕消失，精神正常，可正常活动。

【按语】本例为农民，平素农活繁重劳累，外加年过五八，本次眩晕症病机为气血亏虚，髓海不足，头目失于濡养所致。张景岳有"无虚不作眩"之说，《证治汇补》亦云"血为气配，气之所丽，以血为荣，凡吐衄崩漏产后亡阴，肝家不能收摄荣气，使诸血失道妄行，此眩晕生于血虚也"。高老方选十全大补汤去芍药，加用枸杞子、紫河车以增强补气血之功，诸药合用，使气血生、髓海充，脑窍得养，则眩晕自止。

医案二十五

董某，男性，68岁。2021年3月1日初诊。

【现病史】间断头晕胀11年，近期加重1个月，既往只有一次出现血压高。1个月前无明显诱因眩晕加重，发作次数较前频繁，程度较前加重，脉沉滑数，舌暗、苔薄白。

【辨证】肝风眩晕。

【治则】平肝熄风。

【处方】天麻钩藤饮加减。

煅磁石、生石决明各30g，白蒺藜20g，菊花、牛膝各15g，天麻、钩藤、女贞子、旱莲草各10g，蝉衣5g。

服上方加减7剂获愈。

【按语】《黄帝内经》曰："诸风掉眩，皆属于肝。夫肝为风脏，风，阳邪也，主动，凡人金衰不能制木，则风因木旺而扇动，且木又生火，火亦属阳而主动，风火相搏，风为火逼则风烈，火为风扇则火逸，头目因为旋转而眩晕，此则眩晕之本也。"肝为风木之脏，主动主升。若风阳升动，上扰清空，则为眩晕。正如《类证治裁》所载，"风依于木，木郁则化风，为眩、为晕、为舌麻、为耳鸣、为痉、为痹、为类中，皆肝风震动也"，症见头晕目眩，耳鸣时作，或舌麻，或站立不稳，或恶心、心悸，脉弦，舌暗、苔薄白。治疗以平肝熄风为法，以天麻钩藤饮为主方，加白蒺藜及重镇药煅磁石、紫石英等。白蒺藜清肝明目定眩，既可用于虚证，又可用于实证，是治疗肝风眩晕的要药。头眩而血压高者可加用茺蔚子、地龙等药。

医案二十六

刘某，男，49岁，2021年8月10日初诊。

【现病史】主诉：头晕1个月。头晕头昏呈持续性，诉巅顶部有走窜感，不能专心工作，稍久则头晕加重，伴夜间入睡困难，心烦，情绪易紧张恐惧，无视物旋转、恶心呕吐，无行走不稳，无耳鸣耳聋，无口干口苦，食欲减退，嗳气，二便基本正常；舌质暗红，苔薄黄，脉弦细。血压142/86mmHg；查体未见阳性体征。

【辨证】肝郁血虚，虚热内扰。

【治则】解郁除烦，养血安神，佐以祛风通络。

【处方】丹栀逍遥散合酸枣仁汤加减。

酸枣仁20g，川芎12g，茯苓20g，牡丹皮12g，栀子10g，竹叶12g，柴胡12g，枳壳10g，当归15g，薄荷（后下）10g，琥珀（冲服）15g，合欢皮20g，首乌藤15g，藁本15g，石菖蒲10g，全蝎3g，甘草3g。

水煎服，两日1剂，共3剂。

【二诊】2021年8月17日。头晕明显减轻，巅顶部走窜感消失，仍有夜间入睡困难，由于近日工作任务重，用电脑时间较长，眼睛出现干胀不适，纳食可，二便调，舌淡红，苔薄微黄腻，脉弦细。仍拟前法，以全蝎、当归易菊花15g，羌活12g。

【三诊】2021年8月25日。服药后自觉见效，头晕、失眠均好转，巅顶异常感觉消失，情绪好转，偶尔还有烦躁，二便调，纳食可；舌边尖稍红，苔薄黄，脉弦数。效不更方，治以前法，去藁本、羌活，加黄芩12g，郁金8g。连服6剂后，诸症消失。

【按语】此例患者头晕呈持续性，且与头部活动无关，无听力障碍，神经系统查体未见阳性体征，无高血压病史，无慢性颈痛史，排除相关疾病后，诊断为中医的"眩晕"。辨证则主要抓住患者失眠、心烦、情绪易紧张恐惧这几个兼症，结合舌脉，判断患者为肝郁日久化热，肝血亏虚，虚热内扰，故出现头晕、失眠等症。治疗时法从疏肝清肝、养血活血、开窍安神，少佐祛风通络。由于患者伴有失眠及情绪问题，故在治疗此病例时尤其注重调神，认为调节睡眠状况及患者情绪是治疗该患者的重点。方中酸枣仁汤养血安神，丹栀逍遥散疏肝清热，加合欢皮清肝，首乌藤可养血安神，亦可祛风通络，藁本为巅顶引经药，石菖蒲醒神开窍，少量全蝎息风定眩。二诊加菊花平肝明目，羌活祛风除湿。三诊舌边尖红，加黄芩、郁金加强清肝热作用。前后共服10余剂药，头晕、失眠均消失，情绪亦好转，堪称"药到病除"。

第三节　头痛医案

医案一

患者杨某，女，48岁，2022年11月17日初诊。

【现病史】患者头部两侧胀痛不适月余。其痛与情绪、用脑有关，常服些止痛药以暂时缓解，伴有心烦、失眠，阵发性汗出，晨起口苦，大便干，舌红，苔少，脉弦细。

【辨证】肝郁气滞，虚热内扰。

【治则】疏肝解郁，清热除烦。

【处方】柴胡解郁汤（经验方）合酸枣仁汤。

柴胡15g，白芍15g，枳实12g，炙甘草10g，苏梗15g，牡丹皮15g，大黄6g，栀子12g，酸枣仁15g，知母15g，茯苓12g，川芎10g，细辛3g，百合30g。

7剂，水煎服，每日1剂。

【二诊】服上药疗效甚佳，诸症已愈，近一周未复发，守原方，巩固疗效，继服10剂，至今数月未再来诊。

【按语】根据症状分析，此为情志所伤，肝失条达，郁而化火，上扰清空所致。肝阳上亢，故头胀头痛；心火扰动，故心烦失眠、口苦；火灼阴伤，故大便干，舌苔少，亦为火灼伤阴之象；头痛与情绪及用脑有关，无疑是肝气被郁所致。故治以柴胡解郁汤疏肝解郁为主，柴胡解郁汤为高老经验方，主要由柴胡15g、枳实10g、白芍10g、炙甘草10g、苏梗15g组成，合酸枣仁汤清热除烦、养阴宁心，加细辛以增益止头痛之功。

医案二

患者吴某，男，64岁。2022年9月9日初诊。

【现病史】左侧头痛1年余，加重1周。近一年曾间断口服中药及止疼药物治疗，效果不佳，1周前劳累后头痛加重，伴恶心欲吐，头昏眼花，纳食不香，食后腹胀，四肢乏力，大便溏。舌质淡，苔薄白，脉细弦。

【辨证】中气不足，清阳不升。

【治则】补益中气，升清降浊。

【处方】补中益气汤加减。

黄芪15g，党参10g，麸炒白术15g，当归20g，陈皮10g，石菖蒲10g，延胡索10g，升麻5g，川芎15g，天麻10g，白芷10g，蔓荆子10g。

5剂，水煎服，每日1剂。

【二诊】患者连服5剂后，头痛明显减轻，诉畏风怕冷，此为肺气不足、卫气不固之征，加防风、桂枝固护肺卫。14剂，水煎服，每日1剂。

【按语】《张氏医通·头痛》中云："烦劳则头痛，此阳虚不能升，补中益气汤加蔓荆子。"此案由于中气不足，清阳不升，脑窍失养则见头痛，头昏眼花；劳则耗气，故头痛加重；脾气不足，运化无力则见纳食不香，食后腹胀；脾虚湿困，则大便溏；舌质淡，苔薄白，脉细弦均为气虚之征。治以补中益气汤加蔓荆子为主；气为血帅，血为气母，故加当归补血和血，加强补气之力。

医案三

患者张某某，女，52岁，2022年11月29日初诊。

【现病史】患者头痛2～3年，加重5天。头痛间断发作，每因心情不畅则易发作，口干，月经前胸胁胀痛，失眠，舌红，苔薄黄，脉弦。肝胆B超示：胆囊炎。

【辨证】肝阳上亢证。

【治则】平肝潜阳。

【处方】天麻钩藤饮加减。

天麻15g，钩藤30g，菊花15g，柴胡10g，白芍15g，郁金10g，川芎15g，石决明30g，龙骨30g，牡蛎30g，大黄3g，黄芩10g。

3剂，水煎服，每日一剂。

【二诊】药后头痛减轻，仍觉脘胀，胸满，月经期小腹痛，大便干，舌红，苔黄，脉弦。柴胡疏肝散加减。牡丹皮15g，栀子12g，柴胡15g，白芍15g，郁金10g，黄芩10g，王不留行12g，佛手10g，橘核15g，枳壳15g。7剂，水煎服，每日1剂。

【按语】肝阳头痛，多因情志不遂，肝郁化火，日久伤阴；或因平素肝肾阴虚，肝阳独亢，上扰清窍，则偏头痛，或头顶痛，或两侧太阳穴部痛，且常随情志波动而加剧。其辨证要点为：头痛眩晕，心烦失眠，急躁易怒，胁肋胀痛等，治当平肝潜阳。此患者心情不畅，恼怒伤肝，气郁化火，日久伤阴，阳无以制，上扰头目，以致头痛频发，首诊以天麻钩藤饮平肝潜阳为主，配伍疏肝理气之品。二诊患者仍觉脘胀，胸满，月经期小腹痛，为肝郁气滞、经络不通所致，方予柴胡疏肝散酌加活血通络之品。

医案四

患者刘某，女，62岁，2022年8月6日初诊。

【现病史】头痛月余。患者1月余前贪食凉饮后出现头痛，上达巅顶，痛甚则呕，仅服止痛药物治疗，头痛月余不愈，反复发作，时轻时重，伴头晕、腹泻、口干不欲饮，舌红，苔白腻，脉沉细弦。

【辨证】寒饮上犯。

【治则】辛开苦降。

【处方】半夏泻心汤加减。

半夏10g，党参15g，黄芩10g，黄连6g，干姜6g，炙甘草6g，大枣10g，吴茱萸10g。

5剂，水煎服，每日1剂。

【二诊】头痛、腹泻好转，觉脘腹胀满，舌淡红，苔白，脉沉弦。守上方，黄芩减为6g，加枳实12g，生石膏15g。7剂，水煎服，每日1剂。

【三诊】头痛未再发作，大便正常，自觉良好。上方3剂，水煎服，每日1剂。

【按语】本案患者头痛由贪食凉饮后引起，寒邪郁久化热，出现口干不欲饮等上热征象，腹泻提示下寒，故方用半夏泻心汤以调和寒热、辛开苦降，加吴茱萸以温中止痛。二诊下寒已去，酌加生石膏以清上热，病邪尽祛，则头痛愈。

医案五

患者耿某某，男，43岁，2022年9月19日初诊。

【现病史】后枕部疼痛2个月。患者后枕部发作性疼痛，呈刀刻样，每次持续20～30分钟，曾就诊于骨科给予穴位封闭治疗，仅短期有效，头痛反复发作，影响日常生活，后背拘紧感，无汗恶寒，口苦、咽干，食欲不振，舌质淡红，苔薄白，脉弦细。

【辨证】太阳、少阳并病。

【治则】发汗祛邪，舒筋止痛，和解少阳。

【处方】葛根汤合小柴胡汤加减。

葛根30g，桂枝10g，白芍20g，炙甘草10g，大枣15g，川芎15g，白芷10g，羌活10g，北柴胡12g，黄芩10g，姜半夏8g，党参15g，丹参10g，生石膏20g（先煎），黑顺片（附子）6g（先煎）。

5剂，水煎服，每日1剂。

【二诊】2023年9月25日。药后头痛大减，略感乏力，上方去葛根，加大黄6g，细辛3g，黄芪15g。3剂，水煎服，每日1剂。头痛未再复发。

【按语】《金匮要略·痉湿暍病脉证治第二》有文："太阳病，项背强几几，无汗，恶风者，葛根汤主之。"本案为太阳、少阳并病，因邪郁肌表，波及少阳，病势偏于表，其症状既有项背强几几而恶寒、无汗之表证，又有口苦咽干、食欲不振之半表半里证，此患者表证为急，当以解表为主，表解头痛亦除，故重用葛根以解肌、升津、舒筋脉，以疗项背拘急。二诊表证已解，加大黄、细辛，取大黄附子细辛汤之意，以温经散寒止痛，佐以黄芪以益气固表，诸症皆除。

医案六

患者张某，女，38岁，2022年7月4日初诊。

【现病史】阵发性头痛半年。患者近半年来，头部阵发性疼痛，伴双眼干涩，口干、欲饮，腰痛，夜间盗汗，舌质红，苔少剥脱，脉弦细。

【辨证】肾阴亏虚。

【治则】滋补肝肾。

【处方】杞菊地黄丸加减。

枸杞15g，菊花15g，生、熟地各20g，茯苓15g，山药15g，泽泻15g，山萸肉15g，丹皮10g，川断10g，元胡10g，菖蒲15g。

7剂，水煎服，每日1剂。

【按语】《素问·上古天真论》曰："女子七岁肾气盛，齿更发长……五七阳明脉衰，面始焦，发始堕。六七三阳脉衰于上，面皆焦，发始白。七七任脉虚，太冲脉衰少，天癸竭，地道不通，故形坏而无子也。"五七之后，女子身体机能渐衰，因女子以阴为用，故常首见阴亏。患者阴血不足，肝失所养，肾精不足，髓海空虚，导致头痛；腰为肾之府，肾精不足，则腰痛；肝开窍于目，肝阴血不足，故双眼干涩；口干、欲饮，舌质红，苔少剥脱，脉弦细，亦为肝肾阴虚之象，方予杞菊地黄丸加减，以滋养肝肾。

医案七

患者王某，女，49岁，2022年9月17日初诊。

【现病史】反复发作右侧偏头痛3年。患者于3年前无明显诱因出现右侧偏头痛，于疲劳睡眠不好时发作，曾诊断为"神经性头痛"，近期发作频繁，伴头晕，口干，喜热饮，舌淡红，苔白，脉沉细。

【辨证】血虚水盛，热郁上扰。

【治则】养血利水，养血活血。

【处方】当归芍药散加减。

当归15g，白芍20g，川芎15g，白术20g，茯苓20g，泽泻

20g，炙甘草10g，吴茱萸10g，生石膏10g。

5剂，水煎服，每日1剂。患者服药2剂后头痛明显减轻，5剂药服完后头痛未再发作。

【按语】当归芍药散可养血调肝，健脾渗湿，体现了肝脾两调，血水同治的特点，其用药与肝脾的病理特征极其相符。方中重用芍药养血柔肝，缓急止痛；当归、川芎养血活血，疏肝行气；茯苓、白术、泽泻健脾利湿。诸药合用，调理肝脾，使肝血充足，脾气健旺，血行湿去，疼痛等症自愈。临床上妇人头痛应用此方，疗效较佳。

医案八

患者闫某某，女，32岁，2022年10月5日初诊。

【现病史】头痛、多梦数年，加重1周。患者失眠多梦，白天头痛，精神不济，曾口服安神补脑液等药物治疗，效果一般，近一周因工作压力大，上述症状加重，伴口苦口干，大便3天1次，便干，舌红少苔，脉细数。

【辨证】水不济火，肝阳上亢。

【治则】滋水济火，平肝潜阳。

【处方】自拟宁心安神方加减。

柏子仁10g，知母15g，酸枣仁30g，生地20g，当归12g，合欢皮30g，珍珠母30g，煅龙骨30g，细辛3g，蔓荆子10g，全蝎3g。

7剂，水煎服，每日1剂。

【按语】本方用生地滋肾阴，以治其本；珍珠母、龙齿平肝潜阳，酸枣仁、合欢花、柏子仁安神以治其标。滋阴与安神药相配，可以济阳；滋阴与平肝药相配，可以涵肝，以达标本同治之效。此外肝阳上扰于上者，可加辛凉清泄之品如蔓荆子、菊花之类，使之从上而散。此患者头痛日久，缠绵不愈，久病入络，酌加全蝎等虫类药，可达息风止痉、通络止痛、破血逐瘀止痛之功效。

医案九

患者杨某，男，53岁，2023年2月11日初诊。

【现病史】患者头痛2天，稍感鼻塞，偶有咳嗽，无咳痰，略恶心，脘腹胀满，舌红，苔白，脉弦细。

【辨证】外感风邪。

【治则】疏风止痛。

【处方】川芎茶调散加减。

川芎10g，荆芥10g，防风10g，白芷12g，薄荷10g，羌活10g，细辛3g，白僵蚕10g，菊花10g，甘草10g，杏仁10g，陈皮12g。

3剂，水煎服，每日1剂。

【二诊】头痛较前减轻，头部沉闷不清，偶感恶心，脘满，纳一般，舌红，苔白微腻，脉弦。处方予半夏白术天麻汤加减。半夏12g，白术15g，天麻12g，茯苓15g，陈皮12g，厚朴10g，石菖蒲10g，大枣10g，甘草6g。3剂，水煎服，每日1剂。

【三诊】上述症状减轻，觉口干，咽部干痒痛，舌红，苔白，脉略弦，大便可。当归12g，地骨皮15g，川楝子12g，枸杞子15g,柴胡15g,白芍15g,薄荷6g,桔梗12g,麦冬12g,厚朴10g,延胡索15g。5剂,水煎服,每日1剂。

【按语】川芎茶调散出自《太平惠民和剂局方》,是治疗风邪头痛的代表方剂。因巅顶之上,惟风药可到也,方中用川芎祛风止痛,川芎为治各经头痛的要药,尤善治少阳、厥阴经头痛,又辛散活血止痛,寓"治风先治血,血行风自灭"之意,为君药。薄荷、荆芥辛散轻扬,疏风止痛,清利头目,且薄荷用量独重,以其辛凉之性,制其诸风药之温燥,为臣药。羌活、白芷、细辛、防风疏风散邪治头痛,分别善治太阳经、阳明经、少阴经头痛,为佐药。甘草调和诸药,缓和风药之燥性,诸药合用,疏风药众,止痛效宏,又引经用药,诸经头痛均治。临证治疗中有表证先治表,表解再治里,随证选方。本案患者初诊时仍有表证,予川芎茶调散加减以疏风止痛,二诊时表证已解,再予半夏白术天麻汤加减以健脾化痰、降逆止呕。

医案十

患者朱某某,女,44岁,2023年1月20日初诊。

【现病史】头痛不适月余,怕冷,乏力,四肢不温,痛经,经后头痛,大便溏薄,舌淡,苔白,脉沉无力。乳腺彩超+甲状腺彩超检查示:乳腺结节、乳腺增生、甲状腺结节。

【辨证】阳气虚衰。

【治则】补气助阳。

【处方】黄芪桂枝五物汤加减。

黄芪30g，桂枝15g，白芍15g，党参15g，麸炒白术15g，酒苁蓉15g，当归15g，白芷15g，蔓荆子15g，制吴茱萸6g，大枣15g，甘草10g。

5剂，水煎服，每日1剂。

【按语】《景岳全书·杂病谟》记载："阳虚头痛，即气虚之属也，亦久病者有之。其证必戚戚悠悠，或羞明，或畏寒，或倦怠，或食饮不甘，脉必微细，头必沉沉，遇阴则痛，逢寒亦痛。"此患者怕冷、四肢不温、痛经皆为阳虚之征，又兼见乏力、大便溏薄等气虚、脾失健运之状，故治疗以补气助阳为要。

医案十一

患者袁某，男，57岁，2022年10月18日初诊。

【现病史】左侧头痛半年。患者半年前不慎摔倒在地，左侧头部着地，行颅脑CT示：皮下血肿。经休养后血肿已消，仍感头痛，左侧针刺样疼痛，入夜尤甚，健忘，夜眠欠安，需服用佳乐定辅助睡眠，二便尚调。舌质暗淡，苔薄白，脉细涩。

【辨证】瘀血阻络。

【治则】活血化瘀，通窍活络。

【处方】清羽汤（自拟方）加减。

桃仁10g，红花10g，羌活15g，生地20g，当归20g，川芎15g，赤芍15g，党参20g，白术15g，茯苓15g，蜈蚣1条，全蝎6g，甘草3g。

7剂，水煎服，每日1剂。

【二诊】头痛减轻，觉头晕沉，多梦，健忘，舌质暗，苔白，脉细涩。上方改川芎为20g，加用石菖蒲12g，远志10g，夜交藤15g，枸杞子20g，酸枣仁20g，以养心安神、益肾平肝。10剂，水煎服，每日1剂。

【三诊】药后诸症减轻，未再服用佳乐定，舌质略暗，苔薄黄，脉细略涩。上方加黄芩6g，栀子10g。5剂，水煎服，每日1剂。

【四诊】纳、眠可，舌质可，苔薄黄，脉细。上方7剂，水煎服，每日1剂。

【按语】患者头部外伤，瘀血内阻，久病入络，窍络不通，清窍被蒙，清气不升，浊气不降，气血壅滞，以致头痛。方予清羽汤加减，方中以桃红四物汤为君，以祛风活血、通络止痛；四君子汤为臣，健脾益气，培补后天之本，使气血生化有源。气血旺盛则循行有度，经脉通畅，瘀血疏散、头痛自止。

医案十二

患者蔡某，女，42岁，2022年9月7日初诊。

【现病史】阵发性头痛5天。患者5天前生气后出现头痛，疼痛呈阵发性，每次持续半小时至数小时，以左侧颞、枕疼痛为主，头项部拘紧感，无恶心、呕吐，心烦易怒，面红目赤，纳可，眠差，二便调，舌红，苔薄黄，脉弦细。颅脑MRI检查未见明显异常。

【辨证】肝阳上亢。

【治则】平肝潜阳，安神定痛。

【处方】天麻钩藤汤加减。

天麻15g，钩藤15g，石决明30g，杜仲10g，栀子10g，桑寄生12g，牛膝12g，黄芩6g，益母草15g，葛根20g，菊花15g，川芎15g，蔓荆子15g，夜交藤30g，茯神15g，炒酸枣仁30g，百合30g。

7剂，水煎服，每日1剂。

【二诊】服药一周后，患者诉头痛发作频次减少，程度减轻，仍心烦眠差、多梦。舌红，苔少，脉弦细。上方加淡豆豉12g，柏子仁12g，麦冬15g，沙参15g。10剂，水煎服，每日1剂。

【三诊】诸症减轻，头痛未再发作，纳、眠可，舌红苔少，脉弦细。上方继服7剂，巩固疗效。

【按语】肝在体合筋，该患者因情志不遂，肝气郁结，郁而化火，耗伤肝阴，以致阴不敛阳、肝阳上亢，筋脉失养，紧张拘挛，故见头项拘紧疼痛，故采用平肝潜阳、安神定痛之法，选用天麻钩藤饮加减。古云痛由心生，"诸痛疮疡，皆属于心""心寂则痛微，心躁则痛甚"，方中少佐酸枣仁、百合、柏子仁以养心安神，神安则痛缓。

医案十三

患者王某，女，26岁，2022年2月15日初诊。

【现病史】发作性头痛1周。患者时发头痛，有时偏在一侧疼痛，面部时有灼热感，吹风头痛发作更剧。有时想吐，伴耳鸣，服热性药物则病情加重，舌质红，苔黄，脉微数。

【辨证】肝热为外寒所束。

【治则】清肝平肝解表。

【处方】清肝汤加减。

菊花12g，蝉蜕6g，薄荷6g，黄芩9g，地龙9g，钩藤12g，珍珠母10g，白芍9g，防风9g，白芷6g，延胡索10g，甘草3g。

服上方6剂后，诸症即缓解，头痛痊愈。

【按语】此案患者头痛呈现"吹风"后加重的特点，乃风邪客于肌表之表现；欲吐、耳鸣、面部灼热感乃肝胆经热盛表现。然肝喜调达，肝热久久不去则必有原因，概肌表被风邪所闭，腠理不开，肝热无外达之路，循经上扰清窍，遂发头痛。寒性收引，最易使人体气机收敛，腠理紧闭，脉络拘紧，风寒相合，则见头痛遇风加重。治疗上亦应在清肝热的同时注重疏散风寒，疏解肌表腠理，使热有出路，则头痛方可痊愈。药用白芷、防风疏风散寒解表，配以菊花、蝉蜕、薄荷清肝热等药物，佐以钩藤平肝，诸药配合，效佳。

医案十四

患者刘某，男，42岁，2023年4月26日初诊。

【现病史】左侧偏头痛2年，加重6天。患者诉2年前无明显诱因出现左侧偏头痛，伴有心烦，头痛剧烈时影响睡眠。近6天，患者诉头痛加剧，恶心，不能进食，二便如常。服镇痛药效果不佳，今日来诊。舌红，苔白，脉弦。

【辨证】风邪上犯少阳。

【治则】疏肝止痛。

【处方】散偏汤加减。

川芎24g，白芍15g，白芥子3g，醋香附6g，郁李仁3g，柴胡3g，甘草3g，白芷6g，细辛3g。

1剂，水煎服。

【二诊】服上方1剂后，偏头痛减轻，脉弦。效不更方，上方将川芎改为30g，2剂，水煎服，每日1剂。

【三诊】服上方2剂后，偏头痛完全停止，余症亦均好转，脉象较前缓和。原方继服2剂，以固疗效。

【随访】患者服药后约1年，再未发作。近来因劳累等原因，偶有发作，但很轻微，不影响工作。

【按语】此案患者左侧偏头痛2年余，痛剧，影响睡眠，后期甚至影响进食，此乃风邪留滞少阳经、频频发作之象。首诊时君药川芎用了24g，虽有效，但不佳，故二诊改川芎用量为30g，收到满意效果。散偏汤出自清代医家陈士铎的《辨证录》，原文曰："一半边头风，或左或右，大约多痛左，百药周效。此郁气不宣，又加风邪袭少阳经，致半边头痛。时重时轻，大约顺时轻，遇逆重，遇拂抑事更加风寒，则大痛不能出户。久后眼必缩小，十年后必坏目，急需解郁。解郁，解肝胆气也。风入少阳胆，似宜解胆，然胆肝为表里，治胆必须治肝。况郁先伤肝，后伤胆，肝舒胆亦舒。用散偏汤：白芍五钱，川芎一两，郁李仁、柴胡、甘草一钱，白芥子三钱，香附二钱，白芷五分。一剂即止痛，不必多服。川芎止头痛，然同白芍用，尤生肝气以生肝血，肝血生，胆汁亦生，如是胆无干燥，郁李仁、白芷自上助川芎散头风。况柴胡、香附开郁，白芥子消痰，甘草调和滞气，肝胆尽舒，风于何藏，故头痛顿除。后不可多用者，头痛久，不独肝胆虚，脏腑阴阳尽虚，若单治胆肝舒郁，未免销铄其阴。风虽出于骨髓外，或劳或感风，又入于骨髓中。愈后须补气血，善后策也。"虽川芎量大性燥，但有郁李仁、白芍缓其燥性，甘草调和诸药，故短期服用不会产生太大影响，痛止后再施以调气养血之剂，以固疗效。

医案十五

患者靳某某，男，48岁，2023年7月5日初诊。

【现病史】发作性头痛3天。患者诉近3天出现头痛，双侧太阳穴跳痛，发作频繁，视物无闪光点，无恶心呕吐，眠欠安，二便调。舌淡红，苔薄白，脉弦。

【辨证】邪犯少阳。

【治则】解痉止痛。

【处方】芍药甘草汤加减。

芍药30g，甘草9g，川芎12g，柴胡6g。

7剂，水煎服，每日1剂。

【二诊】服药后头痛发作次数减少，症状改善，守方继服7剂以资巩固。

【按语】此为解痉止痛法。芍药甘草汤出自《伤寒论》，原文曰:"伤寒,脉浮,自汗出,小便数,心烦,微恶寒,脚挛急,反与桂枝欲攻其表,此误也。得之便厥,咽中干,烦躁吐逆者,作甘草干姜汤与之,以复其阳;若厥愈足温者,更作芍药甘草与之,其脚即伸;若胃气不和谵语者,少与调胃承气汤;若重发汗,复加烧针者,四逆汤主之。"本方主治津液受损,阴血不足,筋脉失濡所致诸证。方中芍药酸寒,养血敛阴,柔肝止痛;甘草甘温,健脾益气,缓急止痛。二药相伍,酸甘化阴,调和肝脾,有柔筋止痛之效。

医案十六

患者苗某,女,36岁,2022年10月11日初诊。

【现病史】右侧偏头痛5年。患者5年前产后受刺激以后出现头痛,开始2周发作1次,以后发作逐渐频繁,每周发作1次。曾在当地医院就诊,考虑"血管神经性头痛",平素头痛发作时常服用西药。现患者头痛以右侧为主,胀痛,痛甚时伴有恶心、呕吐、畏光。头痛发作每与天气发热、情绪变化、疲劳、月经来潮有关。舌红,苔薄腻,脉细弦。

【辨证】气虚血瘀、痰阻络脉。

【治则】补气活血行瘀,化痰通络,清肝祛风。

【处方】血府逐瘀汤加减。

川芎12g,当归20g,桃仁10g,红花6g,蜈蚣1条,全蝎6g,黄芪20g,柴胡15g,半夏12g,细辛3g,栀子12g,黄芩6g。

7剂,水煎服,每日1剂。

【二诊】药后头痛稍减轻，但每周发作1次，此次月经来潮前又复发，经期提前，量多，有血块，舌苔薄白，脉弦细。《黄帝内经》云"痛者寒气多也""有寒故痛也"，疼痛多与寒滞经络有关，故前方加用温经散寒之品。处方：黄芪20g，当归20g，白芷12g，细辛3g，大蜈蚣1条，茯苓12g，酸枣仁12g，延胡索15g，制半夏12g，全蝎6g，柴胡12g。14剂，水煎服，每日1剂。

【三诊】头痛偶发，程度较轻，大便3~4日1行，偏干，舌淡红，苔薄白，脉弦细。处方：莪术15g，丹参20g，黄芪30g，当归15g，白芍15g，黄芩10g，生蒲黄15g，生槐花15g，生地黄30g，香附12g，川芎10g，细辛3g，荆芥炭15g。14剂，水煎服，每日1剂。

【按语】本案患者，头痛与月经周期密切相关，头痛发作每与气温升高、情绪变化、疲劳等相关。妇女冲脉不足、推动气血运行乏力，则上不能抵达脑窍；督脉阳气虚衰、推动温煦作用减弱，则畏寒怕风，易于感受外风，风邪易于直扰脑窍。本案患者辨证为气虚血瘀，痰阻络脉，由于患者头痛与月经周期相关，故缓解头痛的同时兼顾调理其月经周期，以达标本兼顾。

医案十七

患者蒋某某，男，49岁，2022年8月23日初诊。

【现病史】左侧偏头痛4天。患者诉近4天左侧偏头痛，伴恶心，心烦不安，四肢麻木感，睡眠欠佳，自测血压160/100mmHg，舌质暗红，苔黄腻，脉弦细滑。

【辨证】肝阳上亢。

【治则】平肝潜阳，活血止痛。

【方药】平肝汤加减。

天麻12g，钩藤12g，菊花15g，夏枯草12g，黄芩10g，决明子15g，柏子仁10g，石菖蒲12g，郁金15g，桑寄生15g，全蝎3g。

7剂，水煎服，每日1剂。

【二诊】服药后头痛缓解，四肢麻木减轻，心烦好转，睡眠改善。舌质暗红，苔薄黄，脉弦细。血压140/90mmHg。上方加远志10g，川芎15g，葛根15g，鸡血藤15g。10剂，水煎服，每日1剂。

【三诊】服药后，诸症皆消，舌质暗，苔薄白，脉弦细。继服上方6剂巩固疗效。

【按语】本例患者血压高，头痛，舌红，脉弦细，为肝阴虚、肝阳上亢、肝火上炎之证，合并痰热与血瘀，肝热上冲，肝风内动，痰热阻遏脉络，则有肢体麻木，给予平肝潜阳，活血止痛之剂。首诊时选用天麻、钩藤、菊花、夏枯草、黄芩、决明子等平肝、清肝之药，配合全蝎息风止痛，石菖蒲、郁金清热豁痰，桑寄生滋补肝肾以固摄下元。服药之后头痛、血压均有好转，但仍有症状，加用活血之品以求祛其瘀血。三诊症状基本消失，头痛痊愈。

医案十八

患者崔某，男，49岁。2022年10月13日初诊。

【现病史】右侧偏头痛半月。患者半月前阴雨天后出现右侧头昏胀痛，伴双目干涩，视物不清，听力减退，腰膝酸软，大便干结，以后每逢阴雨天或烦劳加重。舌质暗，苔薄黄腻，脉弦细紧。

【辨证】肝肾阴虚，邪阻少阳。

【治则】疏风散寒止痛，滋补肝肾。

【处方】川芎茶调散加减。

川芎12g，荆芥10g，防风10g，细辛3g，白芷10g，蔓荆子10g，甘草3g，羌活10g，菊花15g，枸杞子15g。

7剂，水煎服，每日1剂。

【二诊】服药后头痛缓解，诉耳鸣，腰膝酸软，双目干涩，口苦咽干，心烦易怒，纳、眠可，二便调。上方加桑寄生30g，地黄12g。14剂，水煎服，每日1剂。

【三诊】诸症缓解，嘱常服杞菊地黄丸。服药1年后随访，诸症彻底消失而痊愈。

【按语】本案以川芎茶调散为主方化裁治疗，临床效果明显。临证加减主要根据患者体质、外邪的轻重及患病的部位。如肝肾阴虚则宜加菊花、枸杞子、生地黄、何首乌、墨旱莲、吴茱萸等滋补肝肾之阴；肝阳上亢之头痛治以平肝潜阳，多加用天麻、钩藤、石决明等；风邪重者加防风、薄荷、荆芥等；寒邪重者加羌活、独活、细辛、白芷等；湿邪重者加用薏苡仁、苍术、茯苓等；热邪重者加薄荷、生石膏、蔓荆子、谷精草、菊花、石决明等；痰浊重者加半夏、白术、茯苓、陈皮等；若痰郁化热显著可酌加竹茹、枳实、黄芩等。邪在少阳者，加用川芎、柴胡；邪在太阳者，加用藁本、羌活；邪在阳明者，加用白芷、生石膏；邪在少阴者，加用独活、细辛。

医案十九

患者白某，女，32岁。2023年3月19日初诊。

【现病史】 发作性头痛半年，加重1天。半年前患者生气出现左侧头痛，就诊于当地医院，服药治疗后症状略有缓解，但频繁复发，每生气时加重。1天前，因工作压力大而致头痛复发，并较前加剧，口服止痛药物无法缓解。今日来诊，胃脘部胀满不适，嗳气，口干，眠差，大便干，小便黄。舌红，苔薄白，脉弦细。

【辨证】 肝气郁结，肝阳上逆。

【治则】 疏肝理气，平抑肝阳。

【处方】 舒肝散加减。

川芎12g，香附10g，蔓荆子12g，紫苏梗10g，陈皮10g，麸炒枳壳10g，旋覆花10g（包煎），炒白芍18g，当归12g，瓜蒌15g，合欢皮15g，佛手6g。

7剂，水煎服，每日1剂。

【二诊】 服药后头痛明显减轻，仍眠差，口干欲饮，晨起恶心。舌红，苔薄白，脉弦细。上方去川芎、瓜蒌，加煅瓦楞子30g，玫瑰花15g，益母草30g。7剂，水煎服，每日1剂。药后诸症大减。

【按语】 本案患者因生气和工作压力大而致左侧头痛，且脉弦并伴胃脘气滞不舒症状，实乃肝气郁结、横犯中焦、肝阳上逆之证。方中治头痛之要药川芎为君，并配伍理气和胃之紫苏梗、香附、陈皮、炒枳壳、佛手等，行气止痛。酌加旋覆花等降逆和胃之品以缓解胃部不适；大便干燥，酌加当归、瓜蒌润肠通便。二诊时，偏头痛症状明显减轻，大便干燥已解，但恶心仍在，故去川芎、瓜蒌，加煅瓦楞子、玫瑰花、益母草，药后症状基本消失。

医案二十

患者杨某，女，52岁。2022年9月20日初诊。

【现病史】发作性右侧头痛20年余，再发1周。患者右侧头痛20年余，时发时止，平素口服养血清脑颗粒、"镇脑宁"等药物治疗，1周前劳累后头痛再发，疼痛程度较重，夜眠差，多梦，心烦急躁，大便干结，小便黄，舌红苔薄白，脉弦细。

【辨证】素体血虚，虚热上扰清窍。

【治则】疏风清热，通络止痛。

【处方】菊花茶调散加减。

菊花12g，川芎20g，白芷10g，细辛3g，防风6g，蔓荆子10g，珍珠母30g。

7剂，水煎服，每日1剂。

【二诊】服药后头痛未再发作，上方减白芷，加白芍10g，甘草3g。10剂，水煎服，每日1剂。

【按语】头痛之因多由于风，风邪善行而数变。《丹台玉案》曰："其性易入，其气易感，头之诸阳内聚而拒风，风之势内外攻以抗阳，风与阳相争，两不肯伏，交战至于高之分，而头之诸经始病矣。"《症因脉治》云："伤风头痛或半边偏痛，皆因风冷所吹，遇风冷则发。"贼风外袭，上犯巅顶，邪气稽留，风邪入脑，清阳被扰，气血不畅，阻遏络道，成为"头风"。本案患者头痛日久，时发时止，风邪入里化热，兼有素体血虚、肝阴亏虚，阴虚则生热，热邪上扰睡梦不安，热邪煎灼津液则大便干结，小便黄，治法当疏风清热，通络止痛。

第四节　面瘫医案

医案一

患者苑某某，女，42岁，2022年3月8日初诊。

【现病史】 左侧口眼歪斜20天。患者平素作息不规律、熬夜，20天前出现左侧口角下垂、左眼闭合不全、鼓腮漏气，左侧面肌时有抽搐，倦怠乏力，懒言，无耳后疼痛，舌暗红，苔白，脉沉涩。既往高血压病10余年。

【辨证】 气虚血瘀。

【治则】 益气活血，通络止痉。

【处方】 补阳还五汤加减。

黄芪30g，红花10g，桃仁10g，川芎12g，桂枝15g，白术12g，白芍20g，甘草10g，地龙12g，天麻15g，生姜10g，鸡血藤10g，全蝎6g，僵蚕10g，蜈蚣2条。

7剂，水煎服，每日1剂。

【按语】 此患者长期作息不规律、熬夜，日久耗伤人体元气导致气虚，气虚无力鼓动血液运行，以致血行缓慢，瘀阻脉络，面部筋脉失养发为本病，故本方以益气活血，通络止痉为主，配合白芍养阴滋阳，虫类药物祛风止痉，牵正散润于其中。

医案二

患者侯某某，男，58岁，2022年10月27日初诊。

【现病史】右侧面瘫70天。患者面瘫日久，曾口服药物、针灸理疗治疗，效果不甚理想，心中烦闷，现右侧额纹浅，右眼闭合露睛，右侧鼻唇沟略浅，右侧口角下垂、鼓腮漏气，无耳后疼痛，伸舌居中，烦躁易怒，夜寐不安，口苦，舌红，苔薄黄，脉弦涩。

【辨证】肝阳上亢。

【治则】平肝熄风，通络止痉。

【处方】下肝汤加减。

天麻15g，钩藤30g，全蝎5g，地龙12g，赤芍10g，桂枝15g，白芍15g，甘草10g，川芎15g，白附子10g，僵蚕10g。

7剂，水煎服，每日1剂。

【二诊】患者夜寐安，口苦不明显，诉有时头晕，余同前，舌红，苔滑，脉弦。处方：黄芪30g，桂枝15g，赤芍15g，当归15g，大枣20g，生姜15g，甘草10g，鸡血藤30g，白附子10g，僵蚕10g，乌梢蛇12g。10剂，水煎服，每日1剂。

【三诊】面瘫好转，头晕减轻，劳累时明显，舌红，苔白，脉弦。处方：黄芪30g，桂枝15g，白芍15g，甘草10g，鸡血藤30g，白附子10g，红花10g，桃仁10g，白术15g，升麻5g，全蝎5g。7剂，水煎服，每日1剂。

【四诊】口眼歪斜好转，右侧额纹略浅，右眼闭合可，舌红，苔少，脉略弦。上方加当归15g，川芎12g。7剂，水煎服，每日1剂。

【五诊】面瘫继续好转，额纹基本对称，右侧口角略下垂，鼓腮可，口干，便干，舌淡红，少苔，脉缓。处方：黄芪40g，鸡血藤30g，何首乌15g，当归15g，白芍15g，川芎15g，地龙10g，蜈蚣1条，桂枝12g，白附子10g，甘草10g。7剂，水煎服，每日1剂。

【六诊】面瘫基本恢复，大便稍干。上方加升麻5g，肉苁蓉12g。7剂，水煎服，每日1剂。

【按语】患者病久不愈，心中烦闷，夜寐不安，口苦，舌红，有肝阳上亢之征，故首诊用天麻、钩藤以平肝潜阳，以解肝阳上扰之困。二诊予黄芪桂枝五物汤随证加减，以益气温阳，行气活血，方中当归、赤芍养血活血通络，乃治风先治血，血行风自灭之意。诸药合用，阳气通，气血行，风邪祛，脉络通，邪祛正复，其证乃愈。

医案三

患者周某，男，31岁，2023年3月11日初诊。

【现病史】右侧口眼歪斜2天。患者2天前受风后觉头面部麻木，后脑勺及前额麻木，触之如过电，右侧口眼歪斜，右眼闭合不全、流泪，右侧口角下垂，鼓腮漏气、饮水漏水，无耳后疼痛，平素动则汗出，自发病以来，无恶寒汗出，面黑乏力，纳、眠可，二便调，脉浮，沉取略无力，舌淡红，苔略白腻。

【辨证】太阳阳明合病、少阴不足。

【治则】祛风散寒，温经通络。

【处方】麻黄附子细辛汤合葛根汤加减。

麻黄10g，黑顺片（附子）6g（先煎），细辛3g，葛根30g，桂枝15g，赤芍15g，生姜15g，大枣15g，甘草6g。

3剂，水煎服，每日1剂。服药1剂后，患者当日中午便汗出，麻木减退，3剂药后症状大减，守方继服5剂，疾病痊愈，且体力更佳，白日精神百倍。

【按语】隋·巢元方《诸病源候论·风口喎候》云："风邪入于手足阳明、手太阳之经，遇寒则筋急引颊，故使口眼喎僻，言语不正，而目不能平视。"所谓"正气存内，邪不可干"，此患者平素动则汗出，是内本有亏，外邪侵袭所致，太阳阳明之处受邪，故后脑前额麻木，且脉浮，脉沉取不足为里虚，结合其面黑乏力，为少阴亏虚也。故辨证为太阳阳明合病、少阴不足，方予麻黄附子细辛汤合葛根汤。

医案四

患者苑某某，女，23岁，2023年6月4日初诊。

【现病史】咽痛发热3天，左侧口眼歪斜1天。3天前患者感冒，咽痛、发热，左侧耳后、下颌疼痛，自行口服消炎药物治疗，未再发热，咽痛减轻，1天前患者刷牙时左侧口角漏水，照镜子发现左侧口眼歪斜,左侧面颊存饭,左耳后疼痛,咽干痒,口苦,舌红,苔薄黄,脉浮数。

【辨证】风热袭络证。

【治则】疏风清热,活血通络。

【处方】大秦艽汤加减。

秦艽15g,当归9g,蝉蜕12g,白芍10g,金银花12g,连翘12g,薄荷9g,桔梗10g,防风6g,板蓝根15g,生地12g,石膏10g,甘草3g。

5剂,水煎服,每日1剂。

【按语】《灵枢·经筋》:"卒口僻,急者目不合,热则筋纵,目不开,颊筋有寒,则急引颊移口;有热则筋弛纵缓不胜收,故僻。"患者外感风热,邪气痹阻面络,以致经气流行失常,气血不和,经筋失于滋养发为本病,方予大秦艽汤加减,治以疏风清热为主,兼以养血、活血、通络为辅。方中重用秦艽祛风通络,为君药;更以防风、细辛等辛散之品,祛风散邪,加强君药祛风之力,并为臣药;伍以当归、白芍养血活血,使血足而筋自荣,络通则风易散,寓有"治风先治血,血行风自灭"之意,并能制诸风药之温燥;生地、石膏清热,是为风邪郁而化热者设,以上共为方中佐药;甘草调和诸药,兼使药之用。

医案五

患者郭某某,男,48岁,2022年10月19日初诊。

【现病史】右侧口眼歪斜4天。患者平素喜饮酒,4天前酒后吹风,次日起床后觉右侧面部重着不适,家人发现其右侧口眼歪斜，右侧额纹浅，右眼闭合无力，右侧口角下垂、鼓腮漏气，味觉减退，口淡，头重如裹，胃脘部胀满不适，纳呆，二便尚调，舌体胖大，质红，苔黄腻，脉弦滑。

【辨证】风痰阻络。

【治则】祛风化痰，通络止痉。

【处方】牵正散加减。

白附子6g，白芥子6g，僵蚕6g，全蝎6g，防风9g，白芷8g，天麻12g，半夏12g，胆南星10g，陈皮10g，黄芩6g，甘草6g。

3剂，水煎服，每日1剂。

【二诊】服药后头重胃胀减轻，纳食增加，腻苔略化。上方加用麸炒白术15g，茯苓15g，以健脾化痰。7剂，水煎服，每日1剂。

【按语】牵正散出自《杨氏家藏方》，药虽三味，合而用之，风邪得散，痰浊得化，经络通畅，力专而效著，则歪斜之口眼得以复正，是名"牵正"。此患者平素喜饮酒，阳明内蓄痰浊，加之太阳外中于风，风邪引动内蓄之痰浊，风痰阻于头面经络，经隧不利，筋肉失养，故见口眼歪斜；患者口淡，头重如裹，胃脘部胀满不适，纳呆，舌体胖大，苔黄腻，脉弦滑，皆为脾虚痰盛之象。

医案六

患者江某，女，18岁，2022年7月8日初诊。

【现病史】右侧口眼歪斜6天。患者6天前窗下学习后睡着，受风后觉后背发凉，晚饭时觉右侧面部不适，右侧面颊存饭，家属发现其右侧口眼歪斜，就诊于当地诊所，给予口服牵正散加减，效果不佳，今日来诊，见患者右侧额纹浅，右眼闭合不全，右侧口角下垂、鼓腮漏气，无耳后疼痛，头晕，口苦，心烦易急，纳、眠可，二便调，近半年月经常延期，痛经，色黑有血块。舌苔薄白，舌质偏红，脉弦细稍数。

【辨证】肝经郁热，外邪引动内风。

【治则】清肝熄风，活血通络。

【处方】平肝汤合血府逐瘀汤加减。

天麻10g，钩藤20g，夏枯草12g，菊花10g，黄芩8g，栀子12g，全蝎6g，地龙10g，白芍20g，赤芍15g，红花10g，桃仁10g，川牛膝12g。

5剂，水煎服，每日1剂。

【按语】患者月经延期，痛经，色黑有血块，说明内有瘀血阻络；血瘀气滞，日久化热，引动肝火，上扰心神、清窍，故见头晕、口苦、心烦；外感风邪引发肝火，循经上扰，上窜面部，损伤阳明脉络，以致口僻不遂，故用清肝熄风，活血通络之法。方中天麻、钩藤、菊花、全蝎清肝熄风，夏枯草、黄芩、栀子清肝火，地龙、赤芍、红花、桃仁、川牛膝活血通络，川牛膝尚能引血下行，取血行风自灭之意也，另佐白芍养阴柔肝、平抑肝阳。

医案七

患者钱某某，男，46岁，2022年3月13日初诊。

【现病史】左侧口眼歪斜2天。患者2天前吹风受凉后出现左侧口眼歪斜，左侧额纹消失，不能皱额，左眼闭合露睛、流泪，左侧鼻唇沟变浅，左侧面颊部肿胀、疼痛，左侧口角下垂、鼓腮漏气，无耳后疼痛，纳、眠尚可，二便调。舌质暗淡，苔黄腻，脉弦滑。

【辨证】风痰阻络，兼有热毒。

【治则】祛风化痰，清热解毒。

【处方】牵正散加减。

白附子6g，僵蚕6g，全蝎6g，金银花20g，连翘15g，蒲公英20g，桔梗10g，荆芥10g，防风10g，川芎12g，赤芍12g，甘草9g。

5剂，水煎服，日1剂。

【二诊】面颊肿胀、疼痛不明显，口眼歪斜较前改善，左眼闭合可，未再流泪，左侧口角下垂、鼓腮漏气较前好转，舌红，苔黄略腻，脉弦滑。上方加白芍20g，当归12g。10剂，水煎服，日1剂。

【按语】足阳明之脉挟口环唇，足太阳之脉起于目内眦，风痰阻于头面经络，以致气血运行不畅，经脉失养，面肌弛缓不收，故见眼睑闭合不全、口角下垂；面颊肿胀、疼痛，苔黄腻，脉弦滑，表明患者兼有热毒，予牵正散加减，以祛风化痰、清热解毒。二诊患者症状好转，加用白芍、当归以柔肝缓急、养血荣筋、活血行滞。

医案八

患者肖某，女，31岁，2022年10月11日初诊。

【现病史】 左侧口眼歪斜1天。患者1天前于田间劳作后在树荫下午睡，醒后觉左侧面部麻木不仁，旁人告知其口眼歪斜，遂来院就诊。查看患者其左侧额纹消失，不能皱眉，左眼闭合不全，左侧鼻唇沟浅，左侧口角下垂、漏水、存饭，吹口哨时漏气。患者平素大便次数多，倦怠乏力，动则汗出，口淡乏味，纳少，眠可，小便调。舌淡，苔薄白，脉弱。

【辨证】 中气虚损，复感外邪。

【治则】 益气健脾，祛风通络。

【处方】 补中益气汤合牵正散加减。

黄芪20g，党参15g，当归15g，陈皮6g，柴胡10g，白术10g，升麻3g，炙甘草6g，白附子6g，僵蚕10g，全蝎6g，浮小麦12g，防风6g。

7剂，水煎服，日1剂。

【二诊】 诸症好转，守上方继服7剂。随诊患者面部歪邪痊愈。

【按语】 患者平素大便次数多，倦怠乏力，动则汗出，口淡乏味，纳少，一派脾虚之象，患者体内正气不足，经络空虚，卫外不固，风邪乘虚入中头面阳明脉络，使颜面一侧营卫不和，气血痹阻，经脉失养，肌肉弛缓不收而发病，故方用补中益气汤合牵正散加减以益气健脾、祛风通络。

第五节 不寐医案

医案一

患者李某，男，50岁，2020年10月18日初诊。

【现病史】失眠1个月。患者无明显诱因于1个月前出现失眠，入睡困难，每晚自服阿普唑仑1片，效差。现症见：失眠，夜间易出现剑突下胀闷感，心悸，站起时易头晕目眩，无口苦口干，无恶寒发热，无恶心呕吐，无腹痛，无身体肌肉抽动，纳可，夜尿频繁，4～5次，排尿不畅感。舌淡红，苔白滑，脉沉滑。

【辨证】水饮凌心，神明受扰。

【治则】温阳化饮，健脾安神。

【处方】苓桂术甘汤合五苓散加减。

茯苓15g，桂枝10g，白术12g，炙甘草8g，龙骨20g，牡蛎20g，猪苓10gg，泽泻20g。

14剂颗粒，日1剂，分两次冲服。

【二诊】2020年11月2日。服药3天后失眠明显好转，易入睡，现基本无心悸，头晕较前明显好转，小便不利较前改善，但小便仍频。舌淡，苔滑，脉沉。上方效可，患者继续服用此方，服法同上。嘱患者忌生冷、辛辣刺激油腻之物，戒烟、戒酒。

【按语】此患者乃水饮留于心下。心为五脏六腑之大主，饮留于心，则心神受扰；而水饮阻隔，使清阳不得上行于脑，从而脑窍清阳失养，则会出现头晕，如"起则头眩""身为振振摇者"；水饮内停，膀胱气化不利，则小便不利。高宝海主任给予苓桂术甘汤合五苓散，其中茯苓、猪苓、泽泻利心中之水饮，以安定心神；桂枝散水气，使清阳得升，膀胱得以气化，亦可温中，使胃实而饮行；白术燥湿利水，使水饮无源以生；龙骨、牡蛎镇水而安神；炙甘草调和诸药。全方共奏"病痰饮者，当以温药和之"之效。

医案二

患者周某，女，78岁。2020年3月14日初诊。

【现病史】失眠2年余。患者于2年前无明显原因出现入睡困难，梦多易醒，睡前须服用右佐匹克隆片（3mg/次）。现症见：失眠，每夜约睡4小时，梦多易醒，醒后可入睡，健忘，疲倦，脘闷纳呆，口淡，偶有头晕，二便可。舌淡，苔白腻，舌下脉络短细，脉细弱。

【辨证】心脾两虚型。

【治则】补益心脾，养血安神。

【处方】归脾汤加减。

党参25g，白术15g，当归15g，茯苓10g，茯神10g，黄芪25g，炒酸枣仁10g，法半夏10g，陈皮10g，焦山楂10g，焦神曲10g，炙甘草6g。

14剂，日1剂，水煎，分2次于早、晚温服。

【二诊】2020年3月28日。患者诉诸证明显改善，晚上入睡前仍需服用右佐匹克隆片，效不改方，继续予以7剂服用。半月后回访，患者诉服完7剂后，无须服用右佐匹克隆片，亦可入睡。

【按语】该患者为高龄女性，年老体虚，心、脾、胃功能衰退，则心脾两虚。而心主血，藏神，神舍则寐；脾胃主纳运，同为气血生化之源。脾胃失常，气血亏虚，心神失所养，则失眠，梦多眠浅。脾失健运，水液不化，痰湿内生，困阻脾胃，则脘闷纳呆，口淡。血虚不能上行，脑失所养，则头晕，气血亏虚则易感疲倦。综合诸症与舌、脉象，此为心脾两虚，气血不足，痰湿内生之候。选用归脾汤加减治疗，疗效显著。

医案三

患者刘某，男，48岁，2023年11月20初诊。

【现病史】失眠1周。1周前患者因工作压力较大出现眠差，夜间难以入睡，即使入睡时常因梦而醒，醒后再难以入睡，目赤耳鸣，口干而苦，手脚发凉，脚心多汗，大便秘结，舌质暗红，苔腻微黄，脉弦数。

【辨证】肝郁化火。

【治则】疏肝泻火解郁。

【处方】柴胡加龙骨牡蛎汤加减。

柴胡15g，煅牡蛎15g，煅龙骨30g，首乌藤30g，合欢皮30g，远志10g，茯神15g，酸枣仁20g，威灵仙30g，鸡血藤30g，白芍15g，桂枝15g，甘草10g，黄芩12g。

7剂，日1剂，水煎，分早、晚饭后温服。

【二诊】2023年11月27日。患者诉夜间入睡较前改善，便秘减轻，上方有效，嘱患者上方继服14剂，3周后患者均明显缓解。

【按语】患者中年男性，情志不舒，肝气郁滞，日久化火，肝火上扰心神，则入睡困难，肝火灼伤大肠，津液亏损而见大便秘结；苔薄微黄舌暗红，脉弦数为肝郁化火之象，当疏肝泻火，解郁安魂，故用柴胡加龙骨牡蛎汤加减，柴胡醋制可增其疏肝止痛之功，加用黄芩可泻肝火、安心神，白芍养血柔肝，诸药共奏疏肝泻火、解郁安魂之效。

医案四

患者张某，女，45岁，女，2021年11月13日初诊。

【现病史】失眠1年余，加重1个月。1年余前无明显诱因出现失眠，眠浅，每于凌晨1点许醒，醒后难以入睡，第2日精神状态欠佳。曾服用阿普唑仑，病情未得以改善，近1个月失眠进一步加重，故来我院就诊。现症见：眠浅易醒，咽中不利，口苦，胃脘胀痛，健忘，急躁易怒，舌红苔白腻，脉左弦细，右沉细，纳可，二便调。

【辨证】肝血亏虚，虚热内扰。

【治则】养血安神，清热除烦。

【处方】当归芍药散加减。

当归15g，白芍15g，川芎9g，茯神15g，麸炒白术10g，酸枣仁20g，合欢花15g，炙甘草6g，薄荷10g（后入），石菖蒲12g，远志15g。

共14剂，分早、晚饭后温服。

【二诊】 2021年11月27日。患者失眠、健忘、咽中不利均有所改善，现醒后口干口苦，鼻塞，纳可，二便调，舌黯红，苔薄黄，脉弦细，上方去石菖蒲、远志，加黄连、焦栀子各6g，辛夷12g。14剂，水煎服，日1剂。随后以养血安神、清热除烦为主要治则，每半月调方1次，随症加减。2022年1月17日电话随访，患者目前睡眠可，无明显不适。

【按语】 患者因"失眠1年余"就诊，《黄帝内经》云："年四十而阴气自半。"患者中年女性，素体阴气亏虚，肝血不足。肝血亏虚，心神失于濡养则眠浅早醒；结合舌红，苔白腻，脉左弦细，中医可诊断为不寐病，证属肝血亏虚，虚热内扰，病位在心、肝，病性为虚实夹杂，故以养血安神、清热除烦为基本治疗原则，选用酸枣仁、当归、白芍、川芎、茯神等药。并予随症加减：患者咽中不利，结合性急易躁，脉弦，可知肝气郁结，故加薄荷、合欢花疏肝理气，解郁安神；健忘，结合苔白腻可考虑痰浊上泛、闭阻心窍所致，故加菖蒲、远志豁痰开窍安神；胃脘胀痛乃肝木克土，导致脾胃虚弱所致，故加白术健脾益气和胃；炙甘草调和诸药。

医案五

患者李某，女，40岁，2023年10月10日初诊。

【现病史】 间断失眠数年。不寐数年，入睡困难，半夜易醒，继而难眠，胃纳可，大便偏干，舌质淡红苔薄，脉细弦。

【辨证】 心阴不足。

【治则】 益心安寐。

【处方】天王补心丹合甘麦大枣汤加减。

丹参30g，酸枣仁20g，五味子9g，柏子仁20g，天冬9g，麦冬9g，生地黄12g，当归12g，党参30g，玄参12g，桔梗8g，远志6g，茯苓20g，川芎15g，首乌藤30g，淮小麦30g，炙甘草10g，大枣30g。

14剂，日1剂，每剂2煎，每煎200ml。

【二诊】2013年10月24日。药后夜寐有改善，予原方改川芎18g，加百合30g，善后，煎服同前。患者坚持服药月余，夜寐转安。

【按语】患者中年女性，心血不足，躁生虚火，扰动心神；又思伤脾阴，生化伐源，营血亏虚，遂成不寐。久之更耗阴液，心阴愈不足，心神愈失养，以至长期失眠，经久难愈。故法以益心安寐。方选甘麦大枣汤合天王补心丹，养心阴、益心气，调补心神而安寐。配伍川芎行气活血，上达巅顶，以通神明；首乌藤养心安神、祛风通络，为通补之剂。复诊川芎加量，增加行气活血之功；加百合合为百合地黄汤，养阴清热。全方以补益心阴为主，兼清热滋肾，此方诚为高老师治疗从心论治不寐之基础验方。

医案六

患者赵某，女，39岁，2023年7月20日初诊。

【现病史】反复发作性失眠3年，加重1周。患者3年前因情志刺激后出现胸胁胀闷，入睡困难甚至彻夜难眠，心烦急躁，服逍遥丸等药症状可逐渐缓解。1周前因工作压力较大再发失眠，症状基本同前，较前加重，服上述药物无效。现症见：入睡困难，彻夜难眠，心烦急躁，口苦纳差，神情焦虑，眶下色黑，舌质红，苔黄厚，脉弦滑。

【辨证】肝郁化火。

【治则】疏肝解郁，清热安神。

【处方】丹栀逍遥散加减。

牡丹皮20g，栀子10g，柴胡12g，当归12g，白芍15g，茯神30g，麸炒白术30g，薄荷15g（后下），炒酸枣仁30g，龙骨、牡蛎各30g（先煎），炙甘草12g。

患者服药5剂仍入睡困难，故加黄连10g，枳实12g，竹茹15g，法半夏10g，陈皮15g，焦三仙15g，再服5剂后患者睡眠逐渐正常。

【按语】本案患者因情绪刺激导致肝气郁结，疏泄不及，则见胸胁胀闷；肝气郁结日久化火，肝火上扰心神，则见不寐、心烦急躁。患者因再遇情志刺激，肝郁加重，症状反复并加重。高宝海主任指出该患者因情志刺激反复发作导致肝气郁结，日久肝乘脾犯胃，致胃失和降。正如《金匮要略》云："夫治未病者，见肝之病，知肝传脾，当先实脾，四季脾旺不受邪，即勿补之。中工不晓其传，见肝之病，不解实脾，唯治肝也。"《素问·逆调论》云"胃不和则卧不安"。高宝海主任治疗该患者以疏肝解郁、清热安神为治法，用药得当，疗效显著。在丹栀逍遥散方基础上加黄连、陈皮、法半夏、焦三仙，以清热和胃降逆，患者症状迅速缓解，可见治病谨守病机的重要性。

医案七

患者李某，女，53岁。2022年6月3日初诊。

【现病史】失眠2周。2周前患者感冒后出现失眠，夜寐不安，胆怯不宁，头眩心悸，左关弦，舌苔薄腻，边紫黯。

【辨证】胆郁痰扰。

【治则】理气化痰，和胃利胆。

【处方】温胆汤加减。

制半夏12g，炒陈皮10g，茯苓20g，炙甘草5g，炒枳壳6g，竹茹10g，广郁金10g，丹参30g，石菖蒲6g，炒当归10g，党参20g。

7剂，水煎服，日1剂，分两次服。

【二诊】2022年6月10日。夜寐较安，胆怯亦瘥，左关弦，舌苔黄腻，边色紫黯。再守上方加减。上方加生、熟薏苡仁各15g。7剂，煎、服法同前。

【三诊】2022年6月17日。夜寐安，胆怯宁，脉缓，舌苔薄而干，边有瘀斑。再守方治之。上方去党参，石菖蒲，生、熟薏苡仁，加当归10g，太子参20g。14剂，煎、服法同前。

【按语】《证治要诀》提及"不寐有两种：有病后虚弱及年高人阳衰不寐；有痰在胆经，神不归舍，亦令不寐"。温胆汤证病机为"痰热内扰，心胆气虚"。胆为清净之府，喜宁谧，恶烦扰，又主决断，痰热内扰，胆气不宁，则胆怯易惊。高宝海主任临证运用温胆汤，重点抓住"痰邪为患"。本案患者因痰火内扰心神，致胆怯不宁、夜寐不安，又兼瘀血内停，故舌苔薄腻、边紫黯，方选温胆汤加减。原方合定志丸（石菖蒲、茯苓、人参）祛痰开窍、安神定志；加郁金、当归，活血化瘀；丹参，养血和血安神；诸药合用，使痰瘀去，心胆宁。二诊时患者症状好转，但舌苔仍黄腻，守方加生、熟薏苡仁，取"半夏秫米汤"之意，燥湿化痰，和胃安神。三诊时患者诸症好转，舌苔薄而干，故去石菖蒲和生、熟薏苡仁等化湿之品，党参改为太子参，以益气生津而善其后。

医案八

患者崔某某，女，39岁。2023年9月30日初诊。

【现病史】入睡困难进行性加重3月余，加重4天。3个月前患者因离异情绪较低落，以致入睡困难，三月来睡眠不佳日渐加重，近4天彻夜不眠。平素喜太息，胸胁胀满，经前乳房胀痛，食不知味，易激怒，夜间偶伴有烘热汗出，大便干结，小便色黄，舌暗红，苔黄，脉弦细。

【辨证】肝郁气滞。

【治则】疏肝解郁，重镇安神。

【处方】柴胡加龙骨牡蛎汤加减。

醋柴胡6g，天麻10g，延胡索10g，煅龙骨30g，煅牡蛎30g，青礞石30g，茯神30g，姜半夏10g，炒麦芽15g，炒谷芽15g，炙甘草3g，鸡内金10g，炮姜3g。

14剂，水煎服，日1剂，分两次服。

【二诊】2023年10月14日。患者诉服药1周后睡眠状况较前明显改善，第2周则病情稍有反复。在原方上加用浮小麦30g，百合10g，生地黄10g，金银花10g，夜交藤30g，丹参30g。

【三诊】 2023年10月28日。患者诉睡眠情况明显改善，未有反复，守方继服1个月，以固疗效。

【按语】 本案患者不寐，高老认为由情志刺激，致使肝气郁滞不得升发，故喜叹息，胸胁胀满、易激怒，肝郁横逆犯脾，则食不知味、大便秘结难解，且患者连日不寐，故治以煅龙骨、煅牡蛎、青礞石重镇安神为基础，药用醋柴胡、天麻、延胡索疏肝理气。"见肝之病，知肝传脾，当先实脾"，故辅以茯神、姜半夏、炒麦芽、炒谷芽、炙甘草、鸡内金、炮姜调和脾胃升降之机。患者服药1周取效明显，之后则病情反复。高老考虑该患者肾精虚耗，心火上炎为发病的基础，遂在原方上加用浮小麦、百合、生地黄、金银花、夜交藤、丹参滋肾阴清心火以交通心肾，标本兼顾，收效明显。该病案体现了高老在治疗不寐病证时急则治其标，缓则治其本的治疗原则。

医案九

患者易某，男，53岁。2020年9月20日就诊。

【现病史】 入睡困难、易醒难于再次入睡半年余。半年前因摔伤而加重失眠症状。现患者入睡困难、易醒，常惶恐不安，偶有口干口苦，舌苔薄微黄，脉弦滑，纳食尚可，二便调。

【辨证】 胆胃不和，痰热上扰证。

【治则】 清胆和胃，养血安神，清热化痰除烦。

【处方】 黄连温胆汤合酸枣仁汤加减。

黄连10g，枳壳10g，竹茹10g，法半夏10g，陈皮10g，茯神20g，酸枣仁15g，知母15g，川芎10g，甘草5g，石菖蒲15g，合欢皮15g，柴胡10g，黄芩10g。

7剂，日1剂，水煎服，早、晚饭后温服。病情改善。

【按语】胆为清静之府，喜疏泄升发而恶抑郁。胆不和则易气郁生热，炼液成痰，痰随气升，痰热内伏，阳不入阴，则虚烦不得眠；痰热上扰，心神不宁，则惊悸不安，睡眠中易醒。其苔薄微黄，脉弦滑均为痰热之征象，宜用温胆汤一方，方中半夏为君药，燥湿化痰，和胃降逆，使气降则痰降；竹茹为臣药，清热化痰，君臣相伍倍增化痰除烦之功效；配伍陈皮、枳壳、茯苓理气化痰、宁心安神；全方温凉兼顾，方中融入酸枣仁汤，以治虚烦不眠之症，重在养血安神、清热除烦，虚热清则夜寐安宁；理气药物的配伍，使得痰热清，胆胃和，则虚烦自除。

医案十

患者闫某，男，70岁，2019年11月1日初诊。

【现病史】睡中易醒半年余。夜间易醒，醒后自感口干，喜饮冷水，神疲乏力，纳食欠佳，大便尚调，小便微难，舌苔薄黄，脉弦滑。

【辨证】气阴亏虚，虚火上扰证。

【治则】养阴益胃，清热除烦，安神定志。

【处方】益胃汤合酸枣仁汤加减。

南沙参15g，北沙参15g，黄精15g，玉竹15g，石斛10g，酸枣仁20g，知母15g，茯神15g，川芎10g，合欢皮15g，远志10g，柏子仁15g，夜交藤15g，厚朴10g。

14剂，日1剂，水煎服，早、晚饭后温服。

【二诊】2019年11月15日。患者药后睡眠较前改善，效不更方，守原方继服，又14剂而安。

【按语】患者年老，先天之本亏虚不足，不能滋养脾胃。脾胃失其濡养，升降失常，痰湿内生，则胃失和降，"胃不和则卧不安"故而失眠。脾胃失和，则气血匮乏，出现神疲乏力，纳食欠佳。阴虚生内热，热灼津液，则口干，喜饮冷水。舌苔薄黄，脉弦滑，亦为气阴亏虚之象。高老化裁益胃汤方，方中重用沙参、玉竹，养阴生津，加黄精，增强补气养阴、健脾之效。方中合用酸枣仁汤，除虚烦之热。石斛入胃经，乃甘寒之品，加强益胃生津、滋阴清热之效。高老认为，年老患者，气阴两虚，需滋胃阴，养肝阴，考虑燥湿伤阴，阴伤日久，故以补阴为主再化内湿。

医案十一

患者张某，女，56岁，2021年9月20日初诊。

【现病史】夜不能寐约2年。患者自述初因操劳过度，纳谷不香，无食欲，精神不振，血压偏高，伴有头眩晕等，继发出现卧则心烦，夜不能寐约2年时间。初期夜间可以维持睡眠4小时左右，后续时间递减，仅能入睡1~2小时，且易惊醒。如白天劳累过度，甚至出现彻夜不眠，身体日渐消瘦。长期服用镇静安眠类精神药物，以及安神定志、养心补肾类的中药达1年之久，时效时发，至今未愈。现症：形体偏瘦，面色黯淡，人倦喜卧，精神体力欠佳，心烦神乱，彻夜难以入寐，纳谷减少，大便日行1次，小便浑浊，舌红，苔根部腻黄，脉弦。

【辨证】操劳过度，伤阴耗津，相火妄动。

【治则】泻肝火解郁。

【处方】解郁安神汤加减。

酸枣仁15g，香附10g，当归10g，合欢花10g，柴胡10g，炒栀子6g，郁金10g，夏枯草10g，佛手10g，龙骨15g，牡蛎15g，白芍10g，川芎10g，炒麦芽15g，炒谷芽15g，龙胆草10g。

7剂，日1剂，早、晚饭后温服。

【二诊】2021年9月21日。服药后睡意大增，每夜入睡时间递增，入寐由2小时增至4小时左右，心烦减缓，精神尚可，纳食量增，服药后有稍许泻下，现大便质可，小便转清。现头目眩晕，咽干口燥，舌红，脉弦细，左关稍旺，此乃肝火已息、阴液未复之证，故处以酸枣仁汤加减。方为：酸枣仁15g，知母10g，茯苓10g，当归10g，川芎10g，赤芍10g，白芍10g，夜交藤10g，龙骨15g，炒麦芽15g，炒谷芽15g。水煎分2次服，14剂。后续服药随访，告知可入寐6小时左右，身体状况均可，嘱其清淡饮食，加强身体锻炼。

【按语】高老从清肝泻火、解郁安神论治，药用柴胡、郁金、香附疏肝行气解郁；当归和川芎行气养血；因肝火有耗阴之势可用白芍以养阴柔肝；生龙骨、牡蛎重镇安神；合欢花、酸枣仁、夜交藤养阴安神；加入龙胆草、夏枯草清泻肝火；栀子苦寒通彻三焦引上焦心肺之热下行，使邪有出路。高老师注重审病求因，主扣病机，复诊入寐时间增加，肝火已息，而阴液未复，以酸枣仁汤加减养阴安神，清热除烦从而达到药到病缓。

医案十二

患者赵某，女，17岁，2020年10月1日初诊。

【现病史】不寐3个月。3个月前患者因学习压力过大出现入睡困难、梦多、心情烦躁易怒伴头晕、头胀、两胁胀痛，经期尤甚，不欲饮食，二便调。舌红苔黄，脉两寸浮，左关弦，右关细弱，两尺稍弱，重按不减。

【辨证】肝郁脾虚。

【治则】疏肝解郁，健脾安神。

【处方】柴胡疏肝散加减。

柴胡18g，青皮12g，陈皮12g，川芎15g，白芍15g，黄芪15g，知母12g，茯神15g，甘草6g。

7剂，水煎服，分早、晚饭后温服，嘱1周后复诊。

【二诊】2020年10月8日。患者服用7剂后，睡眠改善，入睡容易，多梦明显减少，两胁胀痛减轻，食欲改善，患者诉晨起口苦、心烦，于原方加栀子10g，清热除烦。7剂而愈。

【按语】本例患者为年轻女性，因压力过大导致肝气郁结、疏泄不畅，日久化热扰心导致不寐，舌红苔黄，脉弦为肝郁的表现，治疗上以疏肝理气为主，佐以滋阴清热的药物。方中柴胡和解少阳，疏肝解郁，青皮、陈皮破肝行气，川芎活血行气，知母、白芍滋阴清热，茯神健脾安神，甘草调和，全方可以起到疏肝理气、滋阴清热健脾的功能，肝气得疏，心火得降，不寐得愈。

医案十三

患者胡某，男，60岁，2018年8月29日初诊。

【现病史】心烦不寐反复发作3年，加剧5天。患者既往有冠心病病史，于2017年4月份置入冠脉支架，2018年8月份因前列腺癌行前列腺全切术。患者自述近3年来夜寐不安，心烦难眠，并于5天前加剧，严重时连续几天彻夜不眠，须靠服用安定片方能入睡。口干、口苦，纳食差，小便不利，大便粘腻不爽，舌胖大质红，苔薄黄，舌根微腻，有裂纹，脉滑数。

【辨证】痰热扰神兼阴虚。

【治则】清热化痰，养阴安神。

【处方】加味温胆汤加减。

黄连6g，枳实10g，淡竹茹15g，生甘草3g，茯苓15g，陈皮10g，法半夏10g，女贞子15g，旱莲草15g，夜交藤15g，谷、麦芽各20g，合欢皮15g，生姜2片，红枣3枚。

7剂，日1剂，分早、晚饭后温服。嘱患者将安定等安眠药减量，直至停所有安眠药，如有不适请随诊。

【二诊】2018年9月3日。患者诉睡眠显著改善，夜晚醒来能安稳熟睡到天亮，食欲增强，二便调，舌淡红，苔薄黄，舌根微黄腻，有裂纹，脉滑数（此舌质、舌苔、苔有裂纹，均较前改善）。仍以上方继服7剂，以巩固疗效，日1剂，水煎服。

【按语】肝郁不疏，郁而化火，煎熬津液，生痰生火，上扰心神，故夜寐不安，心烦难眠，口干、口苦；肝火过盛，横克脾土，而致脾胃运化失常，不能输布水谷精微，或木火过旺，乙癸同源，子病及母造成肝肾阴虚，故纳食差，小便不利，大便粘腻不爽，舌胖大；舌质红、苔薄黄，舌根微腻，有裂纹，脉滑数，此属阴虚内热，痰热内扰所致。脉症合参，治以加味温胆汤化裁，效如桴鼓。

医案十四

患者赵某，男，53岁，2020年3月21日初诊。

【现病史】失眠，头晕，左侧肢体乏力1年。1年前发生脑梗死，经治疗好转，病后顽固性失眠，久治不愈。现症见：神志清，言语清晰流利，头晕，失眠，每天只能睡约2小时，且噩梦纷纭，不时惊醒，甚者彻夜不眠，咽干口燥，面色萎黄，左侧肢体麻木乏力；舌质暗，苔薄白，脉细弱。

【辨证】肝血不足，虚热扰神，气虚血瘀。

【治则】养血安神，益气活血。

【处方】酸枣仁汤加减。

炒酸枣仁20g，茯苓10g，知母10g，川芎10g，生甘草6g，生龙骨20g（先煎），黄芪20g，当归10g，赤芍10g，桃仁5g，红花5g，地龙10g。

7剂，水煎服。

【二诊】2020年3月28日。上方用7剂，每晚可睡眠3~4小时，梦少，眩晕减轻。效不更方。

【三诊】2020年4月11日。上方又用14剂，入睡较快，每晚可睡4～5小时，眩晕止，肢麻减轻。守方继服。

【四诊】2020年5月9日。上方又服28剂，睡眠良好，精神爽，体力增，肢麻消。上方去桃仁、红花，加白术10g，又服21剂，诸症悉除。

【按语】正气亏虚，无力行血，血行不畅，瘀滞脑络，发为气虚血瘀型中风，久之，肝肾阴虚，肝血不足，心失所养，魂不守舍，则虚烦不眠。治宜养血安神，益气活血。方中酸枣仁汤清热除烦，养血安神，治疗肝血不足，虚热扰神证；生龙骨镇惊安神，平肝潜阳；黄芪补中益气；当归、赤芍、桃仁、红花、地龙活血化瘀。

医案十五

患者石某，女，60岁，2019年6月19日初诊。

【现病史】夜寐欠安数年余。入睡困难，眠后易醒，醒后彻夜难以入睡。自述因老伴喜好饮酒而心烦急躁，口苦，面布黯斑，腰酸，舌红，苔黄厚腻，脉滑。

【辨证】肝郁痰热证。

【治则】疏肝解郁，和胃安神。

【处方】柴胡温胆汤加减。

柴胡10g，黄芩9g，姜半夏9g，陈皮10g，茯苓15g，枳实10g，淡竹茹10g，龙骨30g，牡蛎30g，焦山栀9g，石菖蒲10g，远志9g，郁金10g。

7剂，日1剂，早、晚餐后温服。

【二诊】2019年7月3日。诉睡眠稍有好转，每晚可睡2～3

小时，牙龈肿痛，舌红苔黄稍腻，脉滑。原方加升麻20g，丹皮10g。共7剂，服法同前。

【三诊】2019年7月10日。诉牙龈肿痛已愈，近来每晚可睡4小时，舌红苔黄稍腻，脉滑，去升麻、丹皮，加桃仁10g，丹参15g。共7剂，服法同前。后几诊，守方加胆南星6g，青礞石30g，清热逐痰，豆蔻6g，砂仁6g，行气和胃巩固善后。患者前后服药3个月余，睡眠时间增至6小时，情绪焦虑显著好转，余诸证亦除。

【按语】本案患者急躁郁怒，肝之生发之性受阻，气机不通，日久化火，故见口苦；肝郁化火，灼津为痰，痰火上扰神明而致不寐，亦见心烦；而舌红苔黄厚腻、脉滑俱为痰热之象，高老抓住肝郁痰火之主要病机，以温胆汤祛痰除热、和胃安眠。小柴胡疏泄枢纽郁热、调畅气机，郁金入血分协助解郁，焦山栀泻热除烦，菖蒲、远志加强祛痰宁心之效，又加用龙骨、牡蛎重镇安神。患者肝郁日久，火热犯胃，热邪循阳明胃经、大肠经上攻于齿，故见牙龈肿痛，加用升麻、丹皮清热解毒、凉血消肿止痛，且升麻亦可宣发火郁，以助气机。后患者病情稳定，随证加减巩固，前后共历时3个月余，终获可喜疗效。

医案十六

患者王某，男，36岁，2022年3月7日初诊。

【现病史】不寐多年。患者不寐多年，曾服用阿普唑仑片，睡前口服1片，疗效不佳。现入睡困难，多思善虑，心烦急躁，伴头侧痛，周身困乏，胃脘痞胀，大便粘腻不畅，舌淡红，苔薄黄腻，脉弦滑。

【辨证】胆胃不和，痰热中阻证。

【治则】理气化痰，清热安神。

【处方】黄连温胆汤加减。

姜半夏10g，茯苓15g，陈皮10g，麸枳壳10g，姜竹茹10g，黄连5g，川芎10g，柴胡10g，蝉蜕6g，蒺藜10g，蔓荆子10g，菊花10g，延胡索10g，夏枯草15g，珍珠母30g，生甘草5g。

共14剂，日1剂，水煎温服，每日2次。

【二诊】2022年3月21日。睡眠好转，头痛减轻，诉咽中如有物阻。舌质嫩红，舌苔后半部黄腻，脉弦滑，予以黄连温胆汤合半夏厚朴汤加减。姜半夏10g，茯苓15g，陈皮10g，麸枳壳10g，姜竹茹10g，黄连5g，川芎10g，柴胡10g，黄芩12g，蝉蜕6g，蒺藜10g，蔓荆子10g，玄参10g，菊花10g，延胡索10g，夏枯草15g，珍珠母30g，厚朴10g，生甘草5g。共14剂，日1剂，水煎温服，每日2次。后电话告知，服药后的2022年3月30日开始便可半小时内入睡，每晚睡眠时间约7小时，无头痛，咽中不适感消失。

【按语】本案例认为患者因压力过大，诸事不顺，肝气郁结，失于疏泄，肝木克土，脾失运化，痰湿内生，郁而化热，热扰心神，发为不寐。治疗上常采用化痰清热、和中安神之法，予温胆汤加减治疗，心烦者予黄连温胆汤。本例患者以黄连温胆汤为主方，化痰清热、和中安神。另柴胡疏肝解郁，川芎、延胡索活血化瘀止痛，蒺藜、蔓荆子、蝉蜕均有清利头目之效，夏枯草、菊花均有清肝火之功效，珍珠母平肝安神。二诊时患者咽中如有异物感，为痰气郁结之梅核气证，故予加厚朴行气开郁、下气除满，黄芩清胆胃之热，玄参滋阴清热。

医案十七

患者李某，女，32岁，2021年10月19日初诊。

【现病史】不寐数年。入睡困难，半夜易醒，继而难眠，烦躁，胃纳可，大便日行偏干，舌质淡红，苔薄，脉细弦。

【辨证】心阴不足。

【治则】益心安寐。

【处方】甘麦大枣汤合天王补心丹加减。

丹参30g，酸枣仁20g，五味子9g，柏子仁20g，天冬9g，麦冬9g，生地黄12g，当归12g，党参30g，玄参12g，桔梗8g，远志6g，茯苓20g，川芎15g，首乌藤30g，炙甘草10g，大枣4枚。

14剂，日1剂，分早、晚饭后温服。

【二诊】2021年11月2日。药后夜寐有改善，予原方改川芎18g，加百合30g，煎服同前。患者坚持服药月余，夜寐转安。

【按语】患者中年女性，多思易急，心烦急躁，经年不寐。《血证论》云："心病不寐者，心藏神，血虚相火妄动，则神不安，烦而不寐。"本心血不足，躁生虚火，扰动心神；又思伤脾阴，生化伐源，营血亏虚，遂成不寐。久之更耗阴液，心阴愈不足，心神愈失养，以至长期失眠，经久难愈。故法以益心安寐。方选甘麦大枣汤合天王补心丹，养心阴、益心气，调补心神而安寐。配伍川芎行气活血，上达巅顶，以通神明；首乌藤养心安神、祛风通络，为通补之剂。复诊川芎加量，增加行气活血之功；加百合，为百合地黄汤，养阴清热。全方以补益心阴为主，兼清热滋肾。

医案十八

患者赵某，女，60岁，2022年5月24日初诊。

【现病史】反复失眠3年余，加重2周。患者3年来反复失眠，入睡困难，易醒，醒后再次入睡困难，长期服用安眠药助眠。2周前失眠再发，服用佐匹克隆后，每日睡眠3～4小时。刻下症：失眠，伴有矢气频，右侧小腹隐痛，口干口热，倦怠乏力，纳差，小便正常，大便黏滞，舌质黯淡，苔薄白，脉弦细虚缓。

【辨证】痰热内蕴证。

【治则】清热安神，健脾化湿。

【处方】苓桂术甘汤加减。

茯苓12g，桂枝9g，白术9g，炙甘草6g，炒酸枣仁15g，生石膏30g（先煎），黄芪15g，生姜6g，茯神12g，五味子10g，丹参12g，法半夏12g，党参片12g，桃仁6g，白芍12g。

10剂，每日1剂，水煎服。

【二诊】2022年6月2日。患者服药后睡眠稍好转，乏力减轻，大便不黏，近期因受凉出现鼻塞、流涕、畏寒、咳嗽等症，舌淡红，苔薄白，脉右弦细，左浮弦寸滑。在初诊方基础上去生石膏、黄芪、桃仁，加麻黄6g，苦杏仁10g（后下），荆芥10g，防风10g，山萸肉10g。10剂，每日1剂，水煎服。

【三诊】2022年6月12日。患者服药后入睡时间缩短，夜间醒来次数较前减少，已停服佐匹克隆，倦怠乏力明显好转，感冒痊愈，舌淡红，苔薄白，脉右弦细，左浮弦滑寸稍滑。在二诊方基础上去麻黄、苦杏仁，加威灵仙12g，鸡血藤12g，黄芪30g。14剂，每日1剂，水煎服。

【四诊】2022年6月30日。患者服药后睡眠明显好转，现睡眠时间为5～6小时，夜间醒后即刻入睡，白日已无明显疲倦感，口干好转，易出汗，舌淡红，苔薄白，脉右弦细，左弦细寸弱。继续以中药调服，在三诊方基础上去威灵仙、半夏，加龙眼肉9g，续服14剂后，夜寐安，病情无反复。

【按语】患者为老年女性，长期失眠，结合患者症状，证属太阳阳明不通、痰热内蕴，治宜健脾补虚、清热化痰，方选苓桂术甘汤加减。方中茯苓、白术健脾燥湿，半夏燥湿化痰，党参、黄芪补脾益气，酸枣仁、茯神养心安神，炙甘草补脾益气，桂枝温阳化气，生姜温中化饮，生石膏清热泻火，五味子益气生津，丹参、桃仁活血化瘀，白芍养血敛阴。二诊时，患者失眠稍好转，又因受凉感冒，故在初诊方基础上去生石膏、黄芪、桃仁，加麻黄、苦杏仁、荆芥、防风宣肺散寒，山茱萸补益肝肾。三诊时，患者睡眠情况进一步好转，感冒痊愈，故在二诊方基础上去麻黄、苦杏仁，加黄芪健脾补气，鸡血藤活血补血，威灵仙祛风通络。四诊时，患者睡眠明显改善，在三诊方基础上去威灵仙、半夏，加龙眼肉补心脾、益气血。患者服药后，太阳、阳明经络得通，痰湿水饮得化，脾胃健运，心神安宁，阴阳交和，则可安眠。

医案十九

患者谢某，女，45岁，2020年10月13日初诊。

【现病史】失眠1年余，加重1个月。患者自诉1年前无明显诱因出现失眠，眠浅，于凌晨4点早醒，醒后难以入睡，日间精神状态欠佳。多处求医无果，病情未得以改善。近1个月失眠进一步加重，故来我院就诊。刻下症见：眠浅易醒，咽中不利，口稍苦，早起偶有手部麻木，胃脘胀疼，健忘，性急易躁，纳可，二便调。舌红苔白腻，脉左弦细，右沉细。

【辨证】肝血亏虚，虚热内扰。

【治则】养血安神，清热除烦。

【处方】酸枣仁汤加减。

全当归15g，白芍20g，川芎10g，茯神30g，炒白术15g，酸枣仁30g，合欢花15g，炙甘草6g，薄荷10g（后下），石菖蒲12g，远志15g。

共14剂，水煎服，日1剂。

【二诊】2020年10月17日。患者失眠、健忘、咽中不利均显著改善，现醒后口干口苦，鼻塞，纳可，二便调，舌暗红，苔薄黄，脉左弦细，右沉细。上方去石菖蒲、远志，加黄连、焦栀子各6g，辛夷12g。14剂，水煎服，日1剂。随后以养血安神、清热除烦为主要治则，每半月调方一次，随症加减。2021年2月1日电话随访，患者目前睡眠良好，无明显不适。

【按语】《黄帝内经》云："年四十而阴气自半。"患者为45岁中年女性，素体阴气亏虚，肝血不足。肝血亏虚，心神失于濡养则眠浅早醒；肝血亏虚，筋脉失于濡养则手部麻木；结合舌红苔白腻，脉左弦细，中医可诊断为不寐病，证属肝血亏虚，虚热内扰，病位在心、肝，病性为虚实夹杂，故以养血安神、清热除烦为基本治疗原则，选用酸枣仁、当归、白芍、川芎、茯神等药。并予随症加减，如患者咽中不利，结合性急易躁，脉弦，可知肝气郁结，故加薄荷、合欢花疏肝理气，解郁安神。健忘，结合苔白腻可考虑痰浊上泛、闭阻心窍所致，故加菖蒲、远志豁痰开窍安神；胃胀胃痛乃肝木克土，导致脾胃虚弱所致，故加白术健脾益气和胃；炙甘草调和诸药。二诊时患者口干口苦，可知心火亢盛，故加苦寒之黄连、栀子清心泻火；鼻塞乃肺气失宣所致，故加辛夷宣肺通窍。后患者每半月复诊调方一次，睡眠状态良好。

医案二十

患者女，63岁，2021年6月17日初诊。

【现病史】不寐1周。1周前患者因生气后出现不寐，服用阿普唑仑后第二日精神较差，现为求中医治疗，就诊于高老门诊。现症见：眠差，耳鸣，口苦，腹胀，纳差，便秘，腰疼，舌黯、有齿痕，苔黄腻，脉涩细稍滑。

【辨证】肝气郁滞，中焦失司。

【治则】疏肝理气，清热燥湿。

【处方】半夏泻心汤合四逆散加减。

法半夏10g，黄芩6g，黄连6g，党参20g，柴胡10g，炒白芍15g，当归15g，牛膝20g，枳实20g，炒酸枣仁25g，牡蛎25g（先煎），甘草6g，砂仁10g，丹参20g，三七粉6g（冲服），珍珠母25g。

10剂，每日1剂，水煎服。

【二诊】2021年7月8日。眠差、口苦、腰疼改善，纳差，畏冷食，怕冷，腹胀，胃胀痛、以胀为主，大便干，2～3日一行，舌黯，苔黄腻，脉滑稍数。守方去柴胡、炒白芍、当归、牛膝，加干姜6g，木香10g，肉桂3g，夏枯草15g。继服7剂。

【三诊】2021年7月15日。眠可，头疼，汗多，纳差，胃胀痛，畏冷食，大便稍干，舌黯、有齿痕，苔黄腻，脉涩细稍滑。守方改干姜为15g，加白芷10g。继服15剂善后。

【按语】本案为年老患者生气后出现失眠，患者情志不遂，肝气郁滞，故口苦、耳鸣；木郁乘土，脾胃运化失司，不得升降，故纳差、便秘；食物未化为水谷精微，反为湿为热，故见黄腻苔、脉滑；年老肾虚血瘀，故腰疼、舌黯、脉涩细。高老临证注重肝脾关系，"见肝之病，知肝传脾，当先实脾"（《金匮要略·脏腑经络先后病脉证》）。本案患者肝脾症状明显，故当肝脾同调，选半夏泻心汤合四逆散加减。方中法半夏散痞燥湿，黄芩、黄连除热燥湿，因寒象不显，故去辛热之干姜，柴胡疏肝解郁，白芍、炒当归养血柔肝，枳实梳理气机，党参、砂仁既补脾化湿，又防苦寒、辛散伤正，牛膝既引肝郁之火下行解耳鸣，又补肾之不足以缓腰痛，更伍三七、丹参化瘀血，一药三用，酸枣仁宁心安神，牡蛎、珍珠母平肝潜阳，配合酸枣仁镇静宁神，甘草调和诸药。全方肝脾同调，清肝火、除湿热，调和阴阳以安眠。二诊时效不更方，口苦、眠差改善而出现脾胃虚寒之畏冷胀痛，故去柴胡、炒白芍、当归、牛膝，加半夏泻心汤中之干姜温中散寒，兼以木香行气，肉桂与黄连交通心肾，夏枯草与法半夏相配以成双夏汤治疗失眠。三诊时，失眠已好转，大便改善，仍胃部冷痛、头疼，故重用干姜，加白芷以愈头疼。

医案二十一

患者李某，男，45岁，2019年8月2日初诊。

【现病史】睡中易醒、醒后难以入睡1年，加重10天就诊。患者1年前出现上述症状，未予治疗，病情时轻时重。10天前因情绪激动上症加重。现症：睡中易醒、醒后难以入睡，情绪不宁，心烦易怒，畏热，自汗，眼干涩，口干口苦，渴喜冷饮，面部肌肉抽动，纳可，小便频、色黄，大便溏。舌质红，苔黄，脉弦数。

【辨证】心阴亏虚，痰火内扰。

【治则】滋阴降火，健脾祛痰，养心安神。

【处方】黄连温胆汤、柴胡疏肝散合交泰丸加减。

柴胡15g，香附15g，川芎15g，远志15g，淡豆豉15g，首乌藤25g，当归15g，炒酸枣仁15g，山萸肉15g，琥珀粉7.5g（冲服），茯神20g，黄连15g，栀子10g，泽泻15g，黄芩15g，蜈蚣1条。

7剂，水煎服。

【二诊】2019年8月9日。上症减轻，但面部肌肉抽动症状未见改善，舌质红，苔白，脉弦。上方加入全蝎10g，僵蚕10g。5剂。

【三诊】2019年8月15日。面部肌肉抽动症状改善，有情绪不宁，心烦，舌质淡红，苔白，脉弦，上方去蜈蚣、山萸肉，加炙甘草15g，肉桂6g。5剂。

【四诊】2019年8月20日。上症好转，继服3剂，巩固治疗。

【按语】该患者以睡中易醒、醒后入睡困难为主诉前来就诊。该患者伴见情绪不宁，心烦易怒，畏热，自汗，眼干涩，口干口苦，渴喜冷饮，面部肌肉抽动，纳可，小便频、色黄，大便溏；舌质红，苔黄，脉弦数。在这个病例中既可见肝郁化热之象，又可见脾胃虚弱、痰浊内蕴之象，同时也体现了阴虚火旺，因此，以高老多年临床经验为基础，以清肝泻火、宁心安神、佐以息风通络为法，运用黄连温胆汤、柴胡疏肝散、交泰丸加减加入蜈蚣、全蝎、僵蚕化裁而成。因郁之为病，最能伤肝，肝之所伤，又何以畅情志，疏肝理气是为当务之急，柴胡疏肝散源为疏肝理气之代表方，故以此方顺其性而开其郁，同时高老选用黄连温胆汤，胆气温和，始能条达，温胆汤以化痰为主，略兼清热，能复胆之清净温和之性，即达"温胆"之目的。黄连，对于痰热之邪留恋不解者更适用。并且取交泰丸之交通心肾、平衡阴阳之功，使痰热得清，阴阳得以平衡。

医案二十二

患者男，35岁，2019年8月1日初诊。

【现病史】眠差4个月。患者自诉夜寐不佳4个月，服用艾司唑仑1mg，后夜寐一般，可睡6小时，不服用无法入睡，早醒，醒后难寐，近来口甜，工作压力大，大便稀溏，夜尿多，一夜2～3次，舌淡红，苔薄白腻，脉缓。

【辨证】肝郁脾虚。

【治则】疏肝健脾，宁心平肝。

【处方】柴胡疏肝散合六君子汤。

柴胡、陈皮、姜半夏各9g，郁金、香附、紫苏梗各10g，北秫米、茯苓、厚朴、炒枣仁、太子参、柏子仁各15g，炒白术、草果仁各12g，夜交藤、炒米仁、珍珠母、青龙齿各30g。

共7剂，日1剂，水煎服，早、晚餐后服用。

【二诊】2019年8月8日。患者诉药后夜寐不佳、早醒好转，现服用艾司唑仑0.5mg，助眠，口干口甜好转，时有流涎，舌淡红、苔薄白，脉缓。去草果仁，加山药15g。共15剂，日1剂，水煎服，早晚分服。方药尽，夜寐可，诸症平。

【按语】本案患者系青年男性，由于工作压力大，情志失调，焦虑伤肝，肝失疏泄所致失眠。《金匮要略》有言"见肝之病，知肝传脾，当先实脾"，肝气乘脾，脾气虚则见便溏。脾为生痰之源，脾气虚则津液代谢失常，故生痰湿，则见口中泛甜，夜尿多，苔薄腻。结合患者症状及舌脉，治当疏肝气，健脾气，佐以宁心平肝。拟柴胡疏肝散合四君子汤加减。炒枣仁、夜交藤、柏子仁、珍珠母、青龙齿交通阴阳，养心安神。草果合用厚朴燥湿行气。

医案二十三

患者李某，女，51岁，2020年8月14日初诊。

【现病史】夜寐不安半年余。患者难入睡，胃脘部不适，口气重，吃寒凉、温热食物后易胃痛腹泻，无嗳气反酸，大便干硬，1～2天一次，时有头晕头胀，舌红，苔薄白，脉细。

【辨证】气滞脾胃。

【治则】和胃健脾，宁心安神。

【处方】四君子汤加减。

生白芍15g，太子参15g，厚朴10g，枳壳15g，茯苓15g，柏子仁15g，蒲公英15g，炒枣仁15g，炒白术12g，玫瑰花、木香各6g，黄芩10g，佛手10g，夜交藤30g，炒米仁30g，紫贝齿30g，珍珠母30g，陈皮9g。

共14剂，日1剂，水煎服，早、晚饭后半小时服用。嘱患者不可食之过饱。

【二诊】患者诉药后夜寐好转，胃胀腹泻好转，口臭好转，偶有心下烧心感，舌淡红，苔薄白腻，脉细。守上方4剂，去枣仁以及陈皮，加煅瓦楞子30g，海螵蛸15g，浙贝10g。日1剂，水煎服，早、晚饭后半小时服用。药后诸证皆平。

【按语】本案患者为中老年女性，因饮食不节，食入过多，气滞脾胃所致失眠。患者饮食不节日久，损伤脾胃，脾胃运化功能受损，受寒凉温热之气则胃气不降，脾气反流于下，发为腹泻胃痛。四诊合参，治当降胃气，健脾气，佐以宁心安神。生白芍、佛手、玫瑰花和胃疏肝行气，木香、枳壳理气止痛，黄芩、蒲公英通滞清利，四君子汤健脾益气，并佐以炒枣仁等安神之品。二诊患者有反酸症状，合用海贝散及煅瓦楞制酸。

医案二十四

患者王某某，女，27岁。2020年12月7日初诊。

【**现病史**】失眠1年余。患者1年前因工作压力出现失眠，入睡困难，睡而易醒，伴心烦汗出，胃胀，食后腹胀，纳可，二便调。舌质红，苔薄黄，脉弦滑。

【**辨证**】阴虚血亏，心肝火旺。

【**治则**】补虚泻实，调整阴阳。

【**处方**】自拟安神方。

炒酸枣仁30g，合欢花15g，茯神50g，夜交藤30g，生龙齿30g（先煎），丹参30g，阿胶10g，石决明30g，（先煎）珍珠母30g（先煎），浮小麦30g，生龙骨30g（先煎），生牡蛎30g（先煎），炒白术15g，莲子心12g，麦冬12g，黄连6g，生地15g。

14剂，水煎服，日1剂，早、晚餐后温服。

【**二诊**】2020年12月21日。睡眠改善，入睡困难好转，夜寐可达5小时，情绪稍缓解，汗出减少，舌质红，苔薄黄，脉弦。故予原方基础上加龙眼肉12g，茯苓15g，续服10剂，煎服法同前。并嘱其劳逸结合，畅达情志，病自消矣。

【按语】患者因工作压力大，忧思忧虑太过，耗伤阴血阴液；肾阴耗伤，不能上奉于心，则心阳独亢，心肾失交，心火亢盛，热扰神明，发为不寐；肝肾阴亏，阴虚阳亢，肝郁化火、肝阳上亢，热扰心神，亦致不寐。其病机当属阴虚血亏，心肝火旺，治以补虚泻实，调整阴阳。方中用失眠药对，合欢花、夜交藤、炒枣仁、茯神、生龙齿，五药合用，集解郁、养血、重镇、宁心、养心等安神之治法于一体，治疗各类不寐患者。以丹参、阿胶补血养肝，生地、麦冬滋阴降火，莲子心、黄连清心除烦，又以石决明、生龙牡、珍珠母等同用，平肝清肝，重镇以安神。患者汗出，以浮小麦益气敛汗，兼有胃胀，食后腹胀等症，又以炒白术补气健脾，并防重镇药物碍脾胃。全方补虚泻实，调整阴阳，共奏滋阴养血，平肝清心，重镇安神之功。

医案二十五

患者高某，女，43岁，2019年1月7日初诊。

【现病史】失眠1个月。1个月前无明显原因出现失眠，入睡困难，梦多，易醒，醒后不易再入睡，每晚睡2～3小时，头蒙昏重，第二天醒来觉头昏沉，心情烦躁，精神差，口苦，口黏，右胁部刺痛，饮食少，大便黏，小便偏黄，舌质淡暗，苔黄腻，脉弦滑。曾服用佐匹克隆片，夜晚能睡4～5小时，为求中药治疗来诊。

【辨证】痰热扰心证。

【治则】清热化痰，宁心安神。

【处方】二陈汤合柴胡加龙骨牡蛎汤加减。

法半夏12g，茯苓15g，陈皮15g，姜竹茹15g，黄连10g，薏苡仁30g，砂仁10g，川芎12g，柴胡15g，白芍18g，牡丹皮10g，生龙骨30g，生牡蛎30g，神曲12g，甘草6g。

6剂，每天1剂，早晚饭后分两次服用。

【二诊】2019年1月14日。患者失眠症状好转，停用佐匹克隆片，只服中药，每晚可睡4～5小时，多梦、口苦减轻，无胁肋部不适，但食后觉腹部胀满，舌淡，苔腻微黄，脉滑。上方去柴胡，白芍改为12g，加枳实10g，继服7剂。

【三诊】2019年1月25日。患者易入睡，做梦减少，每晚能睡5～6小时，胸脘胀满减轻，无口苦，舌淡，苔薄黄，脉弦。守二诊方药继服7剂。3个月后随访，患者睡眠已基本恢复正常。

【按语】患者饮食不节，脾胃虚弱，或肝气犯胃，肝胃不和，脾胃运化失健，痰食内停，酿生湿热，壅遏于中，痰热上扰，胃气失和，而不得安寐；痰热扰乱心神，则心烦不寐，多梦；痰热壅遏中焦，则胸闷脘痞，口苦口黏，头重，身乏力。治以清热化痰，宁心安神。方中法半夏、陈皮、茯苓健脾化痰，黄连、竹茹清心降火化痰，砂仁、薏苡仁健脾化湿，生龙骨、生牡蛎镇心安神；胁肋部疼痛不适，为肝经循经部位，用柴胡、白芍、川芎疏肝、柔肝、活血止痛，牡丹皮清肝中相火，神曲健胃消食，甘草调和诸药，使痰热清、心神宁、睡眠复常。

第六节　颤证医案

医案一

患者，女性，72岁。

【现病史】左上肢震颤7月余，左下肢震颤2个月。左侧上、下肢静止性震颤，面色少华，表情淡漠，神疲乏力，心悸、气短，伴眩晕，非天旋地转样，嗅觉明显下降，面具脸，四肢肌张力齿轮样增高，左上、下肢明显，纳一般，寐可，大便秘结，小便调。舌淡，苔薄白，脉细弱。

【辨证】气血亏虚证。

【治则】益气补血。

【处方】八珍汤加减。

白术10g，当归15g，人参片（煎服）10g，白芍15g，茯苓15g，熟地黄15g，川芎15g，甘草片5g，火麻仁20g。

水煎服，日1剂，分早、晚两次温服。

【二诊】患者左侧上肢静止性震颤较前改善，精神好转，面色转荣润，无神疲乏力，心悸、气短明显减轻，偶发眩晕，纳食转可，仍有大便秘结，查体基本同前。舌淡，苔薄白，脉细。

【处方】

白术10g，当归15g，人参片10g，赤芍15g，茯苓15g，生地黄15g，川芎15g，甘草片5g，酒苁蓉10g。

14剂，日1剂，分早、晚两次温服。

【三诊】患者精神好，面色荣润，左上肢静止性震颤明显减轻，左下肢已无明显震颤，仍大便秘结，诉服上方后有所改善，查体正常面容，左侧肢体肌张力稍增高，左上肢明显，右侧肢体肌张力正常。舌红，苔薄白，脉细。

【处方】

白术10g，当归15g，人参片10g，赤芍15g，茯苓15g，熟地黄15g，川芎15g，甘草片5g，酒苁蓉10g，大黄5g（后下）。

上方与生姜5片、大枣1枚同煎，5剂，日1剂，嘱患者若出现腹泻则去大黄或大黄减量。

【四诊】患者复诊左侧肢体震颤已基本消失，肌张力基本正常，大便尚调，未见腹泻不适，效不更方，守方7剂后未再就诊。

医案二

患者，男性，69岁。

【现病史】双手震颤3年余。患者3年前无明显诱因出现双手颤抖，伴肢体僵硬，行动不灵活，表情减少，声音变小，舌质淡红，苔薄白，脉细弦。

【辨证】痰浊内停，气血不足，肝肾阴虚。

【治则】清除痰浊，补益气血，滋养肝肾。

【处方】天麻钩藤饮加减。

天麻10g，钩藤15g，巴戟天15g，当归12g，黄芪20g，白芍15g，熟地黄20g，茯苓12g，泽泻10g，五味子12g。

将上述药材加水煎煮，取汁液，分两次服用。每日两剂，早晚空腹服用。服药期间，结合适量的运动，如太极拳、散步等，以维持肌肉灵活性和促进血液循环。

医案三

患者，女性，77岁。

【**现病史**】肢体震颤5年，头晕，反应迟钝，行动缓慢2年。肢体震颤，头晕，反应迟钝，行动缓慢，口水多、不断流出口外，口水清稀。就诊前在外院诊为脑萎缩、帕金森病、抑郁状态，给予抗抑郁药口服无效。查体：神清，语利，表情呆板，反应迟钝，对答切题，记忆力、计算力、定向力粗测正常，眼动充分，面纹对称，伸舌居中，四肢肌力5级，肌张力不高，未见静止性震颤，腱反射适中，病理征阴性。针刺觉正常对称，指鼻稳准，轮替稍笨拙。舌苔白，水滑，质淡嫩，脉沉细弦，四末不温。

【**辨证**】脾肾阳虚型。

【**治则**】温补肾阳，健脾利湿。

【**处方**】真武汤。

云苓9g，白芍9g，白术6g，生姜9g，熟附片1枚。

水煎服，日1剂，分早、晚两次温服。

医案四

患者，男性，58岁。

【**现病史**】肢体颤动3月余。患者3个月前无明显诱因出现肢体颤动，四肢僵硬，行动不灵活，面部表情减少。舌质暗红，苔薄白，脉细弦。

【辨证】气虚血瘀，肝肾不足，气机不畅。

【治则】补益气血，调理肝肾，活血化瘀。

【处方】泽泻汤加减。

泽泻12g，当归10g，甘草6g，熟地15g，人参6g，川楝子9g，牡蛎12g，阿胶9g，煅石决明子10g，白芍9g。

水煎服，日1剂，分早、晚两次温服。

结合活血化瘀草药，桃仁、川芎、红花、牛膝各20g泡脚。

医案五

患者，男性，70岁。

【现病史】手指抖动8年余。患者8年前无明显诱因出现手指抖动，行动迟缓，口无津液，极度口干，言语少。情绪激动时更觉颤抖或舌唇僵硬。关节活动不灵便，坐位站起时困难，须以两手支撑桌椅或别人扶持方能站直，表情淡漠，大便困难，舌色红绛，脉细数。

【辨证】阴津枯涸，筋脉失于濡养。

【治则】养阴清热，润下。

【处方】

天花粉20g，天、麦冬各20g，生地20g，淡苁蓉12g，当归9g，生大黄4g，麻仁15g，玄参30g，知母15g，霍山石斛20g，桃仁15g，百合20g，玉竹15g，鲜芦根30g，西洋参4g。

水煎服，日1剂，分早、晚两次温服。另以西洋参4g，北沙参4g，霍山铁皮石斛20g，沸水冲泡，以汁代茶润口频饮，7

剂。上方服7剂后，口干较前略减，大便亦能下，又续服原方7剂。

【二诊】口津缺如，行动欠利，言语謇艰，大便干结、舌红、苔少、脉细，再予滋益养润。

【处方】

天花粉20g，天、麦冬各20g，生地黄20g，麻仁15g，玄参20g，知母12g，莲子芯9g，霍山石斛15g，桃仁12g，当归9g，百合20g，玉竹12g，西洋参3g，鲜芦根20g。

水煎服，日1剂，分早、晚两次温服。另仍以西洋参3g，霍山铁皮石斛15g，沸水冲泡，其汁代茶润口或少量频饮。

【三诊】口干已减，已能自己站立，行动亦较平稳。原方去莲子芯，加黄芪20g，淡苁蓉12g。泡水代茶方中加乌梅6g。

药后症状日见减轻，基本按原方继续服，症状又轻减，惟时有沉默忧郁之象。再处下方：百合20g，生、熟地黄各15g，黄芪30g，淡苁蓉15g，生大黄4g，五味子9g，枳实9g，炙甘草9g，淮小麦30g，红枣15g，西洋参5g。

上方服15剂以后，忧郁感减轻，膈宽神安，诸证亦瘥，又续服若干剂。入秋以后症状日见好转：口津已润，言语亦清，手抖早已瘥愈，无何异常。

医案六

患者，男性，83岁。

【现病史】手指震颤半月余。患者半个月前无明显诱因出现手指震颤，伴肌肉僵硬，行动不灵活，坐位站起时困难，反应迟钝，表情淡漠，神疲乏力，舌苔白，脉弦细。

【辨证】肝肾不足，气血虚弱，气滞血瘀。

【治则】补益肝肾，活血化瘀，调理气血。

【处方】桑螵蛸散加减。

桑螵蛸15g，远志30g，丹皮10g，何首乌20g，山茱萸12g，当归12g，川芎12g，白芍15g，石菖蒲15g，人参18g，龙骨30g，牡蛎30g，龟甲30g，甘草6g。

水煎服，日1剂，分早、晚两次温服。

医案七

患者，男性，62岁。

【现病史】头摇肢颤1年。患者1年前首次出现手颤不能自主现象，后来逐渐加重，在某医院被诊为帕金森病，服美多芭治疗，初服有效，渐渐效果不显，故欲求中药治疗。现病人头摇肢颤，不能写字，肢体发僵，走路不稳，生气时加重，伴头晕耳鸣，失眠健忘，腰酸腿软，头痛面赤，舌红有瘀斑，苔黄腻，脉弦细数。

【辨证】肝肾阴亏，肝阳化风。

【治则】补益肝肾，滋阴熄风。

【处方】镇肝熄风汤加减。

天冬30g，何首乌30g，龟板30g，白芍30g，生地20g，钩藤30g，石决明30g，白僵蚕20g，地龙30g，蜈蚣3g，全蝎5条（吞服），石菖蒲15g，葛根40g，龙骨、牡蛎各30g。

水煎服，日1剂，分早晚、两次温服。

药进1周，症状大减，上方加减调服1个月，头摇肢颤已能控制，可以写字，行走趋于正常，余症皆消。

医案八

患者，男性，76岁。

【现病史】手指不自主震颤9年余。患者手指不自主震颤，头倾视深，下颌、舌肌、手指不自主震颤，脑鸣，目眩，耳鸣，语言缓慢、单调，口干欲饮。刻诊：手指呈搓丸样，面部表情呆板，舌质黯红，少苔，脉弦细数。

【辨证】脑络受损，阴虚风动。

【治则】滋补肾阴，息风通络。

【处方】左归丸加减改为汤剂。

熟地黄24g，山药15g，枸杞子10g，山茱萸10g，牛膝15g，菟丝子12g，鹿角胶6g（烊冲），龟板胶15g（烊冲），白芍药15g，白僵蚕10g，砂仁6g，蜈蚣2条。

每日1剂，水煎，分2次服。

10剂后诸症减轻，守方继进2个月，诸症好转，继用左归丸巩固治疗6个月症状明显好转。

医案九

患者，女性，52岁。

【现病史】左手足震颤8年余。患者8年前无明显诱因出现左手足震颤，始于左上肢，以后发展至左上、下肢震颤抖动，但以手指部震颤最严重。服用各种中西药未显效。症见：左手足震颤，不能自主，行动缓慢，振振抽搐，纳谷不佳，睡眠不酣，口干便坚，脉弦细，苔薄腻，质偏红。

【辨证】肝阴亏虚，肝风内动。

【治则】平肝柔肝，养血熄风。

【处方】

生熟地各12g，全当归9g，赤、白芍各9g，花龙骨30g（先煎），生牡蛎30g（先煎），珍珠母30g（先煎），生黄芪12g，潞党参12g，制首乌12g，枸杞子9g，川石斛12g（先煎），怀牛膝12g，单桃仁9g，杜红花6g，玄精石18g，仙灵脾18g。

水煎服，日1剂，分早、晚两次温服。

医案十

患者，女性，45岁。

【现病史】下颌及口唇肌肉颤抖4年余。患者4年前骑自行车不慎被撞倒后，常觉头晕，头痛，心悸气短，失眠多梦，逐渐出现下颌及口唇肌肉颤抖，影响进食，说话。四肢倦怠，两手哆嗦不能拿碗筷，口角流涎。经某医院神经科检查为帕金森综合征，用多种西药交替服用1年左右，病情无明显好转，加量服左旋多巴每日达15片，方能控制症状。药效过后发作如常。故来我院求治。家属扶入诊室，步履蹒跚，行走困难，面色萎黄无华，呆板无表情，两手颤抖如搓丸样，不能写字，两上肢弯曲呈投篮状，下颌及舌不自主地颤动，口角流涎，语言不清，自汗短气，心悸多梦，少气懒言，畏寒肢冷，生活不能自理，小便失禁，大便稍干，舌淡，苔薄白，质润，舌尖有瘀点，脉虚细。

【辨证】气虚生风，兼有血瘀、血虚之象。

【治则】益气温阳，熄风镇潜，养血活血。

【处方】

黄芪60g，党参40g，附子20g，当归20g，熟地20g，川芎15g，赤芍15g，钩藤30g，全虫10g，龙骨、牡蛎3条，生龙牡各50g。

12剂，水煎服，日1剂，分早、晚两次温服。

【二诊】服上方12剂后，症状有所减轻，小便基本能控制，颤抖减轻，语言已能听清，口角流涎减少，舌淡苔薄，质润，舌尖有瘀点，脉虚。上方改用黄芪100g，党参50g，余药同前。

【三诊】连服40剂，颤抖症状明显减轻，畏寒已好。仍自汗气短，心悸失眠，口角流涎，每天服左旋多巴减为3片。继服上方去附子，加枣仁20g，远志20g，又服40剂，停服左旋多巴。症状基本控制。

医案十一

患者，男性，62岁。

【现病史】头部不自主晃动2年余。患者2年前无明显诱因出现头部不自主晃动，肢体僵硬震颤，面容板滞，吞咽时引起咳呛，语言不清，形体消瘦，情绪急躁。脉弦细数，苔薄腻。外院神经科诊断"震颤麻痹"。2年来服用西药，症状逐步加重。

【辨证】肾精亏虚，水不涵木，肝风扰动，筋骨失养。

【治则】益肾养肝，熄风通络。

【处方】右归丸加减。

生地、熟地各9g，山茱萸肉9g，川续断12g，天麻9g，嫩钩藤15g，枸杞子12g，白芍30g，粉葛根12g，红花6g，炙僵蚕9g，蜈蚣粉2g。

水煎服，日1剂，分早、晚两次温服。

【二诊】服初诊方加减45剂，肢体震颤及吞咽时咳呛等症逐步缓解，语言较前清晰，睡眠好转，美多芭已由37.5mg/日减为20mg/日。

【处方】

生地、熟地各9g，山茱萸肉9g，川续断12g，天麻9g，钩藤15g，白芍30g，粉葛根12g，紫丹参15g，炙僵蚕9g，旱莲草12g，生南星15g，全蝎6g，蜈蚣4g。

水煎服，日1剂，分早、晚两次温服。

【三诊】迭进益肾养肝，熄风通络之剂，治疗2年余，肢体震颤基本消失，头脑晃动之象亦罕见，已停服美多芭1月余。

【处方】

生地、熟地各9g，山茱萸肉9g，淮山药15g，川续断12g，仙灵脾9g，枸杞子15g，紫丹参30g，白芍30g，潼蒺藜、白蒺藜各9g，天麻9g，钩藤15g，生南星15g，全蝎6g，蜈蚣4g。

日服2次。继续服中药煎剂1个月，并交替服用健步虎潜丸调理。

第七节 痫证医案

医案一

患者，女性，32岁。

【现病史】四肢不自主抽搐5年。患者癫痫多年病史，频繁发作，伴有口吐白沫、抽搐等症状，持续时间多不超过10分钟，与情志、劳累等因素相关，严重影响生活质量，为求系统调理治疗，特来就诊。舌红，苔薄黄腻，脉弦滑。

【辨证】肝风内动型。

【治则】平肝潜阳，熄风止痉。

【处方】龙骨牡蛎汤加减。

龙骨30g，牡蛎30g，甘草10g，天麻10g，川芎10g，陈皮6g，北柴胡9g，白芍10g。

14剂，水煎服，日1剂，分早、晚两次温服，观察病情变化。

医案二

患者，男性，42岁。

【现病史】左侧肢体不自主抖动2年。患有癫痫多年，发作频繁，有抽搐、昏迷等症状，平素情绪急躁易怒，严重可意识丧失，现口服丙戊酸钠缓释片，仍不间断发作，为求系统诊疗，就诊。舌红，苔薄黄，脉弦滑。

【辨证】肝风内动型。

【治则】平肝熄风。

【处方】 柏子仁龙骨散加减。

柏子仁30g，龙骨30g，牡蛎20g，柴胡10g，川芎10g，麦冬10g，天麻10g，茯苓10g，甘草10g。

14剂，水煎服，日1剂，分早、晚两次温服，观察病情变化。

医案三

患者，男性，25岁。

【现病史】 四肢不自主抽动3年。癫痫发作频繁，四肢不自主抽搐，伴口吐白沫，意识丧失，发作时间不定，平素心情低沉，易口苦，舌红，苔薄白，脉弦涩。

【辨证】 肝风内动型。

【治则】 疏肝解郁，息风止痉。

【处方】 柴胡疏肝散加减。

柴胡10g，广皮10g，黄芩10g，黄连10g，生地10g，丹参10g，地黄10g，水蛭5g，炙甘草6g。

14剂，水煎服，日1剂，分早、晚两次温服。

医案四

患者，男性，35岁。

【现病史】 癫痫反复发作10余年。患者反复癫痫发作10余年，每次发作主要表现为意识丧失、四肢抽搐、口吐白沫等症状，间隔时间较短，对日常生活造成较大影响。平时睡眠较差，易心烦，思虑较多，小便黄，大便偏干。舌绛红，苔黄腻，脉弦滑。

【辨证】肝风搏动，痰火上扰证。

【治则】平肝熄风，化痰止痉。

【处方】天麻钩藤饮加减。

天麻10g，石菖蒲6g，酸枣仁10g，钩藤10g，旱莲草15g，珍珠母15g（炒），半夏9g，栀子6g，五味子9g，丹参12g。

14剂，水煎服，日1剂，分早、晚两次温服。

医案五

患者，女性，45岁。

【现病史】突发性抽搐、神昏，反复发作5年余。患者自5年前突发癫痫，每次发作表现为开始时是左上肢发抖，左眼睑抽动，继而神志不清，两手抽动，两目上翻，两腿伸直，面色发紫，口吐白沫，有时咬破嘴唇，小便失禁，最近发作频繁，每月发作3～4次，每次发作时出现意识丧失，全身抽搐，持续1～2分钟。平时睡眠不安，食欲尚可。舌淡，苔薄白，脉象弦滑。

【辨证】阴虚肝旺，气血壅滞证。

【治则】养阴清热，平肝潜阳，化痰通络。

【处方】痫证1号方。

石决明30g，天冬10g，麦冬10g，橘红10g，珍珠母15g，鲜石斛15g，瓜蒌15g，生地黄30g，赤芍24g，白芍9g，礞石10g，旋覆花10g，当归12g，代赭石10g，牛膝10g，菊花12g，杏仁3g，清半夏9g，通草3g，丹皮12g，茯神9g。

14剂，水煎服，日1剂，分早、晚两次温服。

医案六

患者，男性，46岁。

【现病史】癫痫发作3年。患者3年前因头部外伤诱发癫痫，原发无定时，口服左乙拉西坦，效果不佳，近年来发作较频，大约每半个月左右发作1次，发则四肢抽搐，口吐白沫，不省人事，口中自觉咽干，胃脘微胀，偶有头晕、耳鸣，余无明显不适。舌苔白，脉弦细。

【辨证】脾虚湿阻，少阳不和证。

【治则】和解少阳，健脾祛湿。

【处方】小柴胡合苓桂术甘汤。

柴胡9g，半夏12g，党参9g，黄芩9g，生姜6g，苍术9g，茯苓12g，桂枝9g，大枣6枚，炙甘草6g。

14剂，水煎服，日1剂，分早、晚两次温服。

医案七

患者，女性，25岁。

【现病史】四肢抽搐1月余。患者最近夜间不自觉地四肢抽搐，牙关紧闭，面色苍白，2~3分钟。次日天明后，感觉头晕重紧，疲惫无力，食纳乏味，面色清淡，情绪不佳，偶尔胸闷叹息，感觉胸脘郁闷，疲乏倦怠，记忆力减退，头脑重沉不舒，食纳乏味量少，二便正常，舌淡红，薄白腻，苔脉缓有力。

【辨证】肝气郁滞，气机不畅。

【治则】疏肝理气。

【处方】小柴胡汤加减。

柴胡10g，太子参15g，黄芩10g，法半夏10g，郁金10g，远志10g，胆南星6g，炙甘草5g，菖蒲6g，生龙骨30g，生牡蛎15g，灵磁石15g。

14剂，水煎服，日1剂，分早、晚两次温服。

医案八

患者，女性，30岁。

【现病史】发作性昏倒、抽搐13年，加重1年。患者于2011年初，无明显诱因突然发作一次昏仆在地，同时伴四肢抽搐、口角流涎，约5分钟后自行清醒，后一直未发作。2018年孕产后再次发作，并在此后发作呈进行性加重，近1年来，每2～3天发作1次，每次持续20～30分钟，醒后自觉头晕，反应迟钝，无发热和呕吐，西医诊断"癫痫"，并予以抗癫痫药口服1年余。现服用苯妥英钠不能控制，每天中午定时发作，因西医疗效不佳，神思呆钝，寻中医诊治。近1年以来，精神疲倦，健忘，纳呆，睡眠差，二便尚可。刻下症：中午定时发作性晕厥倒地，手足抽搐，流涎痰，神思呆钝，神疲健忘，纳差，面色少华，舌红，苔粘腻，脉滑。

【辨证】脾虚痰盛，风痰上乘。

【治则】健脾化痰，熄风开窍。

【处方】十味温胆汤加减。

党参12g，天麻10g，钩藤12g，陈皮6g，半夏8g，茯苓12g，僵蚕10g，白蒺藜12g，石菖蒲10g，远志6g，丹参10g，醋香附9g，炒莱菔子9g。

14剂，水煎服，日1剂，分早、晚两次温服。

医案九

患者，男性，10岁。

【现病史】癫痫间断发作4年，加重3个月。体格消瘦，面黄，精神差。癫痫每月发作数次，发作时突然倒地，痛苦面容，口吐涎沫，时而抽搐，发作时间大约5分钟，同时伴口苦、咽干，饮食差，晚上睡觉汗出，注意力不集中，大便稍干，小便正常，舌苔黄腻，脉弦滑。

【辨证】邪犯少阳，湿热弥漫三焦，心胆不宁。

【治则】和解少阳，重镇安神。

【处方】柴胡加龙骨牡蛎汤加减。

柴胡15g，黄芩10g，苍术10g，茯苓15g，炒神曲15g，陈皮15g，熟大黄10g，龙骨15g，牡蛎15g，金礞石10g，生姜6g。

14剂，水煎服，日1剂，分早、晚两次温服。

医案十

患者，男性，5个月。

【现病史】惊搐4月余。患婴出生4个月起，渐发惊搐，近10天发作愈频。每发神识迷糊，四肢抽搐，两目上翻，痰鸣吐涎。脑电图检查见有异常痫波。诊断为原发性癫痫。平时喉中痰多，下颌时颤，眠中作惊，便秘溲黄，唇红干裂，舌红苔薄。

【辨证】属痰火惊痫。

【治则】豁痰逐涎，清心开窍。

【处方】天麻钩藤饮加减。

川楝3g，钩藤6g，全蝎1.5g，干菖蒲6g，天竺黄6g，天麻5g，胆星3g，僵蚕9g，竹沥9g，半夏9g，陈皮3g，炙甘草3g，炒鸡内金3g。

14剂，水煎服，日1剂，分早、晚两次温服。另服保赤散0.3g，每天1包，分2次服。

医案十一

患者，男性，46岁。

【现病史】四肢抽搐3年。患者3年前或因受惊导致四肢抽搐，发则不省人事，惊声怪叫，项背强直，口吐涎沫，每次发作持续8～12分钟，屡用西药，控制不佳。口渴自汗，苔薄白，脉浮滑。

【辨证】气化不行，水饮上冲。

【治则】化气行水，祛风止痉。

【处方】五苓散加减。

茯苓18g，猪苓18g，桂枝18g，白术18g，泽泻30g，追地风30g，千年健30g，钩藤30g，防风21g，炙甘草9g。

30剂，水煎服，日1剂，分早、晚两次温服。

医案十二

患者，男性，34岁。

【现病史】口吐白沫4年。患者因惊恐而患癫痫病。发作时惊叫、四肢抽搐、口吐白沫、汗出。胸胁发满，觉中吃语不休，且乱梦纷纭，精神不安，大便不爽。视其人神情呆滞，面色发青，舌质红，舌苔黄白相间，脉象沉弦。

【辨证】肝胆气郁，兼有阳明腑热，痰火内发而上扰心神，心肝神魂不得潜敛。

【治则】疏肝泻胃，涤痰清火，镇惊安神。

【处方】柴胡加龙骨牡蛎汤加减。

柴胡12g，黄芩9g，半夏9g，党参10g，生姜9g，龙骨15g，牡蛎15g，大黄6g（后下），铅丹3g（布包），茯神9g，桂枝5g，大枣6枚，炙甘草6g。

14剂，水煎服，日1剂，分早、晚两次温服。

医案十三

患者，男性，22岁。

【现病史】手足抽搐2年。患者2年前因头部外伤导致发作手足抽搐，发作时人事不知、手足抽搐、头痛目赤、喉中痰鸣，每月发作两次。视其舌质红绛、苔黄，切其脉沉弦滑数。

【辨证】肝火动风动痰，上扰心营，发为癫痫。

【治则】凉肝熄风，兼化痰热。

【处方】天麻钩藤饮加减。

天麻30g，桑叶10g，菊花10g，丹皮10g，白芍30g，钩藤10g，夏枯草10g，栀子10g，龙胆草10g，生地10g，生石决明30g，甘草6g，竹茹12g，黛蛤散10g，玄参12g，当归9g，炙甘草6g。

14剂，水煎服，日1剂，分早、晚两次温服。

医案十四

患者，女性，27岁。

【现病史】阵发性晕厥3年。患者3年前因脑外伤导致颅内脑出血，经常突然晕厥，一月发作2～3次，当地医院诊断为继发性癫痫。晕厥时口吐白沫，手足肌张力亢进反张，发作时意识丧失，记忆力减退，怕冷，手足冰凉，手足冷汗，睡眠欠佳，易烦躁，饮食时好时不好，口苦，口干，饮水多，头晕，脚底踩棉感，感觉轻飘飘，手足无力，大便稀溏，一天1～3次，小便黄，体瘦，精神不振，脉寸尺细稍弦，关弦稍滑。舌淡红、苔黄厚。

【辨证】阴虚风动证。

【治则】生津敛阴。

【处方】柴桂姜汤加葛根。

柴胡15g，桂枝15g，干姜15g，黄芩15g，牡蛎20g，甘草10g，天花粉20g，茵陈20g，附子10g，猪苓20g，茯苓15g，泽泻15g，大黄10g，葛根20g。

14剂，水煎服，日1剂，分早、晚两次温服。

医案十五

患者，男性，46岁。

【现病史】右半身抽搐4年。患者劳累后突发右半身抽搐，此后每隔一个月或半个月，甚至1周发作1次，伴有头晕、头痛，右半身麻木无力，右手颤抖，走路不稳，视力减退，记忆力差，失眠，肝区隐痛，食欲欠佳，消瘦。严重发作时惊叫、四肢抽搐、口吐白沫、汗出。胸胁发满，觉中呓语不休，且乱梦纷纭，精神不安，大便不爽。舌质红，舌苔黄白相间，脉象沉弦。

【辨证】肝肾阴虚，风痰阻络证。

【治则】补肾荣筋，柔肝熄风，化痰定搐。

【处方】柴胡加龙骨牡蛎汤加减。

柴胡12g，黄芩9g，半夏9g，党参10g，生姜9g，龙骨15g，牡蛎15g，大黄6g（后下），铅丹3g（布包），茯神9g，桂枝5g，大枣6枚，炙甘草6g。

14剂，水煎服，日1剂，分早、晚两次温服。

【复诊】抽搐次数明显减少，食欲较前好转。随证加减：鸡内金15g，柴胡12g，礞石6g。继服14剂。

医案十六

患者，女性，33岁。

【现病史】右侧肢体不自主震颤半年，加重1个月。患者半年前头部碰撞后突发右侧肢体不自主震颤，平素口服卡马西平、丙戊酸钠。近1个月癫痫发作频繁，四肢不自主抽搐，伴口吐白沫，发作时间不定。平素心情抑郁，胸胁苦满，易口苦，食欲欠佳，睡眠多梦。舌红，苔薄白，脉弦涩。

【辨证】肝风内动型。

【治则】疏肝解郁，熄风止痉。

【处方】柴胡疏肝散加减。

柴胡15g，陈皮10g，黄芩10g，川芎10g，生地10g，丹参10g，地黄10g，水蛭5g，炙甘草6g，当归6g，薄荷3g，醋香附15g，炒鸡内金6g，炒酸枣仁20g。

14剂，水煎服，日1剂，分早、晚两次温服。

第八节　痴呆医案

患者汪某某，男，68岁。

【初诊】2019年3月31日，主诉"记忆力下降3年余"。

【现病史】患者家人发现患者3年前在无明显诱因下出现记忆力下降，能记忆往事，对刚发生的没有记忆，易丢三落四，未予以重视。3～4个月后出现迷路，计算力下降，渐进性生活不能自理。既往在外院就诊后服用改善智能药物，近半年来症状加重，时有冲动行为，否认高血脂、糖尿病病史。查体：营养良好，交流困难，答非所问，急躁易怒，MMSE量表无法完成，小便保留导尿，大便不能自控。双瞳等圆，直径约3mm，对光反射灵敏，眼球运动灵活，面肌对称，四肢肌力5级，肌张力稍高。颅脑MRI示：广泛性脑萎缩，两侧海马轻度萎缩。刻下症见：寡言少语，行动迟缓，表情呆滞，健忘善怒，二便难控，舌质紫暗，舌苔黄腻，脉细滑。

【辨证】痰浊蒙窍，气血瘀滞（痴呆病）。

【治则】理气化痰，活血通窍。

【处方】

炒白术20g，法半夏9g，陈皮10g，胆南星15g，益智仁15g，茯苓15g，石菖蒲10g，赤芍15g，川芎9g，桃仁9g，红花9g，麝香0.15g，五味子15g，泽泻20g，老葱3根，鲜姜6g，人工牛黄0.1g。

7剂，水煎服，日1剂，分两次服。

【二诊】2019年4月8日。患者情绪稍稳定，冲动行为减少，舌质紫暗，舌苔黄腻，脉细滑。上方加刘寄奴15g，地龙15g。续进20剂。

【三诊】2019年4月29日。患者冲动行为明显减少，可简单交流，言语较前有条理，小便部分能控制，MMSE量表13分，舌质暗，舌苔薄黄，脉细滑。二诊方药基础上去五味子、茯苓，加竹茹10g，苍术6g。续进20剂，巩固疗效。

【按语】患者68岁，神志呆滞，反应迟钝，寡言少语，不能交流，辨为痴呆病；舌紫暗，舌苔黄腻，脉细滑，辨为痰瘀互结，气血瘀滞证。患者年老体衰，髓海空虚，五脏受损，气血两虚，脾气虚弱，运化无力，酿湿成痰，痰浊阻滞血行，血停为瘀。"瘀血不去，新血不生"，久瘀致痴，痰瘀胶着，阻滞经络，清阳不升，心脑失气血濡养，发为呆病。《灵枢·平人绝谷》曰："血脉合利，精神乃居。"故血气充盛者，精神矍铄，神志清明，感觉灵敏。清窍被阻，痰瘀交结，以通窍活血汤化瘀醒神，二陈汤化痰和中。方中桃仁、红花活血通络，赤芍、川芎行血活血，姜、葱可助通络活血之力，半夏燥湿化痰、和胃降逆，茯苓健脾渗湿，五味子收敛肺气，甘草健脾和中、调和诸药，益智仁、石菖蒲、五味子、麝香、人工牛黄可益智醒脑开窍。二诊，患者病情好转，说明原方有效，效则守方，加刘寄奴、地龙，加强活血通络之效。三诊，患者冲动行为明显减少，可简单交流，小便稍自控，去五味子、茯苓，加竹茹、苍术以清热安神、燥湿健脾，巩固疗效。

第二章

心肺系病证

第一节 咳嗽医案

医案一

患者袁某，女，77岁。2019年3月19日初诊。

【现病史】咳嗽伴胸闷半个月。患者半个月前因吹风受凉导致感冒，伴见咳嗽、咯痰，色白稀，自行服用阿莫西林胶囊、氨溴索口服液后症状无明显好转。现症见：咳嗽，咯白稀痰，量多，口干，活动时感胸闷气喘，纳眠差，小便调，大便稀，平素怕冷。舌质淡，苔白微腻，边有齿痕，脉沉缓。查体：咽喉部轻度充血。两肺听诊呼吸音稍粗，未闻及啰音。

【辨证】寒饮伏肺。

【治则】散寒解表，温肺化饮。

【处方】小青龙汤加减。

姜半夏、麻黄、杏仁、桂枝各10g，生姜6g，细辛3g，白芍15g，炙甘草5g。

7剂，每日1剂，水煎服，分2次温服。

【二诊】2019年3月26日。服药后咳嗽、咳痰较前缓解，夜间仍感咽痒，易作咳，外出时怕风，易感疲乏，舌淡红，苔薄白，脉沉。易麻黄为炙麻黄，加蝉衣5g，炙黄芪30g，党参、炒白术各15g，防风10g。续服7剂，病症痊愈。

【按语】本案患者因受凉诱发感冒，后以咳嗽、咳痰为主要临床表现。高老认为，一般"小青龙汤证"多属风寒表证，本案方中麻黄、桂枝配伍，性味辛温宣泄肺卫，解表力强；麻黄、杏仁一宣一降，宣肺平喘，化痰止咳；细辛、生姜共用，温肺阳化寒饮，还能加强麻桂发散之功效；姜半夏燥湿化痰，加上白芍、炙甘草缓解麻、辛、桂、姜耗散肺气太过。二诊患者咽痒易作咳，外出时怕风，易感疲乏，为风寒之邪留恋于咽喉之故。本应祛邪外走，然患者病时纳差、大便稀，可见脾胃已伤，病后体虚并见肺卫不固，易麻黄为炙麻黄，缓解辛散之力，加蝉衣祛风利咽，合用玉屏风散补脾虚，固肺表，增强患者抵御外邪之力。

医案二

患者刘某，男，76岁。2019年6月12日初诊。

【现病史】咳嗽气急反复半年余，加重1周。患者半年来咳嗽气急反复发作，平素性情急躁，间断性服用氨茶碱片。1周前受凉后发热，伴咽痛、咳嗽、咳痰、气促。服用布洛芬片后热势已退，但咳嗽气促明显加重，咳痰色黄质黏，胸闷。现症见：咳嗽气急，咳痰黄稠，时有胸闷，咳甚胁肋部疼痛，腹胀不欲食，大便数日未行，夜寐差，舌黯红，苔黄腻，脉细弦。查体：咽喉部红肿。双肺呼吸音低，未闻及明显啰音。

【辨证】少阳阳明合病。

【治则】和调枢机，清肺通腑，化痰止咳。

【处方】大柴胡汤加减。

柴胡12g，黄芩10g，半夏10g，枳实10g，杏仁10g，射干10g，白芍10g，瓜蒌10g，地龙10g，大黄10g，莱菔子10g，生姜6g，桔梗6g，蒲公英30g。

7剂，日1剂，水煎服，分2次服用。

【二诊】2019年6月19日。患者服药后咳嗽咳痰较前减少，黄痰易咳出，气急减轻，活动后症状仍明显，腹胀减轻，大便2日一解。予上方续进10剂。

【三诊】2019年6月30日。患者偶有咳嗽，咳少量白痰，但仍有气急，活动后明显，胃纳改善，大便日解。上方去射干，加炙黄芪、磁石（先煎）各30g，党参、补骨脂各10g，炒白术15g。7剂。

【按语】大柴胡汤出自《伤寒论》，具有和解少阳、兼清阳明之功。此次发病起于受凉，先感风寒之邪，侵入肺内，正邪相争而致发热。患者服用西药后热退但邪仍未解，入里化热，热蒸液聚而为痰，痰热壅肺，肺失宣降，症见咳嗽、咳吐黄痰；痰热郁滞气机，胃失和降，腑气不通，症见腹胀、便秘。患者平素性情急躁，久咳牵动胸胁部，半表半里之邪郁滞少阳阳明枢机，宜大柴胡汤主之。方中柴胡、白芍清肝解郁，配伍黄芩和解少阳、清热化痰；半夏、瓜蒌清降肺气；地龙息风解痉，有行气活血之效；桔梗、莱菔子利气降逆化痰；枳实、大黄内泻阳明热结。全方和解少阳，兼泻阳明，清肺、理气、化痰同施，起顺气除痰之功。初诊药后患者诸症减轻，方药起效，守方续进。三诊患者痰热实邪已去，遗留动后气急之肺脾气虚之象，合用异功散，意在培土生金、补肾纳气。

医案三

患者乔某，女，58岁，2020年7月15日初诊。

【现病史】反复发作性咳嗽3个月。患者3个月前因受凉后出现感冒，经治疗后感冒病症基本痊愈，却遗咳嗽，每日晨起、天气转凉及下雨时咳嗽加重，咳嗽时憋闷，伴有少量白痰。舌质偏暗，舌苔薄黄，脉涩。

【辨证】外寒内饮，阳郁不达。

【治则】散寒温肺，祛痰下气。

【处方】小青龙汤合枳实薤白桂枝汤加减。

麻黄9g，桂枝9g，细辛9g，生白芍9g，五味子12g，清半夏12g，干姜9g，枳实6g，薤白12g，厚朴9g，全瓜蒌18g。

7剂，每日1剂，水煎服。

【二诊】2020年7月23日。患者复诊反馈，仅服药一周，晨起及天凉时咳嗽便明显减轻，现已痊愈。

【按语】小青龙汤治疗咳嗽的辨证要点为外寒引动内饮而出现的咳嗽气喘。枳实薤白桂枝汤功效为通阳散结、祛痰下气，虽为胸痹心痛而设，却以治气塞气逆为要点。患者咳嗽晨起及受凉时加重，早晨阳气微弱，无力驱赶寒邪，受凉时外寒加剧，阴寒与微阳齐聚引动体内水气而发咳嗽。咳痰色白，内有饮邪，为寒无疑，舌质偏暗，脉涩，咳嗽时憋闷，此为阳气郁而不达以致脉象滞涩不利，胸阳不通。故处以小青龙汤驱寒逐饮，枳实薤白桂枝汤通阳豁痰。

医案四

患者赵某，女，56岁，2020年7月17日初诊。

【现病史】反复咳嗽50余年。诉幼时患有百日咳，经多方求治后，咳减大半，却未根治，晨起咳嗽，咳时喉中可闻及嘶嘶声，有窒塞感，多为干咳，偶伴白黏痰。一直自行服用甘草片及咳特灵等药，可暂缓一时，多年以来，多方求治，未能获效。观其体型瘦弱，听其声音洪亮，问其食欲睡眠，食量偏大，长期入睡困难，甚至彻夜不眠。舌质暗淡，苔薄白微黄，脉弱。

【辨证】肺寒气逆，阴血暗耗。

【治则】温肺散寒，养血安神。

【处方】射干麻黄汤合甘麦大枣汤加减。

麻黄9g，桂枝9g，细辛9g，生白芍9g，五味子12g，清半夏12g，射干12g，款冬花12g，紫菀12g，生甘草12g，生姜15g，红枣30g，小麦30g。

7剂，每日1剂，水煎服。

【二诊】2020年7月24日。一周后患者复诊，面有喜色，诉咳嗽与前相比有减轻，故信心倍增，欲续服，将咳嗽彻底治愈。高老察其舌脉变化不大，告其继服前方，并加干姜5g。半月后随访患者告知只偶咳几声。

【按语】射干麻黄汤辨证要点为咳嗽，气逆而上有痰。

久咳不愈，晨起咳重，喉中嘶嘶声，有窒塞感，痰碍其气，气触其痰，气道被阻而未全阻，虽无可见之痰，却有被痰阻之实证，故以射干麻黄汤散肺之久寒，针对其喉中嘶嘶声，降上逆之气，开喉之痹结。甘麦大枣汤为治气血虚弱之脏躁而设。患者虽无悲伤欲哭、忧郁不解之症，但长期失眠，暗耗阴血。以红枣、小麦补益中焦，顾护后天脾胃，使气血生化有源。苔薄白微黄，寒湿郁久有化热之势，故用生甘草，一为补脾安神，一为清泄郁热。两方合用，散寒之中少佐清化，以达散寒降逆、养血安神之功。

医案五

张某，女，55岁，2020年11月26日初诊。

【现病史】咳嗽、咳痰1月余。咳嗽、咯白痰（每天吐痰10余次），不易咯出，咽中有异物感，右侧胸背部胀痛，纳呆，寐差，二便调，舌淡红，苔白腻微黄，脉细滑。外院CT提示：右下肺感染（磨玻璃影）。

【辨证】痰凝气滞。

【治则】行气散结，降逆化痰。

【处方】半夏厚朴汤加减。

法半夏、紫苏叶、丝瓜络、珍珠母各15g，桔梗、厚朴、白芍、白术、柴胡各10g，生姜3g，大枣、炙甘草各6g。

7剂，水煎服，日1剂，早、晚温服。

【二诊】2020年12月7日。患者述咳嗽、咯白痰较易咯出，咽中异物感较前好转，活动后胸闷乏力，右背胀痛，口干口黏,手足心发热,无出汗,夜寐不安,喜静,心烦,纳呆,舌淡,边有齿痕,苔白厚腻,脉细滑。一诊方厚朴减为6g,加茯苓、青皮、旋覆花各15g,苍术10g,薄荷12g。7剂,水煎服,日1剂,早、晚温服。

【三诊】2020年12月14日。患者述用药后咳嗽、胸背痛减轻,咯白色黏液痰、量少,口干,乏力,纳可,二便调,舌淡暗,苔白腻、舌边齿痕,脉细滑。效不更方,继服14剂。

【按语】本方以半夏厚朴汤加减,治以降逆化痰,行气散结。法半夏化痰散结、降逆和胃,厚朴下气除满,两者并用,化痰结,降逆气,痰气并治;生姜和胃止呕,且可制法半夏之毒;紫苏叶理肺疏肝,助厚朴行气宽胸、宣畅气郁;桔梗宣肺止咳;白芍酸敛养血,配柴胡辛散以顺肝之性,一敛一散,有疏肝和血止痛之功;珍珠母平肝潜阳,镇心安神;丝瓜络祛风通络;白术健脾益气;炙甘草、大枣补益脾胃,和缓药性。三诊时诸症已有好转,效不更方。本病案以半夏厚朴汤为主方,全方辛、苦合用,辛以行气散结,苦以燥湿降逆,气顺则痰消结散,痰化则气行郁开。

医案六

患者徐某,女,67岁,2019年11月13日初诊。

【现病史】季节性咳嗽10余年,再发10余天。咳嗽,咯黄痰、量少,晨起咳甚,每于冬、春季易发,伴鼻塞流涕,转黄涕,鼻后滴漏感,口干口苦,无咽痒及咽痛,无明显畏寒,二便调,舌淡、有裂纹、苔白,脉细浮。查体:咽稍红,双肺呼吸音清晰，未闻及明显干湿啰音。

【辨证】寒饮伏肺，郁而化热证。

【治则】解表散寒，兼清里热。

【处方】小青龙汤加减。

葶苈子15g，射干15g，地龙15g，枇杷叶15g，法半夏10g，干姜10g，白芍10g，黄芩10g，辛夷花10g（包煎），炙麻黄6g，五味子6g，炙甘草6g，苍耳子6g，细辛3g。

7剂，水煎服，日1剂，早晚温服。

【二诊】2019年11月25日。患者述用药后症状消失，少许清涕，稍咳，痰滞咽喉感，口干口苦，畏寒，腰酸，二便调，舌淡，苔白，脉细。查体：双肺呼吸音清晰，未闻及明显干湿啰音。

【辨证】气阳虚弱证。

【治则】益气护卫，扶正固本。

【处方】温阳益气护卫汤加减。

生黄芪15g，淫羊藿15g，防风10g，白术10g，桂枝10g，白芍10g，仙茅10g，辛夷花10g（包煎），紫苏叶10g，炙甘草6g，苍耳子6g。

7剂，水煎服，日1剂，早、晚温服。

【按语】急则治其标，缓则治其本。患者发作期咳嗽，鼻塞流涕，为肺气宣发失常，肺气不利，风寒表邪郁于肌表。咯黄痰，流黄涕，寒邪郁而化热，故应解表散寒除邪，兼清里热，拟方小青龙汤加减。方中炙麻黄发汗散寒以解表邪，细辛、干姜温肺化饮，五味子敛肺止咳，白芍和养阴血，法半夏、枇杷叶降气化痰止咳，黄芩、射干、地龙清热化痰，苍耳子、辛夷花宣通鼻窍，炙甘草止咳兼益气和中。患者二诊时咳嗽、咯痰已有改善，但仍有口苦口干症状，辨证属气阳虚弱。卫阳，是预防肺病发作的重要屏障，哮喘患者对于内外环境适应性调节能力差，其实质是卫阳虚弱。

医案七

患者张某，女，30岁，2022年2月2日初诊。

【现病史】咳嗽气促，痰多质黏，黄绿稠厚，每日寅卯之时（凌晨3~5点）咳嗽更甚，口干欲饮，面赤身热，舌质红、苔黄腻，脉滑数。

【辨证】痰热壅肺。

【治则】泻热清肺，涤痰止咳。

【处方】桑皮代赭汤加减。

桑白皮12g，代赭石15g，海浮石18g，浙贝母10g，川贝母10g，黛蛤散10g（包煎），旋覆花10g（包煎）。

酉时（17~19点）服药。4剂后咳嗽好转，咳痰减少，原方加减20剂后痊愈。

【按语】此案乃内伤咳嗽，痰热壅肺之证。寅卯之时，气血入肺，肺主皮毛，腠理密固，邪无出路，故发身热而平旦咳甚，咳嗽迁延，痰饮郁而化热，热盛炼液为痰，痰热互相胶结，乃致咳嗽、咳痰稠厚，色黄或绿。治以泻热清肺，涤痰止咳，自拟桑皮代赭汤加减。方中桑白皮泄肺平喘，行水化痰，用于肺热喘咳；代赭石苦寒质重，泄热镇降；黛蛤散清热祛痰；浙贝母、川贝母均有清肺化痰止咳之功效。方中包含有《伤寒论》之旋覆代赭汤，用以降逆化痰，亦有出自《医说》之黛蛤散，佐以清热泄肺，化痰止咳。肺金生肾水，泄肾之水，子盗母气，则肺金削减，喘咳乃平，肾旺酉时，故于酉时服药乃佳。

医案八

患者李某某，女，76岁。2019年1月31日初诊。

【现病史】咳嗽、气喘病史10余年，近1周来病情加重。咳嗽、气喘、心慌，痰多色白或黄，纳少，下肢浮肿，小便少，口唇紫绀。舌质淡红，苔薄白，脉滑数。

【辨证】心阳不足，凌心射肺。

【治则】强心利水，扶正祛邪，消补兼施，寒温并用。

【处方】真武汤合木防己汤加减。

党参15g，附子6g，桂枝6g，生石膏30g（先煎），防己10g，白术10g，法半夏10g，葶苈子15g，杏仁10g，前胡10g，泽兰10g，泽泻10g，一枝黄花15g。

【二诊】服上方7剂，咳、喘、心慌、浮肿均减，继以原方去石膏，加车前子10g，又服6剂。症状基本消失而自行停药。

【按语】此例咳、喘病久根深，肺、脾、肾虚，终必及心，导致心阳虚衰，水饮夹瘀，郁而化热为病，症情虚实互见寒热夹杂。方以参、附、桂、石膏、防己为伍，融温、清、消、补于一方，颇切病机。更加白术、茯苓以健脾，半夏燥湿以化痰，杏仁、前胡以宣肃肺气，葶苈子、泽泻以泻肺利水，泽兰以活血，一枝黄花以清热，收效颇佳。

医案九

患者乔某，男，30岁。2023年5月2日初诊。

【现病史】反复咳嗽1月余。1个月前患者在外地出差1周，期间曾饮用大量冰镇啤酒，后又遭雨淋，回家后即开始咳嗽，起初是清稀白痰，咳嗽5天后转成黄色黏痰。现症见：咳声重浊，痰黄且难以咳出，伴有胸胁部疼痛，稍微饮食即有饱胀感，寐差，盗汗，小便可，大便粘滞不爽，脉细滑数，舌暗，苔黄腻。患者因工作原因常加班至深夜，平日喜食辛辣之品及冷饮。

【辨证】风寒化热兼湿。

【治则】宣肺止咳，清热化湿。

【处方】二陈汤加减。

前胡6g，制法半夏10g，陈皮10g，款冬花10g，紫菀6g，枳壳6g，砂仁6g，焦槟榔10g，炒莱菔子10g，紫苏叶、紫苏梗各10g，浙贝母8g，桔梗8g。

7剂，日1剂，水煎服。嘱其禁食油腻、生冷、辛辣、酸甜之品，多饮热水。1周后复诊。

【二诊】2023年5月9日。咳嗽基本痊愈，唯有少量黄色黏痰，夜间已能安然睡眠，仍有盗汗，脉弦滑数，舌暗，苔薄腻。

【辨证】肝郁化热，湿热内阻。

【治则】清肝解郁，化湿除热。

【处方】自拟止咳方加减。

柴胡8g，郁金6g，牡丹皮10g，蒲公英10g，僵蚕6g，蝉蜕6g，片姜黄6g，川厚朴10g，枳壳6g，砂仁6g，炒黄芩10g，生牡蛎15g。

7剂，日1剂，水煎服。嘱其禁食油腻、生冷、辛辣、酸甜之品，多饮热水。1周后复诊。

【三诊】2023年5月16日。已无咳嗽、吐痰症状，盗汗较1周前明显好转。除了偶尔鼻塞（有慢性鼻炎史），无其他不适。观其舌红苔薄腻，脉平缓。

【辨证】阴虚内热，肺气不固。

【治则】滋阴清热，祛风理肺。

【处方】自拟滋阴理肺汤加减。

荆芥炭10g，防风6g，辛夷花10g，苍耳子10g，白芷6g，桔梗10g，牡丹皮10g，地骨皮10g，枳壳6g，蝉蜕6g，远志10g。

7剂，水煎服，日1剂。嘱其日常饮食宜清淡，忌油腻、生冷、辛辣、酸甜之品。后随访，服药后咳嗽未复发。

【按语】肺为娇脏，易受外感邪气侵袭，患者出差之时饮用了很多冰啤酒，复外感风寒，正所谓"形寒饮冷则伤肺"，肺失宣发肃降，初期症状可见咳嗽、清稀痰；患者平素喜食辛辣之品则易生内热，长期伏案夜间工作，思虑过度，思伤脾，脾失健运，湿气停滞，湿与热合，阻滞中焦，症见大便粘滞不爽、饭后有饱胀感，脉细滑数，舌暗，苔黄腻等症状。外感风寒、内有湿热，内外合邪，外感之邪亦迅速入里化热，故1周后清稀痰变为黄色黏痰。久咳伤及胸部脉络，加上肝郁气机不畅则胸胁部疼痛。针对此复杂病情，高老师运用轻清宣透之法，前胡、桔梗、紫苏叶等药宣肺止咳，药量小药味专，正所谓"治上焦如羽，非轻不举"；紫苏梗、枳壳清中有透，既能运化脾胃，又能止咳；柴胡、郁金、川楝子是高老师的清肝火经验要药，又有透气机的作用。纵观诸药，清宣并用，透气转机，故能釜底抽薪，药到病除。

医案十

患者赵某，女，28岁。2023年10月5日初诊。

【现病史】反复咳嗽半月余。半个月前患者感冒后咳黄痰，经中、西医治疗后效果欠佳。现症见：呛咳阵作，咳声高亢，咽痒则咳，咯痰不畅，痰少黄白相间，口干欲饮，胸胁牵引作痛，大便燥结。舌质偏红，舌苔黄白腻，脉象浮细弦滑。据述胸片提示肺纹理增粗。白细胞总数和中性粒细胞基本正常。

【辨证】痰热郁肺，肺失宣肃，外感余邪留恋兼挟肝气侮肺。

【治则】清热宣肺，清肝宁肺。

【处方】麻杏甘石汤、千金苇茎汤合黛蛤散加减。

生麻黄10g，杏仁10g，生甘草10g，苇茎30g，黄芩10g，冬瓜仁30g，桑白皮10g，全瓜蒌30g，青黛6g，海蛤壳20g，金荞麦20g。

5剂，每日1剂，水煎服。

【二诊】服药5剂咳嗽缓解，痰黄消除，大便通畅，胸胁痛已除。效不更方，原方续服5剂。

【三诊】患者肺系证候完全消除，无明显特殊不适，改用麦门冬汤以益气阴调理。

【按语】本案初始为外感风寒，继而寒郁化热，肺气壅遏，肃降失常，上逆作咳。呛咳痰黄、咳声高亢为痰热壅肺所致。咽痒、脉浮显然为风寒余邪未清之缘故。呛咳伴胸胁作痛，舌红脉弦，亦为肝咳证候之一。患者为青年女性易兼见肝气上逆侮肺，故呛咳频作，方选麻杏甘石汤、千金苇茎汤合黛蛤散加减，既可清热宣肺，外解余邪，又能清化痰热肃肺宁咳。肺与大肠相表里，腑气通畅，有助于肺气肃降。方中重用全瓜蒌、冬瓜仁既可清痰热，又可肃肺通便以顿挫痰热郁遏，肺气壅闭之势，使腑气通肺气降咳嗽止。

医案十一

患者张某，男，58岁，2021年3月10日初诊。

【现病史】咳嗽10余天。患者诉近10日晨起便咳嗽连连，咳吐白痰，牵引两胁不舒，形体瘦削，食欲不振，平素不喜冷食，食多则胃脘部痞满不消，稍食生冷即胃脘拘急肠鸣，泻下方休，家人诉患者脾气急躁，稍有不遂便生气动怒。观其舌质淡红，苔舌尖薄白、舌根黄厚腻。脉左弦，右手寸脉不利，关脉弱小。

【辨证】中焦虚寒，肝气郁结。

【治则】温补中焦，疏肝解郁。

【处方】四逆散、理中汤合越鞠丸加减。

党参10g，白术10g，干姜10g，柴胡12g，枳实12g，生白芍12g，香附10g，川芎10g，苍术10g，栀子6g，神曲18g，炙甘草12g。

3剂，每日1剂，水煎服。药后咳减纳增。

【按语】患者形体瘦削，食欲不振，食生冷即腹泻肠鸣，当属中焦脾胃虚寒，运化无力致痰饮内生，饮邪因寒在阴时而发，故晨起咳嗽，偶伴清痰。可见，患者咳嗽与太阴病的病变密切相关。患者平素脾气急躁，易生气动怒，左手之脉弦硬有力，右手关脉弱小，思其病机应为肝旺克土侮肺而致咳嗽。《金匮要略》云"病痰饮者，当以温药和之"。理中汤，温其中，实其脾土，使肝无所传；四逆散，疏其肝，顺其调达之性；越鞠丸，解其气、食之郁。三方合用，不治咳而咳症自失。

医案十二

患者，女，40岁，2020年10月11日初诊。

【现病史】间断咳嗽、气短1年余，加重1周。1年余前患者因气短至县级医院行冠脉血管造影未见异常。曾至省级西医院查肺CT、冠脉造影等均未发现异常，行无痛胃镜检查显示反流性食管炎，遂口服抑酸药改善症状，病程期间间断出现咳嗽、气短、烧心，无痰，一直口服抑酸药对抗反流，停药后症状复发，1周前咳嗽、气短加重，夜间明显，晨起后声音嘶哑，胸闷，食凉稍舒，食后则咳嗽连连，因咳嗽而致寐差。现症见：咳嗽，气短，无痰，胸闷，口苦涩，食不知味，食则胀满，舌红苔黄腻，脉沉涩。

【辨证】胃气上逆，肺失宣肃。

【治则】和胃降逆，宣肺止咳。

【处方】半夏泻心汤合瓜蒌薤白半夏汤加减。

姜半夏10g，黄芩12g，黄连18g，丹参30g，瓜蒌30g，薤白24g，厚朴24g，陈皮24g，干姜6g，炙甘草12g。

6剂，每日1剂，水煎服。服完药后患者夜间咳嗽、晨起喑哑减轻，食不知味好转。

【二诊】2020年10月17日。诸症大减，效不更方，守方继服6剂，后饮食调理半个月而愈。

【按语】口苦涩，舌红苔黄腻，辨为湿郁化热；食凉引发咳嗽为有寒；食不知味，食则胀满，为中焦运化不利，气机不降；气短，为痰饮阻滞肺气；脉沉涩，为阳气被痰饮阻滞不能外达。半夏泻心汤和胃降逆，平调寒热，为治寒热错杂痞证之经典方剂。瓜蒌薤白半夏汤通阳化痰、开胸顺气。去党参之滋补，女子以血为先天，加丹参既可补血活血，也可除烦安神。加陈皮燥湿化痰、健脾行气，使中焦重新恢复斡旋气机之功。两方合用调肠胃、畅胸阳，故咳嗽减轻。

医案十三

患者廖某，男，50岁，2022年4月12日初诊。

【现病史】反复咳嗽10日。

【现病史】10日前因应酬，过饮白酒而出现咳嗽、痰黏，一直未系统治疗，现患者仍咳嗽不止，就诊于高老门诊。现症见：咳嗽，痰白黏，夜间尤甚，鼻咽干燥，口干不苦，燥热汗多，食纳尚可，睡眠不实，畏寒，大便粘腻，小便色黄，舌淡红有齿痕，苔黄稍腻，脉弦稍迟。

【辨证】湿热咳嗽。

【治则】宣畅气机，清利湿热止咳。

【处方】三仁汤加减。

薏苡仁30g，白豆蔻、厚朴、通草各6g，苦杏仁、半夏、淡竹叶、紫菀、款冬花、五味子各10g。

4剂，水煎服。经电话随访，服药4剂，咳嗽、痰黏已解，大便成形，小便颜色变淡，睡眠得安，诸症缓解。

【按语】此乃湿热内蕴，且湿重于热所致的咳嗽。治宜宣畅气机，清利湿热以止咳嗽。投以三仁汤加减。湿热内蕴，灼伤肺津，故见"鼻咽干燥、口干"；炼液成痰，故见"痰黏"；肺失清肃，故见"咳嗽"；湿热蕴蒸，迫津外泄，故见"燥热汗多"；热扰神明，故见"睡眠不实"；湿为阴邪，容易困阻阳气，故见"畏寒"；湿性重浊粘滞，湿与热合，如油入面，胶着蕴蒸，难解难分，故见"大便粘腻不畅"；湿热蕴结膀胱，故见"小便色黄"；"舌淡红有齿痕苔黄稍腻"为湿热内蕴且湿重于热之象。湿重故见"舌淡红有齿痕，苔腻"；体内有湿，故见"弦脉"，湿困阳气，故见"迟脉"。方中苦杏仁宣利上焦肺气，气行则湿化，兼以止咳；白豆蔻芳香化湿，行气宽中，畅中焦脾气；薏苡仁甘淡性寒，一则渗利水湿以健脾，二则使湿热从小便排除。苦杏仁、白蔻仁、薏苡仁体现了宣上、畅中、渗下三焦分消的配伍特点，三仁汤即以此为名。半夏、厚朴行气化湿，助白豆蔻畅中之力；通草、淡竹叶甘寒淡渗，助薏苡仁清利湿热；紫菀、款冬花助杏仁下气止咳；更妙者，加五味子，一则助苦杏仁、紫菀、款冬花以止咳；二则使方中渗利中兼有收敛，防止诸药渗利伤阴之弊，相反相成，使邪祛正不伤；三则取其益气之功，缓解湿困阳气所导致的"畏寒"症状，一举三得。如此治疗，湿热去，气机畅，咳嗽止。

医案十四

患者堂某，男，12岁，学生，2019年11月24日初诊。

【现病史】咳嗽3天，加重1天。3天前因中午放学后于学校操场打球而出现咳嗽、鼻塞、流涕，自服三九感冒灵颗粒而不能缓解。1天前上述症状明显加重。现症见：咳嗽，咳白黏痰，鼻塞流涕，微恶风寒，舌淡红，苔薄，脉浮滑数。

【辨证】风热咳嗽。

【治则】辛凉解表，疏散风热，宣肺止咳。

【处方】桑菊饮加减。

桑叶、菊花、桔梗、苦杏仁、紫菀、款冬花各10g，连翘、薄荷各6g，甘草3g，芦根15g。

3剂，水煎服。经电话随访，家长告知，服药当天诸症显著缓解，3剂药后，诸恙皆失。

【按语】此乃外感风热，肺失宣降所致的咳嗽。治宜辛凉解表，疏散风热，宣肺止咳。投以桑菊饮，甚为切证。风热外袭，卫外不固，故见"微恶风寒"；风热犯肺，肺失宣降，故见"咳嗽、咳痰、鼻塞、流涕";风热犯肺,煎熬津液,故见"痰黏";"脉浮滑数"为外感风热,痰热内蕴之脉。"浮数脉"为外感风热的脉象,而外感风热,煎津成痰,痰热内蕴,故兼见"滑"脉;由于表证初起,尚未入里,故见"痰白,舌淡红,苔薄"。桑菊饮出自于《温病条辨》,具有辛凉解表,疏散风热,宣肺止咳的作用,因其组方当中药量较轻,且药性多轻清升浮,故吴鞠通称其为"辛凉轻剂"。方中桑叶、菊花、薄荷、连翘辛凉疏散,以解外邪;桔梗、苦杏仁用量相等,一宣一降,复肺气之宣降以止咳嗽;紫菀、款冬花降气化痰,以助止咳之力;而小儿乃纯阳之体,阳常有余,阴常不足,且外感风热,容易伤津耗液,故高老重用芦根,以清肺热、保津液;甘草调和诸药。如此表邪祛,宣降复,痰热清,咳嗽除。辨证无误,方证相对,故效如桴鼓。

医案十五

患者余某,女,25岁,2020年12月1日初诊。

【现病史】咳嗽、咽痒、喷嚏、流涕半个月,停经6+月。半个月前曾在外院诊断为上呼吸道感染,予口服抗病毒中成药治疗,症状无明显缓解。现症见:咳嗽入夜尤甚,咳嗽、咽痒,打喷嚏,流涕,口干,痰少,咳痰不爽,无恶寒发热,纳眠欠佳,二便调。舌红,苔薄白,脉细滑。

【辨证】风邪犯肺兼有肺阴虚。

【治则】宣肺止咳,养阴润燥安胎。

【处方】止嗽散加减。

蜜紫菀15g，桔梗15g，荆芥10g，白前10g，前胡10g，杏仁10g，浙贝母10g，桑叶10g，紫苏叶10g，沙参10g，木蝴蝶10g，陈皮6g，甘草6g。

【二诊】2020年12月6日。喷嚏、流涕已止，咳嗽明显缓解，但夜间仍有咳嗽，口干，前方去荆芥、杏仁及浙贝母，加入百合、玄参各10g，增强养阴润肺之效。服用5剂后诸症消失。随访3月余，在本院自然娩一男婴，咳嗽未复发。

【按语】患者孕后血聚养胎，肺金失养，肺燥津伤则咳嗽少痰，夜属阴，肺阴不足则咳嗽入夜尤甚。患者虽咳嗽已月，但有咽痒、喷嚏、流涕，故兼有表证。肺为娇脏，清轻肃静，不容纤芥，不耐邪气之侵，故外邪上受，首先犯肺。肺喜润恶燥，肺燥失养故久咳不愈、口干。舌脉象亦为风邪犯肺兼有肺阴虚之征。治宜兼顾风邪及肺阴虚，治病与安胎并举。方中紫菀甘润苦泄，可下气化痰，理肺止嗽，温而不燥，病程长短，寒热虚实，皆可用之，蜜制后润肺之效尤佳；桔梗开宣肺气而止咳化痰；甘草合桔梗即桔甘汤以清利咽喉；荆芥疏风解表；白前辛苦微温，前胡苦辛微寒，二者皆能降气化痰，且一温一寒，无过热过寒之虑；杏仁主入肺经，肃降兼宣发肺气而止咳；浙贝母降泄肺气，且能清热化痰；"治上焦如羽，非轻不举"，桑叶味轻，甘寒凉润肺燥，紫苏叶辛散性温，外能解表散寒，内能行气宽中，桑叶、紫苏叶亦是一温一寒防过热过寒之虑，且紫苏叶兼有理气安胎之效；《本草从新》谓沙参"专补肺阴，清肺火，治久咳肺痿"，其养阴清肺而合该病之根本；木蝴蝶苦甘寒凉，以助桔甘汤清肺利咽之效；陈皮理气化痰；甘草调和诸药。表证消失，咳嗽缓解后，去解表之荆芥，清热化痰之杏仁、浙贝母，加百合、玄参助养阴润肺，金润则生水，诸症皆愈。

医案十六

患者李某，女，25岁，2021年6月21日初诊。

【现病史】咳嗽1周。停经20周。患者2周前因受风寒后出现周身酸痛，伴有鼻塞流涕，无发热恶寒，有出汗。无服药治疗，自行多饮生姜热水后周身酸痛好转。近1周开始出现咳嗽，咽痒咽痛，痰不易咳，用力咳出有黄色痰液，咳嗽时胸闷，口舌糜烂疼痛，口苦口干，胃纳尚可，小便略黄，大便干燥。舌红、舌边有溃疡，舌苔薄黄，脉浮滑数。（曾服用桑菊饮效差）

【辨证】风寒化热，邪热壅肺证。

【治则】辛凉宣泄，清肺化痰。

【处方】麻黄杏仁甘草石膏汤加减。

炙麻黄、甘草各5g，苦杏仁、桔梗、竹茹各6g，黄芩、桑白皮各12g，前胡、款冬花各10g，石膏、芦根各15g。

3剂，水煎服，日1剂，分2次服用。

【二诊】2017年6月24日。咳嗽缓解，痰易咳出，色淡黄，时有恶心，舌脉同上。原方加枇杷叶10g。4剂，煎服方法同前，药后即愈。

【按语】桑菊饮为辛凉轻宣剂，用于风温初起咳嗽微渴之症，本案患者病症初起虽为外感风寒，然目前所表现的病症已属外邪入里化热，肺热壅盛。此时应以麻黄杏仁甘草石膏汤加味辛宣泄热，清肺化痰，服用3剂后诸症均缓，咳嗽缓解，咳痰易出。二诊出现恶心，加枇杷叶清热化痰止呕，药后病愈。

医案十七

患者赵某，男，52岁。2023年1月4日初诊。

【现病史】咳嗽1周。患者1周前因感染新冠病毒出现咳嗽咳痰，痰黄，咽喉肿痛，鼻涕带血，胸闷气促，现无发热恶寒，无腹痛腹泻等不适，胃纳可，夜寐安，大便欠畅，舌红，苔薄，脉数。

【辨证】疫毒闭肺，痰热内伏。

【治则】宣肺化痰，清热解毒。

【处方】麻杏石甘汤合小陷胸汤加减。

炙麻黄10g，杏仁10g，生石膏30g（先煎），生甘草3g，瓜蒌皮15g，半夏15g，干姜6g，桑白皮15g，连翘15g，金银花20g，桔梗6g。

5剂。水煎服，分早、晚2次温服。

【二诊】2023年1月11日。咳嗽仍存，咽痒，有痰难咳，气急，胸闷，胃纳可，舌淡红，苔薄白，脉细。上方去生石膏、金银花、连翘，加炙百部15g，荆芥10g，紫菀10g。7剂，服用方法同前。

【三诊】2023年1月18日。咳嗽明显好转，口干舌燥，大便干结欠畅，胃纳可，舌红，苔薄，脉细数。上方去干姜、荆芥，加玄参20g，北沙参20g。7剂，服用方法同前。

【按语】患者初诊时疫毒闭肺及痰热阻肺较为明显，且有热伤血络及津液的表现。先以麻杏石甘汤合小陷胸汤加金银花、连翘宣肺化痰，清热解毒，中焦湿热不明显故不用黄连，少量干姜助前药化痰，并防苦寒药凉遏，桑白皮泻肺中痰火，桔梗合麻黄、杏仁、半夏等恢复肺之宣降。二诊舌脉提示内热已清，故去石膏、金银花、连翘；肺中阴虚开始显现，但仍有少量痰浊，且患者因体虚复感风邪，出现咽痒等症状，故加百部、紫菀润肺化痰，荆芥解表祛风。三诊表风及肺中痰热已除，独留阴虚症状，故去干姜、荆芥，加玄参、北沙参养阴润肠。

医案十八

患者林某，女，46岁。2023年3月18日初诊。

【现病史】咳嗽、咳痰伴口中黏臭1个月，加重2周。患者1个月前进食水果和奶制品后自觉咽喉有痰，难咳，口臭，口中黏腻，口干口苦，2周前受凉后咳嗽加重。现症见：咳嗽，咳痰色白质黏，口中腻而秽臭，伴口干口苦，胃纳欠佳，睡眠尚可，大便可，舌红、苔黄微腻，脉滑数。2个月前有新冠病毒感染史。

【辨证】痰热内积，脾失健运，肺失宣降。

【治则】清热化痰，健脾和胃。

【处方】二陈汤合小陷胸汤、小柴胡汤加减。

陈皮10g，姜半夏10g，黄连6g，瓜蒌皮15g，浙贝母10g，生甘草3g，柴胡10g，黄芩10g，炒麦芽30g，焦六神曲10g。

7剂，水煎服，早、晚分服。

【二诊】2023年3月25日。药后症减，咳嗽、咳痰减轻，口黏、口臭缓解，胃纳可，夜寐安，二便正常，舌红、苔黄微腻，脉滑数。仍守原法，继予上方14剂，药尽人安。

【按语】该患者在新冠病毒感染恢复期因饮食不当而复发咳嗽。恢复期患者多有湿邪留恋，故不宜为求营养而食用过多助湿生痰之品。本例患者可能因脾胃运化未恢复，食用水果、牛奶后产生食积，或助湿生痰化热，出现了口黏、口干、口臭等食积湿热表现，痰浊上干于肺则咳嗽有痰。由于痰食内积，人体之气过多分配给脾胃以助消化，导致体表卫气不足，后感染风寒加重了咳嗽。患者没有出现恶寒发热等表现，表证较轻，故重点在清热化痰，健脾消食，兼顾解表即可。方用二陈汤、小陷胸汤、浙贝母清上、中二焦痰热，麦芽、六神曲消食健脾，因表里同病，故加柴胡、黄芩兼顾少阳枢机，宣发郁热，同时柴胡、神曲解表祛风，生甘草清热和中。

医案十九

患者李某，女，40岁。2023年3月24日初诊。

【现病史】咳嗽、咽痒2月余。患者于2023年1月2日受凉后出现发热，体温最高达38.6℃，伴咽干痒、咳嗽、身乏力不适，无寒战、四肢抽搐等，测核酸阳性，自行口服布洛芬和连花清瘟胶囊后症状好转，核酸转阴，仍咳嗽、咽痒至今，遂就诊于高老门诊。刻下症见：咳嗽，咳少许白痰，咽痒即咳，咽干欲饮热水，纳可，大便调，舌暗有齿痕，苔白，脉细。

【辨证】肺气不利,肺气失宣。

【治则】宣肺理气。

【处方】止嗽散加减。

桔梗10g,白前10g,前胡10g,紫菀10g,款冬花10g,炙百部10g,元胡30g,僵蚕10g,蝉蜕6g,薄荷10g,陈皮10g,甘草6g。

7剂,日1剂,水煎服,早、晚各1剂。

【按语】本案患者核酸转阴后出现咳嗽、咽痒,病机为感受新型冠状病毒寒湿之邪后,余邪未清,进而犯肺,肺气失宣,咳嗽不止。辨证咳嗽、肺气不利证,治以宣肺理气。患者咳嗽白痰,欲饮热水,为寒象,予止嗽散加减宣肺止咳。桔梗开宣肺气,引药上行;紫菀、款冬花配伍增强化痰止咳的功效;前胡、白前取之二前汤,前胡清内热兼化痰止咳,白前止咳降逆化痰,二者合用,无论新久咳嗽均可用;薄荷、蝉衣取二味消风散,可化痰利咽;患者久咳不愈,用百部润肺止咳、陈皮理气化痰,酌情加僵蚕等虫类药,加强祛风解痉之功,甘草可调和诸药;元胡此处用量30g,止咳效佳。

医案二十

患者周某,女,60岁,2022年12月8日初诊。

【现病史】反复咳嗽咳痰近1个月。患者1个月前受凉后出现鼻塞流涕、恶寒发热、咳嗽等症状,自行服用抗生素、三九感冒灵颗粒后症状好转,但咳嗽未愈,时发时止,吹风受凉及闻刺激性气味后咳嗽加重。外院检查:胸部CT、呼气一氧化氮测定、肺功能、血常规均未见明显异常，新冠病毒检测阳性。刻下见：咳嗽阵作，闷咳，咳声不扬，咽痒即咳，咳少量白色黏痰，恶风，时有胸闷，无鼻塞流涕，无发热，胃纳可，夜寐欠安，大便干，小便调，舌红苔薄白，脉细数。查体：两肺呼吸音稍粗，无明显干湿啰音。

【辨证】邪气内伏，肺气郁闭。

【治则】疏风宣肺，利咽止咳，清解郁热。

【处方】三拗汤加减。

炙麻黄6g，苦杏仁12g，生甘草5g，桔梗6g，桑叶10g，桑白皮10g，菊花10g，僵蚕10g，全蝎3g，远志6g，诃子6g，薄荷6g（后下）。

7剂，日1剂，水煎服，早、晚饭后温服。

【二诊】2022年12月15日。咳嗽较前好转十之八九，胸闷缓解，二便可，晨起易咳嗽咳痰，口苦，咽干痒，舌脉同前。据证于前方中加入小柴胡汤：柴胡10g，法半夏10g，党参10g，黄芩10g，生姜3片，大枣20g。14剂，日1剂，水煎服，早、晚饭后温服。患者服药2周后复诊，咳嗽消失。

【按语】患者外感初期没有及时疏散祛邪、宣达肺气，而是过用凉药、镇咳药物，导致邪气内伏，肺气郁闭，故咳嗽难愈，咳声不扬，胸闷不适。咳嗽病程长达1个月余，邪气入里化热，大便干、舌红、黏痰、脉细数均为佐证。因此处方用三拗汤加疏风清热药以求宣达肺气、疏风散热、解痉止咳。方中炙麻黄温通宣畅，透邪外出，与苦杏仁配伍宣降相宜，以恢复肺司宣降之职；桔梗、生甘草宣肺泄邪以利咽；"风四药"

199

桑叶、菊花、全蝎、僵蚕内外之风皆治，解痉止咳；薄荷透达郁热；桑白皮甘寒，肃降肺气，与桑叶同用能清能润；远志交通心肾，宁心安神，镇静止咳；诃子敛肺下气止咳，以防耗散肺气。二诊时患者诉咳嗽多于晨起发生，此时属于少阳欲解时段，结合口苦、咽干等症状，加入小柴胡汤和解枢机、祛邪扶正。诸药散收并用、宣降相合而扶正祛邪，故获良效。

医案二十一

患者李某，男，27岁，2023年1月25日初诊。

【现病史】反复咳嗽1个月。患者自诉1个月前运动汗出后受凉出现恶寒、咽痛、喷嚏、咳嗽等症状，自行服用感冒药后恶寒、喷嚏等症状消失，咳嗽仍未缓解，甚至逐渐加重，吹冷风后易咳，曾多次服用中药，疗效欠佳。刻下症：咳嗽时作，早晨6～7点和晚上8～20点咳嗽加重，干咳为主，纳食不佳，食后易腹胀，口干口苦，无咽痒，舌苔黄质干，脉弦滑，大便干结难解，小便可。经询问知患者喜熬夜、吃夜宵，否认吸烟史。血常规、C反应蛋白、胸部CT未见明显异常。高主任查患者病历，前服疏风清热中药为主，切中病机，但疗效一般，追问患者得知其咳嗽具有明显的时间性，故从少阳、阳明欲解时另谋思路。

【辨证】少阳阳明合病。

【治则】和解少阳，内泻热结。

【处方】大柴胡汤加减。

柴胡10g，黄芩10g，法半夏10g，炒白芍10g，枳壳10g，生大黄10g（后下）、木香6g（后下）、焦山楂10g、焦麦芽15g、陈皮6g、大枣20g、生姜3片。

14剂，日1剂，早、晚饭后服用。另嘱患者清淡饮食，避免熬夜。

【二诊】2023年2月8日。咳嗽较前明显好转，食欲渐增，纳食香，大便通，小便可，嘱继服原方7剂以巩固疗效，后电话随访，患者咳嗽未再发。

【按语】患者上呼吸道感染服药治疗后虽急性症状消失，但咳嗽仍未愈。以常法疏风清热治疗，疗效欠佳，故根据患者咳嗽特点从六经欲解时入手。"阳明病欲解时，从申至戌上""少阳病欲解时，从寅至辰上"，患者6~7点和18~20点咳嗽加重，考虑少阳升发受阻，肝气郁滞，阳明失于阖降，肺气难以肃降。处方用大柴胡汤化裁以升少阳、降阳明，恢复肝升肺降的正常循环。方中柴胡、黄芩和解少阳，生大黄、枳壳泻下导滞、通降阳明，炒白芍柔肝缓肝，法半夏降逆和胃，大枣、生姜调和诸药。又因患者喜熬夜进食、纳谷欠佳、大便干，故加入陈皮、焦山楂、焦麦芽、木香以健脾和胃、消食行气。二诊时患者肺气得降、大便得通，故咳嗽向愈。

医案二十二

患者孟某，女，76岁，2023年1月9日初诊。

【现病史】新冠病毒感染后咳嗽、心悸3周。患者3周前感染新冠病毒后开始出现咳嗽、心悸，查心电图未见异常，自服药物治疗后无缓解，为求中医药治疗来诊。刻下症见：咳嗽、咳少许白痰，尚可咳出，阵发性心悸，纳差，眠差易惊，口干喜凉饮，口苦，大便略干，小便正常，舌暗红，苔薄，脉细滑，既往体健，肺部查体未见异常。

【辨证】邪郁少阳，相火妄动证。

【治则】和解少阳，镇惊安神。

【处方】柴胡加龙骨牡蛎汤加减。

柴胡12g，黄芩10g，清半夏10g，生姜10g，大枣10g，人参10g，桂枝10g，茯苓12g，生龙骨30g（先煎），生牡蛎30g（先煎），生石膏30g（先煎）。

7剂，水煎，日1剂，分2次服。

【二诊】2023年1月18日。咳已愈，进食后脘腹胀满，口干明显，夜眠安，舌暗，苔薄，脉细滑。上方加陈皮30g，枳实10g，干芦根30g。14剂，水煎，日1剂，分2次服。

【按语】柴胡加龙骨牡蛎汤以治疗精神疾病为主，从六经八纲的角度分析其属三阳合病兼有太阴病证的治疗方，既有"伤寒八九日"表邪未解，传入半表半里，证属太阳少阳，也有"烦惊""谵语"的里热象，证属阳明，还兼有"小便不利""一身尽重"，内有痰饮水湿，证属太阴。此案患者以咳嗽为主诉来诊，伴有口干苦、阵发性心悸、眠差易惊之症状，故初诊予柴胡加龙骨牡蛎汤化裁，因患者大便略干，故去大黄，加生石膏以清解阳明。二诊时患者腹胀满，加陈皮、枳实行气和中，因口干明显，加用芦根以清热生津。方证相应，故收效佳。

医案二十三

患者女性，61岁，2020年7月12日初诊。

【现病史】肺癌术后咳嗽间作1年。

【现病史】1年前患者因肺癌行手术治疗，术后现怕冷、易疲乏，但未予重视，后逐渐出现咳嗽，气上冲感，晨起咯白黏痰、量少，咽痒，口干舌燥，怕冷，自汗，偶有腹胀、呃逆，纳一般，眠可，小便可，大便两日一行，舌淡红，苔白，脉细。

【辨证】风邪犯肺，气阴两伤。

【治则】疏风止咳，益气养阴。

【处方】自拟疏风止咳方。

紫苏叶10g，枇杷叶15g，炒苦杏仁10g，炒牛蒡子15g，蝉蜕10g，紫菀15g，酒地龙10g，太子参25g，麦冬15g，半枝莲25g，白花蛇舌草25g，砂仁15g，甘草片10g。

7剂，每日1剂，水煎服，分2次服。

【二诊】2020年7月19日。服药7剂后，患者咳嗽、气逆感较前明显好转，咽痒、腹胀消失，口干舌燥缓解，仍有怕冷、汗多，大便每日一行，偏稀，舌淡红，苔白，脉细缓，在前方基础上去苦杏仁，加桂枝15g，芍药15g，黄芪20g。

7剂，每日1剂，水煎服，分2次服。

【三诊】2020年7月26日。咳嗽已基本缓解，怕冷、汗多好转，大便可，舌淡红、苔白、脉滑。在前方基础上去牛蒡子、蝉蜕，加五味子10g，黄精15g。14剂，每日1剂，水煎服，分2

次服。

【四诊】2020年8月10日。患者已无明显不适，嘱患者饮食清淡，忌辛辣刺激之品，忌烟酒，坚持肺康复训练，6个月后复查胸部CT。2021年2月随访，咳嗽未再发。

【按语】本案患者年过六旬，脏腑亏虚，肺癌有形之实邪长时间瘀积体内，损耗正气，肺癌根治术虽祛实邪，亦耗气伤血，《黄帝内经》云："正气存内，邪不可干；邪之所凑，其气必虚。"本案患者晨起咳嗽明显；肺与大肠相表里，肺失宣降，则大肠传导失职，胃肠相连，肠腑失于通降则胃失和降，胃气上逆则见腹胀、呃逆；结合舌淡红、苔白、脉细可辨证为"风邪犯肺、气阴两伤证"，治当"疏风止咳、益气养阴"。急则治其标，一诊时风邪为患，故高宝海主任在治疗上选用苏叶、枇杷叶、蝉蜕、牛蒡子、紫菀等大量辛散之药以祛邪外出。辛散之药多兼具调畅气机之效，既祛风邪，又畅气机，用于兼有腹胀、呃逆等气机不畅的风邪咳嗽，可谓事半功倍。方中用半枝莲、白花蛇舌草此类清热消肿散结之品。燥易伤肺，患者已出现气阴两虚之象，应及时补益气阴，以防燥伤肺络而出现咳血，故方中加入太子参、麦冬以益气养阴。此阶段虽有补益气阴之药，但全方仍以疏风止咳为主，滋阴药多收敛，疏风药多辛散，此时重用滋阴恐致闭门留寇。二诊时咳嗽已明显好转，腹胀消失，大便偏稀，故在前方基础上去滑利之苦杏仁，怕冷、汗多未见明显好转，考虑体虚营卫失和、卫外不固，故加桂枝、芍药调和营卫，黄芪益气固表以增强止汗之功。此患者病虽缠绵1年余，气阴已伤，法当大幅益气养阴，然腠理开，卫外不固，外邪仍在，一味补益犹如开阀注水，终是徒劳，故二诊在祛除风邪的基础上辅以益气固表。三诊时患者邪去十之八九，正气来复，卫外已固，此时当固本培元，益气养阴，故在二诊基础上适量减少风药的使用，加用黄精、五味子以滋阴敛肺。此医案充分体现高老治疗肺癌术后咳嗽时，攻补并举，以祛邪为主，调补为辅的治疗思路，切中病机，疗效显著。

医案二十四

患者魏某，女，60岁，2023年3月15日初诊。

【现病史】反复咳嗽3月余。2022年12月20日感染新冠病毒后出现咳嗽咳痰，痰多色黄质黏稠，鼻塞流涕，发热，自行服用感冒药后，鼻塞流涕症状好转，已不发热，但咳嗽迁延难愈，遂求诊于门诊。刻下见：咳嗽咳痰，痰少难咳出，色黄质稠，晨起较甚，口干，乏力，精神较差，平素易烦躁，畏寒，纳、寐差，大便干结难解，小便偏黄。舌淡红，苔薄黄，脉滑数。

【辨证】痰热壅肺证。

【治则】清泄肺热，化痰止咳。

【处方】柴芩温胆汤加减。

黄芪30g，柴胡15g，黄芩15g，法半夏10g，桂枝10g，白芍15g，太子参20g，干姜5g，红枣3个，厚朴15g，苏梗15g，甘草8g，茯苓20g，杏仁10g，陈皮10g。

7剂，日1剂，分早、晚2次温服。

【二诊】2023年3月22日。服药后咳嗽较前明显好转，晨起稍咳，痰少色白质稀，无恶寒发热等不适，纳、寐尚可，大便情况较前好转，小便调，一诊方获效，守方酌加白术20g，桑白皮10g。7剂尽，已无明显咳嗽、咳痰，便秘较前明显好转。

【按语】感染后期，余邪未清，正气受损，痰热未清，痰热壅阻于肺脏，导致肺之宣发肃降功能失调，肺气上逆，发为咳嗽，故用药宜祛邪与扶正并用，不可单用辛苦寒凉之品，以免损害脾胃。根据十二经脉中"肺与大肠相表里"，即肺失清肃则大肠传导失常，因为肺主气，肺为华盖，处于最高位，主气机的升降，而大肠主传导功能，必须接受肺气与津液的输布，并有赖于肺的肃降才能完成排泄糟粕的作用。若大肠之气闭塞不通，上逆可为咳嗽；若大肠之气机通畅，则有利于肺的肃降，对肺病的恢复起着促进作用。故在治疗本病时，加杏仁宣降肺气，并有通便的作用；选白术健脾，促进脾胃运化，也是为了达到通畅大便的目的。本病后期正气虚，故大剂量使用黄芪，意在提升患者自身的抵抗力，达到驱邪外出的用意。复诊效果可见一斑，方中干姜、大枣温胃，入营匡扶正气，祛邪扶正，疾病得愈。

医案二十五

患者李某，男，75岁，2023年3月20日初诊。

【现病史】新冠感染后咳嗽2月余。自诉2023年1月初感染后出现咳嗽，恶寒发热，自行服用"小柴胡颗粒""布洛芬胶囊"后已无发热，稍恶寒，但仍咳嗽，遂就诊于高老门诊。

刻下症见：咳嗽咳痰，痰少色白质黏、难咳出，偶有痰中带血丝，咽干咽痒，口渴，纳、寐一般，大便偏干，小便调。舌淡红，苔白少津，脉细。

【辨证】肺阴亏虚证。

【治则】滋阴润肺、宣肺止咳。

【处方】沙参麦冬汤合止嗽散加减。

沙参20g，麦冬15g，玉竹8g，桑叶10g，甘草6g，天花粉10g，紫菀20g，陈皮10g，茯苓10g，杏仁10g，枇杷叶10g，侧柏叶8g。

7剂，日1剂，分早、晚饭后2次温服。

【二诊】2023年3月27日。服药后咳嗽较前明显好转，已无痰中带血、咽干咽痒等不适，纳寐可，二便调。一诊方获效，守方，去侧柏叶、紫菀、玉竹。7剂尽，已无咳嗽咳痰。

【按语】感染后，邪气入里，郁久化热，灼伤阴液，肺为娇脏，肺阴受伤，导致肺肃降功能失职，则发为咳嗽，故用药宜祛邪与滋阴并用。肺脏清虚娇嫩，"只受得本脏清气，受不得外来客气"，阴虚日久，燥自内生，肺脏自损，演变为肺燥干枯。肺津亏虚，肺系失润则干咳不已或痰少而黏，津不上承则口舌干燥而渴。肺位居上，上焦病不愈，则下传胃腑，而见肺胃受损，故治以甘寒之品。机体感染病邪后，津液耗伤，阴亏肺燥，发为咳嗽，本病后期，津液受伤，损及阴分，故用甘寒救其津液，方中沙参、麦冬清热润燥，滋养肺胃之阴液，以治肺胃有热，阴液亏虚的干咳、口干咽干；玉竹、天花粉以助沙参、麦冬增强润肺胃之阴；甘草益气和胃；桑叶疏达肺络，清肺止咳；陈皮、茯苓合用，加强止咳化痰之功用；枇杷叶清热润肺止痒，缓解咽痒症状；侧柏叶化痰，止咳止血，修复灼伤之肺络；紫菀润肺下气，化痰止咳，增强润肺作用；杏仁既能止咳又能通便，一药两用，在感染病程中，前期患者往往出现高热不退的症状，热邪煎熬津液使全身阴液亏乏，进而导致肺脏失去阴津的濡润，肺部燥邪偏盛，形成内燥，当内外各种因素导致肺叶干燥枯槁时，可煎灼全身之阴液，而肺燥亦可影响肺脏宣肃功能，使津液布散失常，阻于中、上二焦，不能灌四旁，形成阴虚的状态。复诊发现治疗效果明显，表明感染后期采用滋阴润燥法治疗难愈的咳嗽，可获佳效。

医案二十六

患者钟某，女，28岁，2023年1月19日初诊。

【现病史】反复咳嗽6周，加重3周。患者6周前出现轻微咳嗽，因有备孕需求未进一步治疗，3周前感染新冠病毒后咳嗽明显加重，伴白痰，行中医治疗。刻下症：咳嗽，咳白痰量多，咳嗽声紧，时有头昏，无咽干咽痒，无咽痛，无口干、口苦、口渴，饮水不多，纳、眠一般，二便调，舌淡暗，苔白厚腻，脉沉细。查体：双肺呼吸音清，未闻及干湿啰音。

【辨证】痰湿内盛。

【治则】温肺散饮，止咳平喘。

【处方】射干麻黄汤合三子养亲汤加减。

款冬花15g，射干15g，法半夏15g，蜜麻黄15g，紫菀15g，大枣10g，五味子10g，紫苏子10g，芥子10g，炒莱菔子10g，旋覆花10g，黄芩10g，乌梅10g，细辛3g。

共7剂，早、晚2次温服。

【二诊】2023年2月6日。患者诉咳嗽频次较前明显减少，咳少许白痰，舌淡红，苔白厚腻，脉细。予原方减黄芩，加麦冬15g，细辛增至5g。共7剂，早、晚2次温服。

【三诊】2023年2月13日。患者诉咳嗽缓解，出现咽痛，头痛，舌红苔薄。予银翘散加减。芦根25g，连翘、桔梗、牛蒡子各15g，金银花、淡竹叶、淡豆豉、薄荷、甘草、荆芥、羌活、北柴胡各10g。共3剂，早、晚2次温服。药后诸症缓解，予停药。

【按语】患者为年轻女性，病毒感染后咳嗽加重，痰白量多，头昏，饮少，舌淡暗，苔白厚腻，脉沉细提示肺脾气虚，痰湿内生，水饮冲逆，表邪不解而咳嗽、头昏，故予射干麻黄汤合三子养亲汤为主方，咳嗽、头昏加旋覆花降逆，咳嗽声紧加乌梅清利咽喉，加黄芩避免痰湿化热。二诊时咳嗽症状明显减轻，且舌色从淡暗转变为淡红，白痰减少，提示患者经过温肺散饮后，阳气升发，津液来复，可去除黄芩避免苦燥伤津，并加麦冬继续顾护津液。由于舌苔仍白厚腻，予增加细辛剂量加强散饮功能。三诊时患者咳嗽缓解，但出现咽痛、头痛等不适，舌红苔薄提示水饮已去，予银翘散疏风清热、清除余邪。

医案二十七

患者张某某，女，28岁，2021年6月10日初诊。

【现病史】反复咳嗽5月余。患者5个月前无明显诱因出现咳嗽，少量白痰，无咽痒咽痛，无恶寒发热，无胸闷喘息，于当地医院行相关检查后诊断为咳嗽变异性哮喘，口服孟鲁司特、氯雷他定，并间断采用布地奈德联合特布他林雾化治疗，前期咳嗽可减轻，但近期效果不显。刻下症：咳嗽，晨起咳少量白黏痰，偶有呛咳、咽痒，无发热恶寒，无鼻塞鼻涕，无咽痛，无胸闷喘息，纳、寐尚可，二便正常，舌淡，苔薄白，脉弦。

【辨证】肺卫不固，风邪外袭。

【治则】疏风宣肺止咳，兼益气固表。

【处方】止嗽散、桑菊饮、玉屏风散加减。

紫菀12g，百部12g，白前12g，陈皮6g，荆芥6g，桔梗6g，桑叶12g，菊花12g，桑白皮12g，炙黄芪20g，炒白术10g，防风10g，炙甘草6g。

5剂，日1剂，水煎，分两次饭后服。

【二诊】2021年6月16日。患者诉服用上方后咳嗽改善不显，咳痰咽痒已无，但咳嗽仍存，患者诉情绪激动时及夜间较甚，高老认为本患者咳嗽为情绪激动及夜间明显，故转换思路从气机升降、厥阴气机失阖着手，改用乌梅丸加减。制乌梅40g，黄连6g，川黄柏6g，细辛2g，桂枝2g，川椒2g，干姜2g，制附片2g，当归10g，党参10g，柴胡10g，前胡10g，茯神10g。

7剂，日1剂，浓煎为200ml，睡前1小时服用。

【三诊】2021年6月24日，患者诉服上方4剂后咳嗽明显改善，现夜间不咳，情绪激动时时偶微咳，但频率较前明显减少，效不更方，予原方继服7剂。

【按语】本患者按常规辨证病机确属风邪外袭，因病久故兼肺卫不固，然随证处方却效果不显。二诊细问患者咳嗽特征，情绪激动及夜间明显，故转换思路从恢复气机升降入手，因其与情绪有关，故以厥阴气机失于阖降为根本，改乌梅丸加减，并合入柴胡、前胡，取柴、前、梅连煎意以疏肝宣肺止咳。因患者夜间咳甚，故加入茯神宁心安神，并嘱其煎药时浓煎，一次性睡前服用，认为在症状发作或加重前服药可增强药效，符合"择时服药"理论。诸药相配，厥阴气机阖降、机体气机升降出入运行正常，肝肺和调，故咳嗽得除。

第二节 心悸医案

患者，男性，63岁。

【现病史】心悸、胸闷、乏力3年余。患者近3年来经常出现心悸，时作时止，全身乏力较明显，夜间曾有胸闷，时有脘腹胀满，既往频发性室性早搏，糜烂性胃炎多年。查体：心率108次/分，偶有早搏。心电图：室性早搏，不完全性右束支传导阻滞。睡眠多梦，纳呆，大便溏，小便可。舌淡红胖大，苔白，脉促。

【辨证】心脾两虚证。

【治则】益气养血复脉。

【处方】

黄芪20g，太子参20g，白术20g，茯苓20g，麦冬20g，白芍20g，山萸肉20g，山药20g，枳壳15g，焦山楂15g，焦神曲

15g，炒麦芽15g。

14剂，水煎服，每日1剂。

【二诊】心悸好转，仍有乏力感，偶有胸闷、腹胀，饮食较好，大便不成形，每日三四次。上方加丹参15g，白蔻仁20g，砂仁10g。

【三诊】心悸、乏力、胸闷、腹胀及大便溏泄均好转，睡眠多梦、易惊，舌淡红胖大，苔白，脉沉略细。原方加炒枣仁20g，合欢花20g，首乌藤20g。继进7剂，水煎服。医嘱：节饮食，畅情志，慎起居，继服参松养心胶囊以巩固治疗。

第三节　喘证医案

患者，男性，76岁。

【现病史】憋喘6年余。患者6年前因受风寒引起憋喘，春、夏易常发作，常服用氨茶碱、异丙肾上腺素等药物，时轻时重。患者3日前突然哮喘发作，不能平卧，张口抬肩，声粗气喘，鼻有清涕，喉有痰鸣音，咯白色清稀痰，脉浮紧，舌淡苔白。听诊：两肺哮鸣音满布。

【辨证】风寒袭肺。

【治则】宣肺散寒，祛邪止哮。

【处方】小青龙汤加减。

炙麻黄6g，炒杏仁12g，桂枝6g，细辛6g，五味子6g，干姜6g，半夏10g，茯苓15g，徐长卿20g，葶苈子20g，炙甘草6g。

水煎服，每日1剂，分早、晚两次温服。

【二诊】患者哮喘大减，已能入睡，按上方继续服用2剂。

【三诊】哮喘症状显著减轻，上方去桂枝，减细辛至3g，加乌梅酸收敛，以防诸药耗散太甚，加太子参健脾补虚扶正，连服6剂。

【四诊】哮喘已平，改用益气温肾固本之剂，间断服3个月收功。

第三章

肝胆脾胃系病证

第一节 腹痛医案

医案一

患者薛某某,女,21岁。2022年3月7日初诊。

【现病史】腹痛1天。患者1天前无明显诱因出现腹痛,左下腹明显,伴恶心呕吐,大便未解,不排气,曾自行口服六味安消胶囊等药物治疗,未效,均吐出,遂来院就诊。行腹部正位片示:右下腹部有少量积气,有液平面。查体见左下腹压痛,腹肌紧张。患者精神不振,面色苍白,形体消瘦。舌质红,苔黄腻,脉弦滑。

【辨证】燥粪内结证。

【治则】通腑导滞。

【处方】大柴胡汤加减。

柴胡24g,黄芩10g,半夏12g,枳实15g,白芍20g,大黄10g(后下),芒硝6g(后下),厚朴12g,生姜12g,大枣5枚,甘草6g。

2剂,水煎服,每日1剂。

【二诊】服上药后大便4～5次，便内有硬结，便后自觉舒畅，腹痛减轻，精神好转。上方继服3剂，水煎服，每日1剂。

【三诊】腹部时有隐痛，余无明显不适。复查腹部正位片示：右下腹有少量积气，未见液平面。上方去大黄、芒硝，继服3剂，水煎服，每日1剂。嘱患者饮食清淡、易消化。

【四诊】服药后诸症状大减，腹痛基本消失，诉饮食后觉腹胀，二便尚调。

【处方】柴胡15g，黄芩8g，半夏12g，枳实12g，白芍15g，紫苏12g，焦山楂15g，炒麦芽15g，炒神曲15g，莱菔子12g，麸炒白术12g，甘草6g。

7剂，水煎服，每日1剂。

【按语】中医学认为"六腑以通为用""以降为顺"，凡肠腑外伤、食积、热郁、湿阻等均可导致肠腑气机阻滞，传导障碍，清浊不分，积于肠内，发为腹痛。本例为粪石型梗阻，系脏腑功能失常，肠道功能障碍而致的气机痞塞，肠道不通，不通则痛。依据肠腑功能，治则以通为用，方用大柴胡汤加减以逐下燥结、通里攻下。

医案二

患者田某某，女，45岁。2022年5月23日初诊。

【现病史】小腹胀痛2天。患者2天前生气后出现小腹胀痛，痛无定处，时作时止，嗳气频作，两胁胀满不舒，口苦，大便干，既往有胆囊炎、胃炎病史，舌尖红，苔薄黄，脉细弦。

【辨证】肝郁气滞证。

【治则】疏肝解郁，理气止痛。

【处方】柴胡解郁汤（经验方）加减。

柴胡15g，白芍15g，枳实10g，甘草10g，白术15g，郁金10g，丹皮12g，黄芩10g，黄连6g，木香6g，延胡索15g，厚朴15g，大黄5g，代赭石15g，旋覆花12g，生姜9g。

7剂，水煎服，每日1剂。

【二诊】服药后小腹胀痛明显减轻，嗳气、口苦减轻，二便调，舌尖红，苔薄黄，脉细弦。上方去大黄、代赭石、旋覆花，加炒栀子12g，橘核15g。7剂，水煎服，每日1剂。

【按语】《证治亡补·腹痛》谓："暴触怒气，则两胁先痛而后入腹。"《医学传真》曰："夫通则不痛，理也。但通之法各有不同，调气以和血，调血以和气，通也。下逆者使之上行，中结者使之旁达，亦通也。"本案是由情志不遂，肝失条达，气机不畅，气机阻滞而痛作，故治疗予柴胡解郁汤加减以疏肝解郁、行气止痛，疗效甚佳。

医案三

患者杨某，男，39岁。2022年9月16日初诊。

【现病史】左下腹反复疼痛2年余。患者近2年左下腹反复疼痛，伴腹胀、乏力，曾行肠镜检查示：慢性结肠炎。口服匹维溴铵、莫沙必利等药物治疗，效果一般，体重下降明显，今日来诊，患者诉左下腹疼痛，腹胀，头晕沉，心慌、乏力，四肢发凉，大便溏薄，舌质淡，苔薄白，脉弦缓。

【辨证】脾虚气滞证。

【治则】健脾养胃，行气止痛。

【处方】香砂六君子汤加减。

党参15g，半夏12g，白术15g，茯苓15g，山药15g，陈皮12g，甘草6g，木香6g，砂仁8g（后下），生姜12g，大枣6枚，厚朴12g。

7剂，水煎服，每日1剂。

【二诊】服药后患者腹痛、腹胀基本消失，仍觉周身乏力，懒言，舌质淡，苔薄白，脉细缓。

【处方】补中益气汤加减。

黄芪20g，党参15g，白术15g，升麻8g，柴胡12g，当归12g，陈皮12g，茯苓15g，炙甘草6g，生姜12g，大枣5枚，桂枝10g。

14剂，水煎服，每日1剂。

【三诊】诸症皆除，舌质淡，苔薄白，脉缓。上方继服7剂以巩固疗效。

【按语】本例腹痛以胀痛为主，结合舌脉辨证为脾虚气滞证。香砂六君子汤出自《医方集解》，为健脾理气和胃之良方。本案患者乃脾虚胃弱，无力推动，不通则痛所致，故用香砂六君子汤加减以行气止痛。因久病脾虚，化源不足，气虚不能通达四肢而致四肢发凉；心主血，血虚不能养心，则心慌、头晕。故二诊予补中益气汤加减以益气温经通阳而获效。此为攻补兼施之治法。

医案四

患者粟某某,男,57岁。2022年10月19日初诊。

【现病史】腹痛1天。患者诉1天前饮食不节后出现脘腹胀满疼痛,烧心反酸,恶心欲吐,腹泻,泻后痛减,大便臭秽,无头痛发热,小便调,舌质红,苔腻略黄,脉滑。来院后查血常规正常,大便常规+潜血:阴性。

【辨证】饮食积滞证。

【治则】消食导滞,理气止痛。

【处方】枳实导滞丸加减。

大黄6g,枳实12g,炒神曲15g,黄芩8g,黄连6g,茯苓15g,泽泻20g,白术15g,木香12g,槟榔10g,甘草6g。

3剂,水煎服,每日1剂。嘱患者饮食清淡、易消化。

【二诊】服药后腹痛大减,未再腹泻,纳食可,食后诉腹胀,舌质红,苔黄腻已除,脉略滑。上方去大黄,改泽泻15g,加厚朴12g,陈皮12g,炒麦芽15g。7剂,水煎服,每日1剂。

【三诊】诸症基本已除,未再服药。

【按语】《内经》中曰:"五脏藏精气,故满而不能实,六腑传化物,故实而不能满。"患者因饮食过量,损伤脾胃的运化功能,脾主升清,胃主降浊,脾胃不运,气机停滞,故不通则痛,运化停滞,故上逆为呕恶,下伤为腹泻,方予枳实导滞丸加减,以消食导滞、理气止痛,药到痛减。

医案五

患者刘某某，女，32岁。2022年12月24日初诊。

【现病史】发作性腹痛月余。近1个月患者无明显诱因出现腹痛，呈发作性，每当午后即觉腹中疼痛，痛时自觉腹肌向内拘急抽搐，无恶心呕吐，纳、眠尚可，二便调。曾行肠镜检查示：慢性肠炎，服西药治疗效果不甚理想，今日来诊。患者平素月经不规律，经色黑紫，挟有血块。舌质暗，苔薄白，脉弦细。

【辨证】肝木横逆克犯脾土，气血不和。

【治则】平肝缓急，调和气血。

【处方】桂枝汤加减。

桂枝10g，白芍30g，生姜10g，大枣12枚，炙甘草10g，延胡索12g，香附12g，柴胡15g。

7剂，水煎服，每日1剂。

【二诊】服药后腹痛未再发作，舌质暗，苔薄白，脉弦细。调方如下：当归15g，白芍20g，川芎15g，白术20g，茯苓20g，泽泻15g，炙甘草10g。7剂，水煎服，每日1剂。

【按语】众所周知，营卫生成于水谷，而水谷传输于脾胃，所以，脾胃之气旺盛，则营卫生化之源充足，营卫和调则气血阴阳随之也和。本案用桂枝汤加减，取其调和脾胃之力，通过调补脾胃，达到启化源，滋营卫，益气血，和阴阳的目的。又重用白芍，使其能和脾阴，利血脉，又能柔肝缓急以止疼痛。二诊予当归芍药散加减以养血调肝、健脾渗湿，使肝血充足，脾气健旺，血行湿去，疼痛等症自愈。

医案六

患者李某，女，28岁。2023年2月7日初诊。

【现病史】发作性右腹痛4年，加重2天。患者4年前因患急性阑尾炎行手术治疗，术后伤口愈合尚可，但是腹痛时发，西医诊为肠粘连。曾就诊于多家医院，效果不佳。2天前受凉后腹痛再次发作，右腹部隐痛，上窜胁肋，下牵阴股，畏寒，纳、眠可，二便调。舌质暗淡，苔薄白，脉沉弦。

【辨证】血瘀气滞寒凝证。

【治则】活血化瘀，行气散寒止痛。

【处方】少腹逐瘀汤加减。

川芎12g，红花10g，桃仁10g，乌药10g，木香6g，附子10g（先下），干姜6g，小茴香10g，三七6g（冲服），没药3g。

5剂，水煎服，每日1剂。嘱患者忌食生冷、油腻。

【二诊】服药后腹痛大减，守上方继服7剂，水煎服，每日1剂。

【三诊】腹痛未再发作，畏寒改善，舌质暗淡改善，苔薄白，脉弦略沉。上方去附子，加用桂枝10g。7剂，水煎服，每日1剂。

【按语】本案患者术后出现肠粘连而致气血运行不畅，日久不愈以致血瘀气滞，而发腹痛。久伤正气，导致体虚，阳气不得温养，故畏寒。寒主凝滞收引，受凉后疼痛加重。病痛在右下腹，上窜胁肋，下牵阴股，此为肝经所过之地。舌质暗淡，苔薄白，脉沉弦，为血瘀气滞寒凝之象，治当活血行气与散寒止痛并举。

医案七

患者曲某某，男，32岁。2022年12月20日初诊。

【现病史】晚间上腹部隐痛伴嗳气、泛酸反复发作2年。患者诉近2年晚间发作上腹隐痛，伴嗳气、泛酸，喜按喜暖，进食饼干可缓解。劳累受寒诱发，纳食尚可，口不渴，小便清长，不解黑便。冬春季发作多。胃镜报告示十二指肠球部溃疡，幽门螺杆菌（−）。大便潜血（−）。面色萎黄，上腹部轻压痛，手足不温。脉沉细，舌质淡红，薄白苔。

【辨证】脾胃虚寒。

【治则】益气健脾，温中和胃。

【处方】黄芪健中汤加减。

黄芪30g，桂枝15g，白芍15g，党参20g，甘草3g，郁金10g，延胡索10g，乌贼骨20g，瓦楞子15g，旋覆花10g（包煎），干姜10g，大枣6枚。

7剂，水煎服，每日1剂。忌食酸性食物，注意避寒保暖。

【二诊】上腹部隐痛缓解，已无嗳气、泛酸，仍上腹部怕冷，效不更方，再进10剂。

【三诊】无明显不适，再进10剂，以后服附桂理中丸善后。2年后追访未复发。

【按语】本案属脾胃虚寒之"胃脘痛无疑"。素体阳虚，中阳不振，脾虚中寒，故胃脘隐痛、喜按喜暖。温煦失职而畏寒，手足不温。脾虚则气机不畅，升降失常而嗳气泛酸。口不渴，尿清长，面色萎黄，脉沉细，舌淡苔薄白，皆属脾胃虚寒之象。方以黄芪、党参、大枣益气健，桂枝、干姜温中和胃，白芍、甘草、延胡索、郁金理气缓急止痛，旋覆花降逆止嗳，乌贼骨、瓦楞子制酸。

医案八

患者杨某，女，30岁。2021年6月27日初诊。

【现病史】 腹痛伴黏液脓血便6年余。患者曾行结肠镜示溃疡性结肠炎，左半结肠。间断服用美沙拉嗪等药物，病情控制尚可，但每遇饮食不慎或过于疲劳而诱发。现大便每日3、4次，不成形，黏液便，带脓血，伴腹痛、里急后重，乏力，腹部胀满不适，肠鸣，矢气频，月经时痛经，经期10天，量少。纳差，舌暗、苔黄腻，脉细滑。

【辨证】 肝郁脾虚，湿热内蕴。

【治则】 健脾疏肝，清热燥湿。

【处方】 自拟方。

黄芪30g，连翘15g，赤芍10g，白芍10g，生甘草10g，生蒲黄10g，附子6g，炒薏苡仁30g，败酱草20g，焦山楂10g，焦麦芽10g，焦神曲10g，白芷10g，防风10g，麸炒白术10g，三七3g。

14剂，水煎服，每日1剂。

【二诊】 服药后大便次数减少，每日1~2次，基本成形，黏液较前减少，偶有脓血，里急后重，乏力减轻，腹痛、腹胀，经前大便有黏液无血，经后大便带脓血，纳差，舌暗，苔薄黄，脉细滑。故于上方加阿胶10g，续断10g，益母草12g，酒黄精30g，灵芝30g。14剂，水煎服，每日1剂。

【三诊】大便每日1次，成形，偶有黏液及脓血，里急后重减轻，无腹胀，经期少量脓血便，月经过后正常，痛经较前减轻，舌暗，苔薄黄，脉细滑。前方加香附10g，鹿衔草30g。14剂，水煎服，每日1剂。

【四诊】大便每日1次，成形，无黏液脓血便，腹部偶感不适，便前腹痛，便后痛缓，肠鸣，舌暗，苔薄黄，脉细滑。前方去香附、鹿衔草，加陈皮10g，木香10g。14剂，水煎服，每日1剂。随访半年无复发。

【按语】本案患者为年轻女性，经期绵长，痛经，且腹痛胀满，纳差，劳累及饮食不节复发，为中焦虚损之证。情志及劳倦损伤脾气，脾气运化失司，致使湿浊丛生，下降于肠间，郁久蕴热，故下迫大肠，出现里急后重、腹痛、下痢脓血之象，而久病损及气血，且脾虚气血生化乏源，故患者月经缠绵，痛经时作，而见气滞血瘀之象，二者相互影响，肠络失养，发为赤白之痢。故治先清热燥湿，健脾疏肝理气。在中虚改善之后，再加入理气行血之药，达到行血、养血、止血之效。

医案九

患者柳某某，女，36岁。2022年7月17日初诊。

【现病史】腹胀、隐痛、腹泻反复发作3年。患者诉3年前起,时常发作腹泻,稀便或带黏液,每日2～3次,肛门灼热、坠胀,便意频,治疗可缓解,但仍反复,伴口苦、口黏腻,不渴,小便略黄,神疲乏力,气短懒言,无发热。喜食辛辣、煎炸食物。否认菌痢史。查体可见患者精神萎靡,脐周轻压痛,未触及包块,肠鸣音正常。大便常规示黏液便,镜检(-)。全结肠镜检示全结肠炎。脉濡数,舌红,黄白腻苔。

【辨证】湿热壅滞,脾虚失运。

【治则】清热燥湿,理气健脾,消食化积。

【处方】木香槟榔丸(《医方集解》)加减。

广木香8g,槟榔10g,陈皮10g,瓜蒌壳12g,黄连8g,熟大黄8g(后下),神曲10g,炒莱菔子15g,党参30g,炒山楂12g,炒麦芽12g,石榴皮10g,甘草3g。

7剂,水煎服,每日1剂。忌食辛辣、油腻、煎炸及生冷饮食。

【二诊】腹胀明显减轻,大便每日1～2次。尚成形,有时夹黏液,肛门仍灼热坠胀,精神好转。守上方续服7剂。

【三诊】大便成形,每日1次,纳食可,尿不黄,腹无胀痛。脉濡,舌淡红,薄白苔。湿热已清,拟益气健脾,消食导滞为法,用七味白术散加减。党参30g,茯苓10g,藿香10g(后下),炒白术10g,炒山楂10g,炒麦芽10g,神曲10g,广木香6g,甘草8g。10剂,水煎服以善后。

【按语】本患者发病因饮食不节,复感湿热之邪,两相搏击,壅滞中焦,困阻脾土而泄泻。湿热下注则泻下急迫、肛门灼热,湿热阻滞中焦,气机不畅而腹胀痛。反复日久脾气受损则神疲倦怠，气短懒言。脉濡数，舌红、黄白腻苔是湿热内蕴，脾虚受损之象。方中大黄、黄连泄热燥湿，木香、槟榔、陈皮、炒莱菔子理气顺气而导滞，神曲、山楂、麦芽消食导滞化积，党参、甘草健脾益气和中，石榴皮温肠收敛。后期以七味白术散加减，以达芳香健脾、益气消食之目的。

医案十

患者周某，男，42岁。2023年5月6日初诊。

【现病史】腹痛、腹泻6年。患者于6年来反复出现晨起时腹痛，痛时即稀便，便后腹痛减，工作压力大，常焦虑，失眠时病情加重，肠镜检查报告示正常。舌红，苔白，脉弦。

【辨证】肝旺脾虚。

【治则】泻肝健脾。

【处方】痛泻要方加减。

白芍30g，党参15g，炒白术15g，茯苓15g，木瓜15g，木香10g，陈皮12g，防风10g，乌梅20g，肉豆蔻5g，炙甘草5g。

10剂，水煎服，每日1剂。

【二诊】服药后腹痛消失，大便偶不成形，失眠，舌淡，苔白，脉弦。守法调药；上方去木瓜，加合欢皮15g，白蒺藜12g。7剂后愈。

【按语】患者以"腹痛、腹泻"为主症，痛则泻，泻后痛减，焦虑及失眠时加重。根据高老观点，辨证属肝旺乘脾，脾土受伐，故而以抑肝扶脾为法，以白芍、木瓜、乌梅柔和肝体、抑制肝阳；重用芍药以柔肝缓急止痛；加以健脾之党参、炒白术、陈皮等甘温益气；木香醒脾助运化；防风为风药，以胜湿止泻，条达肝气；脾喜燥恶湿，脾阳宜健，肉豆蔻温中化湿，且能涩肠止泻，符合脾之特性，又有先安未受邪之地的作用。二诊症状明显减轻，仍有失眠症状，且患者既往肝气易郁，辅以合欢皮、白蒺藜以疏肝解郁安神，以达其效。

医案十一

患者霍某，男，56岁。2023年6月24日初诊。

【现病史】 反复腹痛、泄泻8年。患者自诉腹痛、泄泻反复发作8年余，每次发作左上腹必然隐痛，或阵发性剧痛，痛必泄泻，一日数次，先后就诊于多家医院，皆诊断为"慢性结肠炎"，治疗数年，未见好转，现患者腹痛泄泻，泻后痛减，一日数作，便下酸腐，胸闷，脘腹胀痛，胃痛减少，嗳腐吞酸，精神萎靡。舌质红，苔薄黄腻，脉滑数。

【辨证】 湿热内阻，气血不和。

【治则】 清热利湿，调和气血。

【处方】 芍药汤加减。

赤芍9g，当归9g，柴胡9g，黄芩9g，黄连3g，肉桂6g，槟榔9g，木香9g，砂仁9g，五灵脂9g（包煎），诃子9g。

5剂，水煎服，每日1剂。

【二诊】 患者腹胀、腹痛减轻，大便成形，每日1次，食欲增强，舌淡红，苔薄黄腻，脉弦数。守方继服14剂，泄泻未复发，诸症若失。

【按语】 对于腹泻一病，中医学认为暴泻属实，久泻属虚。昔贤更有"久泻无火"之说。如张介宾云："凡脾泄久泄证，大都与前治脾弱之法不相远，但新泻者可治标，久泻者不可治标，且久泻无火，多因脾肾之虚寒也。肾为胃关，开窍于二阴，所以二便之开闭，皆肾脏之所主，今肾中阳气不足，则命门火衰……阴气盛极之时，则令人洞泄不止也。"诚然，久泻发生多由脾阳虚、肾火衰所致。如中阳素虚，或寒湿直中，脾阳运化失司，清阳之气不升，浊阴不降，精微物质不得上升，反而并趋大肠，以致泻下不止；肾阳不足，命门火微，不能蒸化，亦致久泻。然而，高老对此提出不同见解，临床观察发现，久泻并非仅有"无火"一因，湿热内蕴也是久泻发生的常见病因。如该患者病久，却见舌红、苔黄、脉弦数、嗳腐吞酸、便下酸腐等里热征象，故不可拘泥于"久泻无火"之说而将其辨为虚寒之证。

医案十二

患者叶某，女，42岁。2022年4月16日初诊。

【现病史】发作性上腹部疼痛2年，再发半天。患者上腹部疼痛2年，多在夜间发作，劳累或吃油腻食物诱发。曾多次诊断为"胆囊炎""胆石症"。建议手术治疗，因畏惧开刀，未同意手术。今日中午饱餐之后，腹痛再发，初为右上腹绞痛，此后整个上腹部胀痛，疼痛放射至右肩背，持续钝痛，伴有恶心、呕吐，吐出食物残渣，大便3天未解，尿黄赤、短少。查体：右上腹有明显触痛，可扪及梨形大小的块物，有反跳痛，轻度肌紧张。脉弦数有力，舌质红，苔黄微腻。

【辨证】热郁肝胆，通降失调。

【治则】泄热通腑，疏肝利胆。

【处方】小承气汤加减。

大黄15g，枳实12g，厚朴12g，柴胡30g，延胡索10g，金钱草30g，郁金15g。

2剂，水煎服，每日1剂。

【二诊】药后痛减，守上方继服8剂而愈。

【按语】胆为六腑之一，六腑以通为用，查腑气不通的原因多端，有胃肠结热，有寒凝气滞，有郁热内结，有肝气不舒，有津液匮乏等。本例患者右上腹胀痛、拒按，大便不解，舌红苔黄，脉弦数有力，说明是热结而非寒凝，是气滞而非血瘀，病机总为"不通"所致，故治疗总宜掌握好一个"通"字。"通"是广义的，温中散寒，使寒凝散则气行，是"通"；通里攻下，使传化有常，是"通"；疏肝理气，使气机通畅，是"通"；通经活血，使血液流畅，是"通"；消食导滞，使运化有常，也是"通"。总之，"通"是广义的，可用于各种情况。本例患者虽病在胆，但因肝胆疏泄之令不行，以致肠道传化停顿，上下关格，出入废止，大便因而闭塞，滞塞不运则胀，气机郁滞、不通则痛，升降悖逆则呕。故治疗上除了要注意疏肝理气外，泻下通腑法也不可忽略。本案的治疗始终贯穿一个"通"字，故能满意收效。

第二节 胃痞医案

医案一

患者邵某，男，56岁，2022年8月2日就诊。

【现病史】胃脘胀满5天。5天前患者胃脘痛。行胃彩超示：胃炎。给予口服止痛药物治疗，服药后痛止，觉胃脘部胀满，嗳气，食欲不振，口干，心烦，失眠多梦，脘腹内有凉感，得温则舒，大便干，小便调，舌暗红，苔白厚腻，脉弦。自行口服三九胃泰颗粒治疗，效果不佳，遂来诊。

【辨证】寒热错杂。

【治则】寒热平调，消痞散结。

【处方】半夏泻心汤加减。

清半夏15g，黄连3g，黄芩9g，干姜10g，党参6g，炙甘草5g，陈皮10g，厚朴10g，石菖蒲12g，佩兰12g，大黄6g。

3剂，水煎服，每日1剂。

【二诊】服药后胃胀减轻，食欲好转，时有呃逆嗳气，腹中凉减，大便一日两次，苔腻已去仍白，脉沉弦。上方去大黄，加枳实10g，槟榔15g。7剂，水煎服，每日1剂。

【按语】《伤寒论》第149条云："若心下满而硬痛者，此为结胸也，大陷胸汤主之；但满而不痛者，此为痞，柴胡不中与之，宜半夏泻心汤。"本案病机较为复杂，既有寒热错杂，又有虚实相兼，以致中焦失和，升降失常，当调其寒热，益气和胃，散结消痞，用半夏泻心汤加理气燥湿化痰药物治疗。寒热互用以和其阴阳，苦辛并进以调其升降，补泻兼施以顾其虚实，寒去热清，升降复常，则痞满自除。

医案二

患者刘某某，女，41岁，2022年4月17日初诊。

【现病史】脘腹胀满2天。患者饮食后诉脘腹胀满不适，两胁发胀，急躁易怒，善太息，口苦，大便两日一次，偏干，小便调，舌质红，苔薄黄，脉弦细。既往有胆囊炎病史。

【辨证】肝气犯胃，胃气郁滞。

【治则】疏肝解郁，和胃消痞。

【处方】柴胡解郁汤（经验方）加减。

柴胡15g，枳实12g，白芍12g，炙甘草6g，苏梗15g，金钱草20g，海金沙15g，黄芩10g，郁金10g，炒麦芽20g，大黄5g，厚朴12g，半夏10g。

5剂，水煎服，日一剂。

【二诊】上述症状减轻，大便不爽，舌淡红，苔薄黄，脉弦。上方改枳实15g，厚朴15g。3剂，水煎服，每日1剂。

【三诊】脘腹胀满明显减轻，上方继服7剂，水煎服，每日1剂。

【按语】本案患者证属肝气犯胃、胃气郁滞，兼见气郁化火之征，方选柴胡解郁汤加减以疏肝解郁。柴胡解郁汤为高老经验方，主要由柴胡、枳实、白芍、炙甘草、苏梗组成，加炒麦芽、大黄、厚朴以增其下气除满消积之力，酌加黄芩、郁金以泻火解郁。

医案三

患者刘某,女,67岁,2022年5月10日初诊。

【现病史】脘腹痞满1周。患者脘腹痞满多于进食后加重,按之尤甚,嗳气吐酸,大便黏,味臭,舌红,苔黄腻,脉弦滑。

【辨证】饮食停滞,胃腑失和。

【治则】消食和胃,行气消痞。

【处方】保和丸合化浊汤(经验方)加减。

焦山楂15g,焦神曲15g,炒麦芽15g,莱菔子15g,鸡内金12g,半夏10g,陈皮12g,茯苓20g,连翘10g,白术15g,白豆蔻15g,厚朴10g。

7剂,水煎服,每日1剂。

【二诊】服药后痞满明显减轻,近两日生气后觉胸胁胀满,善太息。上方加柴胡15g,木香10g,白芍12g。5剂,水煎服,每日1剂。

【按语】此案患者发病与进食有关,提示病机为食滞内停,方选保和丸合化浊汤(经验方)加减。化浊汤为高老经验方,主要由白术、白豆蔻、厚朴、半夏、茯苓组成,功用健脾和胃、化痰消痞。保和丸出自《丹溪心法》,此方妙在加入连翘一味。诸药微苦性凉,具有升浮宣散、清热散结之力,在大多消食导滞,和中降气之品中加入连翘,不但能清郁热、散滞结,而且用其升浮宣透之力,以防消降太过而使全方有升有降,有消有散,有温有凉,有化有导。

医案四

患者蔺某，男，61岁，2022年6月20日初诊。

【现病史】 胃胀脘满月余。近1个月患者胃胀脘满，口服吗丁啉、胃蛋白酶治疗，效果不佳，胃胀时轻时重，伴神疲乏力，少言懒动，四肢发凉，纳食不香，口中味淡，眠可，二便尚调。舌质淡红，苔薄白，脉细弱。胃镜检查：慢性萎缩性胃炎。

【辨证】 脾胃虚弱证。

【治则】 补气健脾，升清降浊。

【处方】 补中益气汤加减。

黄芪20g，党参12g，白术15g，炙甘草6g，升麻8g，柴胡12g，当归10g，陈皮12g，山药20g，干姜10g，枳壳12g。

7剂，水煎服，每日1剂。

【二诊】 四肢渐温，胃胀减轻，纳食较前增减，食后嗳气，舌淡，苔薄白，脉细。上方加焦山楂15g，焦神曲15g，炒麦芽15g。7剂，水煎服，每日1剂。

【三诊】 患者昨日饮食不节后出现烧心，恶心，今晨好转，舌淡，苔白腻，脉弦细。处方：胃乐汤（经验方）加减。白术15g，延胡索15g，瓦楞子15g，海螵蛸15g，蒲公英20g，黄连6g，吴茱萸10g，厚朴15g，半夏10g。5剂，水煎服，每日1剂。

【按语】 脾胃同居中焦，脾主升清，胃主降浊，共司水谷的纳运和吸收，清升浊降，纳运如常，则胃气调畅，若升降失常，胃气壅塞，即可发生痞满。本案病机为因实致虚，虚实兼夹，治则虚实兼顾，健脾消滞。三诊时患者又因食积致症状反复，以烧心、恶心为主证，改方胃乐汤加减以健脾行气、制酸健胃。胃乐汤为高老经验方，主要由白术、延胡索、瓦楞子、海螵蛸组成。

医案五

患者邵某某，女，52岁，2022年7月26日初诊。

【现病史】脘腹痞满不舒半月余。患者诉近半个月脘腹痞满不舒，食欲不振，头昏沉不清，困倦懒动，时有恶心，口苦，心中烦闷，舌红，苔黄腻，脉弦滑。肝胆彩超+胃彩超示：胆囊炎、慢性胃炎。

【辨证】湿热阻胃证。

【治则】清热燥湿，理气化痰。

【处方】黄连温胆汤加减。

黄连6g，竹茹12g，枳实10g，半夏12g，陈皮15g，茯苓15g，生姜6g，炙甘草6g，炒栀子12g，柴胡10g，白芍12g。

7剂，水煎服，每日1剂。嘱患者清淡、规律饮食。

【二诊】痞满减轻，食欲好转，心烦减，未再恶心，诉小便发热，大便不爽，舌苔较前变薄，脉弦略滑。上方枳实改为12g，加厚朴10g，车前子12g，瞿麦12g，灯芯草15g。5剂，水煎服，每日1剂。

【按语】《丹溪心法·痞》云："有湿热太甚为痞者"。《温病条辨·湿》曰："脾主湿土之质，为受湿之区，故中焦湿症最多"。黄连温胆汤方中黄连清利中焦湿热,半夏、竹茹燥湿健脾,枳实破气除痞、祛湿通腑,陈皮理气化痰,茯苓健脾利湿,炙甘草调和诸药。其中,黄连配半夏,有"小陷胸汤"之意,有辛开苦降之妙,苦寒之黄连开郁结之痞,半夏辛燥,降心下之痰结,相得益彰。

医案六

患者姜某,女,37岁,2022年5月7日初诊。

【现病史】胃脘部胀满、嘈杂不适7天。患者7天前饮食不洁后出现恶心呕吐,腹泻,输液3天方缓解,现患者饥不欲食,胃脘部胀满、嘈杂不适,食后脘胀更甚,嗳气,口干,大便干,3日一行,小便调,舌红,舌苔剥脱,脉细数。

【辨证】胃阴不足。

【治则】养阴益胃,调中消痞。

【处方】益胃汤加减。

生地15g,麦冬15g,沙参12g,玉竹12g,天花粉15g,芦根12g,陈皮12g,炒鸡内金12g,焦山楂15g。

7剂,水煎服,每日1剂。

【二诊】患者胃胀减轻,食欲较前好转,口干稍改善,仍诉大便干。上方加玄参15g,火麻仁10g。3剂,水煎服,每日1剂。

【三诊】患者大便已行,近两日生气后诉胁肋部胀满不适,夜间睡眠不佳,多梦,舌红,苔薄白,脉细。上方去火麻仁,加柴胡12g,香附12g,合欢皮20g,首乌藤20g。7剂,水煎服，每日1剂。

【四诊】诸症大减，上方10剂继服以巩固疗效。

【按语】痞满治疗应先辨虚实。食滞内停、痰湿中阻、湿热阻胃、气机失调等皆为实痞，脾胃气虚、胃阴不足为虚痞。此患者恶心呕吐、腹泻导致津液耗伤，胃失濡养，气失和降，故见胃胀、嘈杂不适、饥不欲食、嗳气；津液不能上承，则见口干；大便干，舌红，舌苔剥脱，脉细数，为津液耗伤，虚中有热之象，故方选益胃汤加减以养阴益胃、调中消痞。

医案七

患者王某某，男，46岁，2022年3月11日初诊。

【现病史】胃胀3年。患者近3年反复胃胀，曾行胃镜检查示：慢性萎缩性胃炎。口服中药、西药治疗，效果不理想，今日来诊，现患者饮食尚可，食后胃胀明显，烧心，反酸，遇寒则大便次数增多，手足发凉，舌淡胖，脉沉滑。

【辨证】脾胃虚寒证。

【治则】温中健脾，和胃消痞。

【处方】附子理中汤加减。

党参15g，白术15g，炮姜6g，制附子10g，吴茱萸6g，补骨脂15g，大枣20g，旋覆花10g，炙甘草10g。

7剂，水煎服，日1剂。

【二诊】服药后胃胀、烧心、反酸减轻，手足较前变温，大便稀，日2次。上方改炮姜为10g，制附子15g，加肉桂10g，砂仁10g，泽泻15g，陈皮10g。5剂，水煎服，每日1剂。

【三诊】药后诸症减轻，上方加炒麦芽30g。7剂，水煎服，每日1剂。

【按语】此案患者遇寒则大便次数增多、手足发凉、舌淡胖、脉沉滑，可知其胃胀由虚寒引发，此系脾胃虚寒，经云"脏寒生满病"是也。该症也可称之为"假胀"，治疗当取温消之法，方予附子理中汤加减，以温中健脾、和胃消痞。

医案八

患者聂某，女，50岁，2022年5月8日初诊。

【现病史】脘腹胀满不适4天。患者脘腹胀满，食后加重，胸膈满闷，时咳吐痰涎，头沉闷不清，身体困重，食欲不振，口淡乏味，二便尚调。舌淡，苔白腻，脉沉滑。

【辨证】痰湿中阻证。

【治则】除痰化湿，理气和中。

【处方】二陈平胃汤合半夏厚朴汤加减。

半夏10g，苍术12g，陈皮12g，厚朴10g，茯苓15g，枳实10g，紫苏梗15g，生姜10g，炒神曲15g，焦山楂15g，炙甘草6g。

7剂，水煎服，日1剂。

【二诊】服药后脘腹胀满较前明显减轻，周身轻松，食欲较前好转，舌苔较前转薄，诉咳嗽咽痒，上方加桔梗10g，杏仁12g。7剂，水煎服，日1剂。

【按语】《丹溪心法》记载："痞者，与否同，不通泰也，由阴伏阳蓄，气与血不运而成。处心下，位中央，膜满痞塞者，皆土之病也。"本案患者胃脘胀满、咳吐痰涎、身体困重、苔白腻，为脾土不运、痰湿内盛、气机不利之象，故以除痰化湿、理气和中为法。

医案九

患者吴某某，女，56岁。2022年8月20日初诊。

【现病史】右胁下胀满9年。患者9年前因胆囊炎行胆囊切除术，术后出现，右胁下胀满，伴嗳气、反酸，晨起口苦，夜眠不安，视物模糊，二便尚调，舌质红边有齿印，苔薄微黄，脉沉滑。

【辨证】肝胃不和证。

【治则】疏肝利胆，理气和胃。

【处方】越鞠丸加减。

苍术12g，川芎12g，香附10g，炒栀子12g，炒神曲15g，柴胡12g，黄芩6g，半夏10g，党参15g，麸炒白术15g，炒栀子10g，合欢皮20g，甘草6g。

7剂，水煎服，日1剂。

【二诊】经上述治疗后诸症减轻，舌转淡红，脉沉滑，效不更方，上方继服14剂。

【三诊】服药后，胀满已除，胃中和，无打嗝反酸，夜眠可，舌淡红，脉沉。处方：柴胡12g，川芎10g，炒枳壳15g，太子参15g，白术20g，茯苓15g，黄芪20g，合欢皮15g，炒麦芽15g，甘草6g。10剂，水煎服，日1剂。

【按语】此患者为肝胆气逆，横犯胃气引起，以实为主，初诊以疏肝利胆、理气和胃为要。三诊实证已减，治以疏肝利胆和胃，兼以补气养血以固本。

医案十

患者苗某某，女，47岁，2022年8月21日初诊。

【现病史】反复脘腹胀满2个月。患者2个月前无明显诱因出现脘腹胀满，曾口服吗丁啉、泌特等药物治疗，疗效不佳，脘腹胀满时作，有时胃痛，伴有嗳气，纳、眠尚可，二便调。舌红，苔薄白，脉弦。

【辨证】肝气犯胃证。

【治则】益气健脾，疏肝理气。

【处方】四君子汤合左金丸加减。

党参15g，白术12g，白芍20g，茯苓12g，紫苏梗15g，枳壳12g，厚朴6g，香附10g，旋覆花15g，代赭石30g，焦山楂15g，炒神曲15g，黄连5g，吴茱萸3g，炙甘草6g。

7剂，水煎服，日1剂。

【二诊】服药后脘腹胀满、嗳气症状减轻，上方继服7剂。

【按语】方选四君子汤，甘味入脾，益气补虚之中有运脾之力。紫苏梗、香附疏肝解郁、行气理气；枳壳宽胸理气，厚朴行气消食；旋覆花、代赭石平肝降逆；焦山楂、炒神曲消食健脾和胃；左金丸理气止痛；炙甘草调和诸药。

医案十一

患者龙某，女，42岁，2022年11月2日初诊。

【现病史】上腹部胀满月余。患者诉上腹胀满，进食后加重，饥不欲食，口干口苦，心烦易怒，畏寒肢冷，大便黏腻不爽，曾行胃镜检查示慢性萎缩性胃炎，口服胃蛋白酶治疗，效果不显，今日来诊，查看患者舌红，苔黄腻，脉弦。

【辨证】厥阴证。

【治则】调寒热，畅中焦。

【处方】乌梅丸合四逆散加减。

乌梅30g，黄芩8g，黄连3g，干姜10g，附子10g，党参12g，当归10g，桂枝10g，柴胡12g，枳实15g，白芍10g，炙甘草6g。

7剂，水煎服，日1剂。

【二诊】腹胀好转，怕冷改善，大便由黏腻不爽转为先干后稀，矢气增多，上方加厚朴10g，陈皮12g。7剂，水煎服，日1剂。

【三诊】服药后诸症明显好转，上方加炒麦芽15g，炒神曲15g。14剂，水煎服，日1剂。

【按语】肝体阴而用阳，内寄相火，肝阳不足则不用，疏泄失司，相火不循其道则内郁而上冲，则成寒热错杂。本案见上腹部胀满、饥不欲食、口干口苦、舌红、苔黄腻等热症，和畏寒肢冷、大便黏腻不爽、脉弦等寒症，以及心烦易怒等气郁之症，故其病机符合寒热错杂兼气郁证，方予乌梅丸合四逆散加减，以调寒热、畅中焦。

医案十二

患者陈某某，女，27岁，2022年9月18日初诊。

【现病史】 胃脘胀满不适月余，加重1周。患者近1个月反复出现胃脘部胀满不适，自行口服药物治疗，病情时好时坏，近1周因工作压力大而加重，阵发性，饥饱均发，遂于我院行胃镜检查提示慢性浅表性胃炎。偶有恶心、嗳气、反酸，时有胸骨后堵闷感，二便调，舌质暗，苔薄白，脉弦。

【辨证】 肝郁脾虚证。

【治则】 健脾益气，疏肝理气。

【处方】 参苓白术散合逍遥散加减。

党参12g，白术15g，茯苓20g，柴胡12g，白芍20g，厚朴10g，延胡索15g，瓦楞子15g，海螵蛸15g，郁金12g，木蝴蝶15g，甘草6g。

7剂，水煎服，日1剂。

【二诊】 服药后胀满不适较前减轻，恶心、反酸、胸骨后堵闷感消失。上方去瓦楞子、海螵蛸，加炒麦芽15g。7剂，水煎服，日1剂。

【按语】《金匮要略·脏腑经络先后病脉证第一》曰："见肝之病，知肝传脾，当先实脾。"肝脾同病当辨虚实，抑或虚实兼夹。实可致虚，虚亦可致实，病程长短、病人体质差异均可使得病机发生变化。本案患者辨证为肝郁脾虚，治以健脾益气、疏肝理气。

医案十三

患者党某，男，60岁。2023年2月6日初诊。

【现病史】上腹部饱胀不适1年余。每于进食后加剧，甚则胃脘疼痛，并伴有食欲不振，腹部胀满。现患者上腹部轻压痛，舌淡红，苔薄白、少津，脉沉弦细。曾行胃镜示：胃窦部黏膜充血、水肿。

【辨证】脾气虚衰，胃阴不足。

【治则】益气养阴，行气除痞。

【处方】三参养胃汤。

沙参15g，丹参10g，党参10g，白术10g，陈皮10g，丁香10g，黄连3g，白芍15g，甘草10g。

14剂，水煎服，日1剂。

【二诊】症状显著减轻，但胃脘部仍痞满，嗳腐，已无泛酸、胃痛、食欲缺乏，舌淡红，苔薄白，脉弦。予上方加藿香10g，川厚朴10g，肉豆蔻10g，白豆蔻5g（后下），生麦芽15g。共7剂，水煎服，日1剂。

【三诊】服上药后胀满减轻，但仍胃脘不适，口干便燥，舌红，苔薄白少津，脉弦。上方去川厚朴、肉豆蔻、白豆蔻，加沙参10g，麦门冬10g，干地黄10g，当归10g。共14剂，水煎服，日1剂。

【四诊】服上方后胃脘痞满、口干便燥等症消失，但仍有胃脘嘈杂不适，舌淡红，苔薄白，脉弦。上方加茯苓10g，紫苏10g，白豆蔻5g（后下），山药15g。服药14剂后，症状消失。

随访6个月未复发。

【按语】脾胃同居中焦,阴阳脏腑相济,共司受纳运化、腐熟泄浊之职。若脾阳不运,或肝胃不和,或则化热,或久伤胃阴,均可影响胃肠气血之运行,使其通降功能失常,而致脘腹痞满之症。本例初诊三参养胃汤方中沙参、白芍、甘草养阴柔肝;党参、白术健脾养胃;丹参、陈皮调畅胃中气血;黄连、丁香通降胃气。该方不仅气阴双补,且能通降胃气。二诊时痞满症状较为突出,故又合用丁沉透膈汤(《和剂局方》)以增健脾养胃、行气散结之功。三诊时有肝阴不足、肝气犯胃的表现,故合一贯煎(《柳州医话》)以养阴柔肝。四诊时脾气虚损未复,故又合胃爱丸(《外科正宗》)以补养脾胃,作为后期调养。

医案十四

患者马某某,男,35岁。2022年9月20日初诊。

【现病史】胃脘胀满、嗳气2年。患者平素饮食不规律,2年前感觉胃脘胀满,嗳气,饭后加重,就诊于当地医院,考虑胃下垂。给予三九胃泰、保和丸等药治疗,胃脘胀满减轻。此后时轻时重,现欲系统调理,今日来诊。平素大便稀,每日2次,小便调。舌质暗,苔白,脉左关大。

【辨证】脾虚胃滞证。

【治则】健脾益气化滞。

【处方】香砂六君子汤加减。

黄芪30g,党参15g,麸炒白术15g,茯苓20g,木香10g,砂仁10g（后下），陈皮10g，半夏10g，麸炒枳实10g，甘草6g，苏梗10g，生姜3片为引。

7剂，水煎服，每日1剂。

【二诊】服药后，胃脘胀满、嗳气明显减轻。前方加薏苡仁15g，炒槟榔10g。14剂，水煎服，每日1剂。

【三诊】服上药后胃脘胀满、嗳气不明显，仍诉大便稀，上方去姜半夏、陈皮、党参，加补骨脂10g，吴茱萸6g。14剂，水煎服，日1剂。

【四诊】服药后大便基本成形，偶嗳气，调方继服。

【处方】

黄芪10g，炒白术15g，木香10g，砂仁10g（后下），陈皮10g，厚朴10g，炒麦芽15g，苏梗10g，槟榔10g，补骨脂10g。

14剂，水煎服，每日1剂。

【按语】近年来，胃痞发病率呈上升趋势，在临床上常见此类患者。痞满一证，滞塞是标，脾虚是本。滞有多种，如气血、饮食、痰湿、寒热。临床治疗应抓住病之本，清病之表，则痞满的治疗不难。本案患者脾虚是本，饮食停滞于胃是表，采用健脾益气化滞之法，疗效显著。

医案十五

患者焦某，男，37岁。2022年10月13日初诊。

【现病史】胃脘部胀满、嘈杂1个月。患者诉近1个月来因工作压力大出现胃脘胀满，伴嘈杂，嗳气时作，于我院行胃镜检查示慢性浅表性胃炎，幽门螺杆菌（+）。舌红，苔薄，脉弦。

【辨证】肝胃失和，气机不畅。

【治则】理气和胃，定痛开郁。

【处方】和胃汤（自拟方）加减。

紫苏叶10g，炒白术12g，炒枳壳10g，炒白芍12g，黄芩10g，厚朴10g，吴茱萸4g，黄连5g，延胡索10g，蒲公英30g，香附10g，木香10g，淡豆豉12g，甘草3g。

7剂，水煎服，每日1剂。

【二诊】服药后病情明显好转，偶有胁肋部发胀。

【处方】丹栀逍遥散加减。

柴胡12g，当归15g，炒白芍15g，炒白术15g，茯苓15g，干姜10g，炙甘草10g，黄芩6g，炒栀子10g，郁金10g，佛手6g，大枣10g。

7剂，水煎服，每日1剂。服药后诸症基本消失。

【按语】由于情志不疏所致的胃痞在门诊属于常见病、多发病，并且有逐渐增加的趋势。其病机是肝气不疏，横逆犯胃。因此，理气和胃是治疗情志不疏导致的消化系统功能紊乱的关键。治疗上以厚朴、香附、木香行郁滞之肝气，以炒枳壳、炒白术健脾以利降胃，以吴茱萸、延胡索行气、散结、止痛，以苏叶、黄连降胃气。二诊时，患者已无明显胃脘部不适症状，只需疏肝理气即可。

医案十六

患者梁某，男，48岁。2023年6月3日初诊。

【现病史】胃脘胀满1年，加重2天。患者平素喜食辛辣，嗜烟酒，性情急躁。近1年来胃脘部灼热胀满不适，伴两胁不舒，口中腻浊，嗳气泛恶，每于饮食后加重，2天前饮食不节，上述症状较前加重，自行口服奥美拉唑、莫沙必利片等药物后效果不佳，今日来诊。口苦咽干，大便干结，小便调。舌质红，苔黄腻，脉弦滑。

【辨证】痰热互结，气机不畅。

【治则】清热化痰，调畅气机。

【处方】小陷胸汤加减。

瓜蒌15g，半夏10g，黄连9g，枳实10g，厚朴6g，蒲公英12g，槟榔10g，茯苓15g，紫苏梗10g，竹茹10g，莱菔子10g，焦山楂10g。

14剂，水煎服，每日1剂。服药后胃脘部疼痛消失，大便通畅。

【按语】本案患者痰热互结，故治疗以清热与化痰并施，仿小陷胸汤方意，用黄连、法半夏辛苦相合，清热化痰开结。患者胃脘灼热胀满，嗳气泛恶，为痰热积食，故以枳实、莱菔子、焦山楂消食化痰导滞。

医案十七

患者喻某某，女，38岁。2023年1月23日初诊。

【现病史】反复上腹部胀满3月余，加重2天。患者平素急躁易怒，近3个月来时感上腹部胀满不适，伴嗳气，每因情绪改变而加重，近2天工作繁忙、压力大，上述症状加重，今日来诊。患者口苦，纳差，夜寐差，小便正常，大便干结，两日一行。舌红，苔薄黄，脉弦。

【辨证】肝郁为主，兼有胃气郁滞。

【治则】疏肝解郁，行气和胃。

【处方】柴胡疏肝散加减。

柴胡12g，麸炒枳壳10g，香附10g，白芍15g，陈皮12g，木香10g，槟榔10g，厚朴12g，火麻仁15g，知母10g，甘草5g。

7剂，水煎服，每日1剂。

【二诊】服药后上腹部胀满明显减轻，但仍有嗳气，纳食尚可，睡眠较前改善，大便稍干，舌红，苔薄白，脉小弦。上方加旋覆花12g（包煎）、鸡内金10g，以加强消食导滞之功。7剂，水煎服，每日1剂。1周后上腹部胀满基本消失，饮食及夜寐可，二便正常。嘱其注意饮食，调畅情志，劳逸结合。

【按语】《血证论》所言："木之性主于疏泄，食气入胃，全赖肝木之气以疏泄之，而水谷乃化。设肝之清阳不升，则不能疏泄水谷，濡泻中满之证，在所难免。"忧思郁结，脾失健运，使气机郁于中焦；抑郁恼怒，情志不遂，肝气郁滞，失于疏泄；情志不遂，肝失疏泄在先，木郁乘土在后，或禀赋不足，脾胃虚弱在先，土反侮木在后，肝气郁滞和脾气虚弱都是其基本病机，或以肝郁为主，或以脾虚为主，两者不可分割。

第三节 黄 疸

患者，男性，42岁。

【现病史】 口苦伴恶心纳差7天。

【现病史】 患者7天前无明显诱因出现口苦，伴恶心纳差，身目发黄，尿黄，大便稍干，肝于肋弓下2cm且有压痛，舌苔黄腻，脉象弦滑。

【辨证】 湿热并重。

【治则】 清热祛湿。

【处方】 茵陈蒿汤合大柴胡汤加减。

【方药组成】

茵陈45g，栀子10g，大黄10g，柴胡10g，黄芩10g，白芍12g，枳实6g，生姜10g，大枣4枚（去核）。

每日煎服1剂，在门诊治疗服用16剂后，诸症状自觉消失，舌苔转腻，脉象弦滑，改用茵陈五苓散，服用20剂后，胆红素亦降至正常，临床基本告愈。

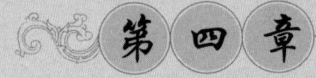

肾系病证

第一节 淋证医案

医案一

患者，女，55岁，2021年8月25日初诊。

【现病史】患者自述小腹坠胀疼痛伴尿频尿痛10余日，加重3天。刻下症见：患者卧位满腹胀闷疼痛，站起小腹坠胀疼痛如水囊，小便频数，短涩刺痛，小便色如浓茶，饮水后小便色黄赤，腰痛，畏寒，出汗不多，周身乏力，饥不欲食，心烦易怒，眠差，似睡非睡，闭眼即觉毛爪飞舞、车辆疾驰，大便不畅，舌暗红，苔厚腻，脉细数。

【中医诊断】淋证。

【辨证】枢机不利，气化失司，湿热蕴结膀胱。

【治则】调枢机，促气化，清热利湿。

【处方】柴苓汤合八正散加减。

北柴胡30g，黄芩片15g，党参片15g，姜半夏12g，生石膏30g（先煎），水牛角12g（先煎），桂枝20g，茯苓30g，麸炒白术15g，泽泻30g，车前子30g（包煎），猪苓30g，木通

15g，萹蓄15g，酒大黄6g，黄柏10g，炒栀子15g，滑石30g（先煎），干益母草20g，大血藤30g，虎杖15g，石韦30g，瞿麦30g，白茅根30g，葶苈子30g（包煎），芦根30g，当归20g，苦参15g，浙贝母15g，甘草片10g。

3剂，每日1剂，水煎取汁250~300ml，早、晚分服。

服药后第1日，患者即感小腹疼痛减轻，体温在37.5℃左右。服药后第2日，患者体温未超过37.2℃，小便色较前变淡，精神好转，食欲稍增，诸症明显减轻。服药后第3日，患者体温正常，小便色清，周身轻快，食欲可，睡眠明显改善，无毛爪飞舞等感觉，仅感小腹轻微压痛，复查尿常规显示仅白细胞（+）。效不更方，继续服用原方3剂以巩固疗效。

【按语】本案患者除小便频数、短涩刺痛、尿色如浓茶外，还伴有全身乏力、体温增高、食欲不振、心烦易怒等症状，提示病机复杂，单从清利下焦湿热治之，恐药效不及病势。患者体温升高，神志轻微错乱，卧位腹满胀闷疼痛，站起小腹坠胀疼痛，提示体内湿热皆重，膀胱气化不利，除清热利湿、通利小便外，须发散热邪、祛除湿邪。柴苓汤由小柴胡汤合五苓散组成，关于小柴胡汤，《血证论》言："此方乃达表和里，升清降浊之活剂，人身之表，腠理实为营卫之枢机；人身之里，三焦实为脏腑之总管，唯少阳内主三焦，外主腠理。"本案患者满腹胀闷、心烦易怒、不欲饮食，二便不利，皆少阳枢机不利之证，故取小柴胡汤调达枢机。少阳枢机调达，则三焦通利，内外通透，邪有出路。小剂柴胡（3~6g）有升阳之功，中剂柴胡（10~12g）有疏肝之功，大剂柴胡

（20～30g）有发散热邪之功。本案患者体温高，神志轻微错乱，为热邪壅盛所致，故小柴胡汤中柴胡用至30g，并配以生石膏30g，以发散热邪。五苓散乃利水渗湿剂，方中猪苓、茯苓、泽泻味甘淡渗湿，白术味甘性温，健脾以运化水湿，共为君、臣药。加少量桂枝温阳化气，通利水湿，助膀胱气化。本案患者有尿频、尿急、小便短涩刺痛及小便如浓茶色等湿热下注证的典型特征，故配以清利下焦湿热的代表方八正散，加黄柏、大血藤、虎杖以加强清热利湿之功。肺为水之上源，配葶苈子、芦根开宣肺气、通调水道。当归、苦参、浙贝母为《金匮要略》之当归贝母苦参丸，是治疗"子淋"之方。柳少逸先生指出，当归贝母苦参丸中，当归甘补辛散，苦泄温通，既能补血，又能活血，且兼行气止痛之功，可主治一切血证，为治疗腹部络脉不通的良药；浙贝母有化痰止咳之功，又以其辛苦微寒之性，具泄热散结之功；苦参味苦性寒，以其清热除湿之功，除下焦湿热之蕴结。纵观本案方药，八正散祛除膀胱湿热以治标；柴苓汤一是健脾渗湿，杜绝湿邪内生，二是调达枢机，促进三焦气化功能，调节水液代谢以治本。全方标本兼治，共奏调枢机、促气化、清热利湿之功。

医案二

张某某，女，23岁，曹县人，2019年3月19日初诊。

【现病史】 尿频，尿急，尿混浊3年余。患者自述尿频，尿急，尿混浊，偶见肉眼血尿，起夜5～7次，疲乏，腰部酸软不适，口干，食欲正常，大便一日一次。月经周期正常，经量较少，颜色暗，兼夹瘀血。舌红，少苔，舌起芒刺，脉弦细。尿常规：尿蛋白（-），WBC（+），WBC 8～10个/HPF，RBC 0～1个/HPF，细菌（+），上皮29.3/μl。西医诊断：泌尿系感染。

【中医诊断】淋证。

【辨证】肾虚湿热。

【治则】清热利湿。

【处方】自拟清热利湿汤加减。

党参30g，车前子20g，黄柏20g，茯苓20g，桂枝20g，萹蓄20g，瞿麦20g，金银花30g，连翘20g，半枝莲30g，白花蛇舌草30g，通草15g，鱼腥草30g，鸡内金20g，石韦20g，茴香20g，乌药20g，益母草30g，益智仁20g，半边莲30g，马齿苋30g，重楼10g。

7剂，日1剂，水煎，分早、晚两次服，嘱患者平素少食辛辣、寒凉食品，多饮水，注意防寒保暖。

【二诊】2019年3月27日，服上方7剂，起夜2～3次，症状减轻但仍见失眠多梦，入睡困难，晨起自觉头部昏蒙，心情焦躁，偶有胸闷呼吸不畅。舌红起刺，苔少，脉弦细数。变方加香橼20g，佛手20g。7剂，水煎，分早、晚两次服。

【三诊】2019年4月3日，患者排尿次数明显减少，睡眠好转，尿常规无明显异常，巩固治疗。上方7剂以巩固治疗。

【按语】本案根据初诊主诉尿频、尿急、尿混浊，可诊断为泌尿系感染，属中医淋证范畴，湿热蕴结下焦，膀胱气化不利，尿急、小便浑赤；反复发作，湿热留恋不解，耗伤阴液，日久阴损及阳，阳虚精气亏乏，外府失荣，腰膝酸软；膀胱失温，气化不利，排尿次数增加，夜尿频多；口干、舌红、少苔、舌尖起刺，脉细数，均为肾虚湿热之象。针对此类疾患高老喜用清热利湿汤加减，方中瞿麦、萹蓄、通草、车前子都是清热利湿，利水通淋药，对于湿热成淋证候，既可消除致病原因，又可治疗主要征象。这组药利水作用虽强，但对淋证热重之象，清热力量似有不足，故配金银花、连翘、半枝莲、白花蛇舌草、半边莲、重楼导泄三焦膀胱之热，增强泻火解毒功效。偶见肉眼血尿，提示气病及血，热迫血溢，遂加益母草、马齿苋凉血活血通淋，使已瘀之血下行，一举多得。二诊后患者自诉症状减轻，但伴有失眠多梦，入睡困难，胸闷气短等表现，认为淋证日久，火热伤阴，心阴不足而致心火偏盛，邪热扰心，心神不宁；同时淋证日久，肝气不疏，郁久化热，肝火扰心，心肝火旺，内扰心神，心神不安，出现睡眠不佳及性情急躁，焦虑不安等情志症状。整体论治，组方适度配伍疏肝解郁、行气之品，把握好理气法应用的时机，以最大程度地发挥药效。二诊从情志入手，酌加香橼、佛手以疏肝解郁，调畅情志，从而恢复肝脏功能，疏泄、条达以利气机，气机通利则湿热得解，心神得安，症消病除。三诊续服7剂以稳定病情。6月末随诊，患者尿频等尿路不适症状消失，情志状态佳。

第二节　水肿医案

患者，男性，66岁。

【现病史】目睑浮肿1年。患者1年前无明显诱因突然出现目睑浮肿，尿少，继而全身肢体浮肿，外院尿检蛋白（++++），诊断为肾病综合征，住院治疗，用泼尼松（12.5mg口服，一日3次）等治疗，病情得到控制后出院，以后蛋白尿时有出现。现尿检蛋白（+），泼尼松用量40mg隔日一次。刻诊：面目浮肿，面色潮红，腰腿软，小便尚通，纳可，大便通畅，夜寐欠安，舌红苔薄，脉细数。

【辨证】肾阴亏损。

【治则】滋补肾阴。

【处方】

熟地9g，淮山药9g，山萸肉6g，茯苓9g，炒白术9g，米仁9g，川断5g，白花蛇舌草15g，半边莲10g，炒谷芽9g。

水煎服，日1剂，分早、晚两次温服。

【二诊】今日尿液检查，只显蛋白痕迹，胃纳一般，汗出淋多，体质虚耗，舌苔薄润，脉细弱。

【辨证】脾气亏虚。

【治则】健脾益气。

【处方】四君子汤加减。

炒黄芪6g，白术9g，党参6g，茯苓9g，甘草3g，半边莲10g，山萸肉6g，川断15g，熟地10g，淮山药9g，白花蛇舌草15g。

水煎服，日1剂，分早、晚两次温服。

第五章

肢体经络病证

第一节 痹证医案

医案一

患者杨某，男，33岁。2022年3月3日初诊。

【现病史】开始时右腿髋部疼痛，行步困难。两个月后，左腿也出现疼痛，不能行步，下肢肌肉逐渐萎缩。经某医院诊断为"两侧股骨头缺血性坏死"。诊其脉弦而细，舌质红绛，苔薄。

【辨证】阴血不足，筋脉失濡。

【治则】柔筋止痛。

【处方】芍药甘草汤。

白芍24g，炙甘草12g。

服药3剂即效，疼痛减轻。考虑到病程久而血脉瘀滞不利，因而又疏，予仙方活命饮加减。当归、赤芍、花粉、甘草节、丹皮各10g，乳香、没药、川芎、浙贝、陈皮、山甲珠、皂角刺各6g，银花12g。服3剂后，再用赤小豆当归散与芍药甘草汤交替服用两个多月，则诸证皆消。经X线片复查，两侧股骨头血运通畅良好。

【按语】芍药甘草汤在《伤寒论》中用来治疗"脚挛急"。本方药味精简不繁,却具有酸甘合化为阴之妙,有柔肝和脾,滋阴养血,缓解筋脉拘急之功,善于治疗血脉不利所致的拘急疼痛。《朱氏集验方》称之为"去杖汤",主治脚弱无力,行步艰难。临床经验证明,本方对于因阴血虚少而引起的两足痉挛性疼痛或腓肠肌痉挛性疼痛不可伸直,而见脉弦舌红者,多有良效。并且,对于化脓性髋关节炎及股骨头缺血性坏死所引起的局部疼痛或肿痛,先服芍药甘草汤缓急止痛,然后再用仙方活命饮化瘀散结,疗效甚佳。如果腿胫挛急,证情像芍药甘草汤证而无效时,酌加羚羊角、钩藤之即瘥。

医案二

患者刘某,男,45岁,2022年4月15日初诊。

【现病史】发作性四肢关节麻木、疼痛4年。4年前当时气温降至零下20℃,在雪地临时架设帐篷食宿,后感下肢冷麻。翌日,遂不能站立,后四肢瘫痪。医院外科诊断为"筋肌纤维质炎"。又转某医院治疗,当时膝关节红肿,诊断为"急性风湿症"。此后三年内,时好时坏,反复发作。多次住院,有一次长达200多天。2022年1月9日瘫痪复发后,病情加重,每日反复发病,大腿肌肉呈阵发性游走疼痛,轻则起立困难,重则卧床不起。经辽宁省某中医医院内科先后诊断为"痹证""痿证""痿痹兼证""风痱"。沈阳某医院内科、神经内科会诊,诊断为"发作性瘫痪待诊",并建议转北京诊治。

在北京某医学院附院确诊为"周期性麻痹"。后来本院就诊，由专人陪伴来诊，步履困难。周期性下肢瘫痪，每日发作，轻时蹲下后即不能起立，重则四肢皆瘫；发作时间半小时到1小时，有时长达8小时以上。不服药也可以暂行缓解，次日又突然发作。受凉或疲乏后较易引发。两腿肌肉游走疼痛，并有凉麻感，四肢关节及腰部亦时觉痛胀。头晕痛，口干，无汗。舌质稍红，根部薄黄苔，脉浮紧。患者病情复杂，周期性麻痹缠绵不愈，迁延数年，日益沉重。《素问·痹论》云："所谓痹者，各以其时重感于风寒湿之气也。"本例病发于严冬，风寒湿邪，互相交织。肌肉关节疼痛，游走不定，为风痹之象；下肢时觉冷痛，遇寒加重，乃寒痹之候；肢体关节，尤其是双腿重着疼痛，又为湿痹之征。从主证来看，风寒湿痹，兼而有之。《素问·痹论篇》指出："痹，或痛，或不痛，或不仁，或寒，或热，或燥，或湿"；"痛者，寒气多也，有寒，故痛也。其不痛、不仁者，病久入深，荣卫之行涩，经络时疏，故不通，皮肤不营，故为不仁"。本例患者时痛、时不痛，时麻木不仁，或寒或热或湿，虽证候纷纭，错综复杂，但其为太阳痹证则一也。从病因病机分析，此证仍从太阳伤寒传变而来。初诊证候，尚具头痛、肢体关节痛、无汗、脉浮紧，表明太阳伤寒表邪郁滞未解。不论病程长短，证候如何复杂，仍遵仲景"外证未解""当先解表"之旨。虽然本例表里相兼，亦应先解表而后治里，以期获"表解里自和"或表轻里亦减之效。

【辨证】太阳证风寒湿痹。

【治则】解表开闭，散寒除湿。

【处方】麻黄汤加减。

麻黄10g，杏仁12g，苏叶10g，防风10g，法半夏10g，甘草15g。因稍有热象，去桂枝，重用甘草；为加强祛风散寒除湿之力，加苏叶、防风、半夏以佐之。

从4月15日至5月18日，每日1剂，基本以此方加减。犯病程度逐渐减轻，时间缩短，能独立自由行动。

【二诊】2022年5月19日。近日来间隔二三日发作一次。未出现四肢瘫痪，仅下肢突然不能抬起，或蹲下不能站立，持续2～3小时缓解。两腿肌肉窜痛，凉麻较甚，只上半身出汗。邪中血脉，气血凝滞之象仍重。法宜活血通络，温经散寒，以当归四逆汤加味主之。当归12g，桂枝10g，白芍10g，辽细辛3g，木通10g，炙甘草6g，大枣20g，生姜10g，苏叶10g，防风10g，牛膝10g，木瓜10g。

【三诊】2022年6月13日，以上方随证加减治之。发病间隔延长至5～7天，发作时间缩短，仅感四肢痿软无力，疼痛与凉麻亦减轻。为增强疗效，改投桂枝附子汤，进一步温其经脉，逐其风寒，并配服针砂丸荡涤湿邪。桂枝附子汤：桂枝10g，制附片20g（久煎），生姜10g，炙甘草10g，大枣30g，茯苓18g，白术15g。针砂丸：针砂、硼砂、绿矾、白矾、神曲、麦芽、木通、广香、甘草各30g。研末为丸，每日1次，每次约5g。服上方后，疼痛减，近日来仅有轻度发病。又间以麻黄汤、桂枝汤加减，散寒开闭，通阳解肌，并收通经络，开痹阻之效。

【四诊】 2022年7月14日。发病时,下肢疼痛痿弱进一步减轻,可自行站立,发病时间缩短至1小时左右。7月11日犯病时,只觉左腿沉重,行步困难,半小时后即缓解。病现向愈之佳兆,以五通散加味,舒筋通络为治。五通散加减:血通12g,木通10g,通草6g,桂枝10g,茯苓20g,法半夏20g,苏叶10g,防风10g,牛膝12g,木瓜10g,薏苡仁15g,甘草3g,伸筋草15g,五加皮15g,丝瓜络10g。上方加减连服27剂,30余日未犯病。其后,曾交替服用当归四逆汤、桂枝附子汤及五通散加减。共25日未发病。

【五诊】 2022年9月15日。遇有外感或劳累,仅间有发病。平时下肢肌肉略有凉麻疼痛之感,腰微痛。10月中旬,病已显著好转,要求回单位工作。行前嘱其避风寒,忌生冷,注意调养,并拟五通散加味,令其缓服以资巩固。五通散加减:血通10g,木通10g,通草6g,桂枝6g,白芍10g,威灵仙15g,牛膝10g,木瓜10g,钩藤10g,防风10g,乳香10g,没药10g,茯苓20g,法半夏20g,甘草5g,生姜20g。

【按语】 本例周期性麻痹,前医曾众说纷纭。从中医临证看,主要分歧在于或痹或痿,或痹痿相兼。一般说来,"痹"与"痿"应属两类病变:痹属寒与实,痿属热与虚。患者虽有肢体痿弱之象,乃由痹病痛久而废用,并非"五脏因肺热叶焦,发为痿躄"(《素问·痿论篇》)。当然,致痿的原因甚多,但其主因为五脏,如肺脏之热。而本案主要为"风、寒、湿三气杂至,合而为痹"(《素问·痹论篇》),属太阳证。故坚持温通之法为治。

医案三

患者周某,男,8岁。2022年5月12日初诊。

【现病史】双手指拘挛不伸4年。4年前患痢疾一个月,愈后又再发热,周身关节肿痛,经北大医院诊为类风湿性关节炎,曾住院治疗。此后四年来多次发热身痛,十指及肘部拘挛不伸,于阴雨时发作更甚,食、睡尚好,经常夜间遗尿。舌苔白腻,脉象沉滑。痢后体弱,风湿入侵,稽留经络,屡治未能根除,感遇寒邪即行发作。当以散风活血通络为治,兼治遗尿。

【辨证】风寒入络。

【治则】疏风散寒通络。

【处方】自拟散风活血通络方。

桑寄生12g,川桂枝3g,北细辛15g,嫩桑枝12g,杭白芍10g,生、熟地各5g,乌蛇肉10g,酒地龙5g,酒川芎5g,酒当归6g,生银杏10枚(连皮打),益智仁5g,桑螵蛸5g,节菖蒲5g,炙草节6g。

【二诊】2022年5月17日。服药4剂,除遗尿见好外,关节肿痛未见变化,但食、睡正常,精神甚好。

【处方】

川桂枝3g,生鹿角10g,北细辛15g,杭白芍10g,嫩桑枝15g,生、熟地各5g,豨莶草10g,桑寄生15g,金狗脊10g,伸筋草10g,酒川芎3g,酒当归6g,乌蛇肉10g,酒地龙6g,双钩藤10g,炙草节3g,虎骨胶3g(另烊化兑服)。

【三诊】 2022年6月2日。前方连服4剂,颇见功效,曾电话询问是否来诊,嘱效不更方,多服数剂。现已服至16剂,关节肿痛全消,手指、肘部伸屈较前灵活,遗尿亦基本消除,拟回乡,要求常服方。

【处方】

补骨脂5g,巴戟天5g,乌蛇肉6g,川桂枝24g,伸筋草10g,地龙肉6g,酒当归6g,嫩桑枝15g,酒川芎3g,赤、白芍各5g,桑寄生18g,节菖蒲5g,桑螵蛸6g,生银杏10枚(连皮打),炙甘草5g,虎骨胶3g(另烊兑服)。

隔日1剂,至愈为度。

【按语】 风湿之邪,皆是乘虚而入,体功不强,防御不力,病邪稽留经络,久则气血均受影响。活血通络为治风湿病良法。患者服二诊方最效,然巩固疗效须加壮筋骨、补肾气之剂。肾主骨,故用补骨脂、巴戟天以强肾气,银杏合桑螵蛸、节菖蒲治夜间遗尿颇效。

医案四

患者李某,男,46岁。2022年6月7日初诊。

【现病史】 腰臀部及下肢麻痛沉重半年余。2021年底,腰臀部痛引双下肢,左侧为甚,行动日益困难。某职工医院诊断为风湿性坐骨神经痛。经针灸、中西药治疗,其效不显。遂发展至下肢难以行动,生活不能自理。现患者卧床不起,翻身需由他人协助,腰臀部及下肢麻痛沉重,左下肢尤甚,活动患肢则疼痛加重。恶风寒,头痛,小腹胀满,小便不利,双下肢凹陷性水肿。面黄无泽，舌质淡红，苔白滑厚腻，根部微黄。

【辨证】风寒湿痹，湿邪为胜。

【治则】温阳化气行水。

【处方】五苓散加减。

猪苓10g，茯苓20g，泽泻10g，砂仁10g，白术15g，桂枝15g，上肉桂10g，五加皮12g。

3剂。

【二诊】2022年6月11日。服上方后，小便量增多，腹部及下肢肿胀减，但疼痛无明显改变。针对主证，以助阳胜湿、散风止痛之甘草附子汤加味主之。炙甘草30g，制附片120g（久煎），桂枝15g，生白术20g，生姜60g，云苓30g。4剂。

【三诊】2022年6月16日。服上方后，全身关节疼痛减轻，扶杖可下地缓步而行。宜原法再少佐麻黄、辽细辛，以增强开闭、散寒、行水之力。

【处方】

炙甘草30g，制附片120g（久煎），生白术20g，桂枝15g，生姜60g，麻黄10g，辽细辛4g，云苓20g。

5剂。

【四诊】2022年6月23日。头痛、腰臀部及下肢疼痛大减，离杖能行。肢肿基本消失，尚有寒湿凝聚、经络受阻之象，继以活血通络、舒筋散瘀之品调理之。

【处方】桂枝、木通、红藤、威灵仙、当归、川芎、猴骨、海马、松节、牛膝、木瓜、乳香、没药、苏木、辽细辛、羌活、独活、柴胡、前胡、血竭、伸筋草，以上各10g。

共为细末，水打丸。每晚睡前用白酒兑服3g。服药20余日后，病愈恢复工作。2022年7月20日追访，至今未复发。

【按语】本例太阳痹证，以湿为胜。急投五苓散加味，不仅急则治标，同时化气行水，即为治本。前贤曾称"五苓散，逐内外水饮之首剂。"而桂枝则为此方之关键，故重用之，以增强通阳化气行水之力；另加上肉桂，补命门真火，助气化，散寒凝；加砂仁醒脾化湿，行气宽中以消胀满，且能纳气归肾以助膀胱之气化；再用五加皮祛风湿之痹痛，疗经络之拘挛，且有利小便、消水肿之效。服药3剂而病获转机。然后抓住风寒湿致疼痛之主证，继用甘草附子汤。白术、附子，顾里胜湿；桂枝、甘草，顾表胜风；重用附子，温里扶阳，除痹止痛。冠以甘草者，意在缓而行之。最终，再用活血通络之法以善其后。

医案五

患者周某，25岁，2022年7月26初诊。

【现病史】双下肢无力1年。自觉下肢无力酸楚，坐久即感麻木，后逐渐加重，起立行动均感困难，现只能勉强以足跟着地行走数米。屡经中西医治疗，未见好转，哈尔滨医大骨科诊断为急性进行性肌营养不良症。平素饮食尚可，二便正常。舌质淡苔白，脉沉滑。

【辨证】气血亏虚，脾湿下注，寒凝不通。

【治则】调补气血，健脾燥湿。

【处方】防己黄芪汤加减。

炙黄芪24g，汉防己10g，於白术10g，炙甘草6g，薏苡仁

12g，宣木瓜10g，杭白芍10g，云茯苓10g，豨莶草15g，川桂枝10g，酒当归6g，紫河车10g，桑寄生24g，功劳叶2g，虎骨胶6g（另烊兑服）。

【二诊】2022年8月5日。前方服7剂，甚平和，有小效，病已深久，非7剂可瘥。二诊处方：原方加党参10g，服7剂。

【三诊】2022年8月13日。药服7剂，两腿自觉有力，痛麻减轻，初见功效，仍遵前法图治。

【处方】

杭白芍10g，炒白术10g，炒桑枝15g，川桂枝6g，酒当归10g，炙黄芪24g，黑豆衣12g（另用热黄酒淋三次），海桐皮12g，米党参10g，云茯苓10g，汉防己10g，桑寄生15g，豨莶草12g，紫河车10g，炙草节3g，虎骨胶6g（另烊化兑服）。

【四诊】前方服7剂，已能连续行走400余米，希予常方回家休养。

【处方】杭白芍10g，川桂枝10g，炙黄芪24g，汉防己10g，云茯苓10g，炒白术6g，海桐皮12g，酒当归10g，川杜仲10g，川续断10g，桑寄生15g，炒桑枝15g，豨莶草12g，紫河车10g，炙草节10g，虎骨胶6g（另烊化对服）。

【按语】脾主湿，运化失职，湿气下注，两腿遂即沉重麻木；脾主肌肉四肢，久必肌肉萎缩，行动困难。本案为湿重于寒者，故始终以《金匮要略》防己黄芪汤为主方。黑豆皮养血疏风，滋养强壮，以热黄酒淋之，可加强活血疏风之力，治足软无力亦甚效。

医案六

患者艾某，男，28岁，2022年7月8日初诊。

【现病史】全身疼痛1年余。1年多来遍身痛楚，天气变化，症状加重。历经大连、哈尔滨、沈阳等医院诊疗，诊为风湿性关节炎。经常有疲劳感，体力日渐不支，饮食二便尚属正常。舌苔薄白，六脉沉软无力。工作、生活地处阴寒，汗出当风，病邪乘虚而入，积蓄日久，治未及时，风寒之邪由表及里，邪入日深，耗伤气血，六脉沉软无力，为正气不足之象，正虚邪实，当以搜风、逐寒、活血治之。

【辨证】正虚邪侵。

【治则】补虚祛邪。

【处方】自拟通痹方。

川附片15g，乌蛇肉30g，杭白芍10g，制全蝎45g，川桂枝10g，酒地龙10g，酒川芎45g，西红花3g，酒当归12g，酒玄胡6g，生、熟地各6g，石楠藤12g，北细辛3g，炙草节10g。

【二诊】2022年7月18日。初服2剂无效，继服2剂，周身如虫蚁蠕动，疼痛有所减轻，遂又连服4剂，自觉全身较前清爽舒畅，但仍易感疲劳。患者疼痛减轻，周身清爽，是风寒之邪，已被驱动，仍感疲劳，乃正气不足，拟加用益气之药，扶正祛邪，一鼓作气以收全功。二诊处方：前方去红花、元胡，加党参15g，黄芪30g，姜黄10g，附片加至30g。

【三诊】2022年8月4日。服药6剂，疼痛减轻甚多，精神转旺。嘱再服10剂后，原方加两倍改为丸药再服。

【按语】本案痹证，颇为复杂，病程年余，就诊3次，服汤剂10余剂，竟能取得良好效果，实由于辨证准确，用药恰当。气血俱虚，阳气衰微，极宜重剂，以起沉疴，故药量甚重，芪、附、乌蛇用至30g，党参15g，桂枝9g，均已超出高师常用剂量。方剂组织极具技巧，颇费心思，桂枝、白芍、二地、细辛用以协调气血，通营达卫，育阴养血，附片、黄芪起阳助气，上下兼顾；蛇、蝎、地龙、石楠藤搜风通络；归、芎、红花、元胡活血止痛。充分体现了扶正与祛邪的相互关系，及益气通卫养血活血的动静结合，有理有法，方案精炼。

医案七

患者杨某，男，42岁，2022年8月15日初诊。

【现病史】关节疼痛3年余。整年在潮湿阴冷之处劳动，寒湿邪气袭人。3年前突发关节疼痛，近期加剧。骨节烦疼，手不可近，伴有心悸气短，胸闷，尤其以夜间为甚。舌体胖大而淡嫩，脉软弱无力。

【辨证】寒湿痹阻。

【治则】散寒除湿止痹痛。

【处方】甘草附子汤加减。

附子15g，白术15g，桂枝10g，炙甘草6g，茯苓皮10g，薏苡仁10g。

服药3剂后疼痛明显减轻，心悸胸闷等症转佳。又服3剂，疼痛基本控制。最后改用丸药长期服用而获痊愈。

【按语】本案的辨证关键是抓住两个方面的证候，一是周身骨节烦疼而不可近的寒湿证；另一方面是心悸气短，胸满等阳虚证。甘草附子汤由附子、白术、桂枝、炙甘草组成，具有温经散寒，祛风除湿之功。其中附子、白术温肾健脾，行于皮内以逐寒湿邪气；桂枝、甘草温补心阳以扶虚，所以特别适用于心、脾、肾阳气内虚，而寒湿邪气外痹关节；或猝然受寒湿邪气，外伤筋骨，日久而致内虚者，多能取效，所以用治风湿性心脏病则更为理想。

医案八

患者吴某，女，31岁，2022年9月13日初诊。

【现病史】右侧头部及肩臂、下肢麻木、疼痛2年余。2021年曾行脾、胰切除术。术前右侧头部及肩臂、下肢时感麻痹且痛，非常不适，术后仍然如是。夜卧善惊，食欲不振，饥不欲食，大便秘结，四五天一次，苔白，脉弦。近二三年来经多家医院治疗未见明显好转。审因辨证，属于痹证。

【辨证】气滞血瘀。

【治则】益肝行气，滋阴活血，祛瘀通络。

【处方】防己黄芪汤加减。

黄芪30g，川草乌（制）各4.5g，汉防己15g，秦艽6g，北枸杞10g，北细辛1g，乳香、没药各6g，川三七5g，川红花5g，白桃仁6g，川芎3g，当归尾6g，生地黄20g，柴胡6g，赤、白芍各12g，玄参20g，麦冬20g，肉苁蓉12g。

水煎，连服7剂。

【二诊】2022年9月21日。药后症状有所减轻，仍就前法施治。

【处方】防己黄芪汤加减。

潞党参30g，黄芪30g，汉防己10g，秦艽10g，独活6g，北枸杞12g，桑寄生15g，乳香10g，没药10g，川草乌（制）各6g，川芎5g，当归尾6g，赤、白芍各12g，生地黄15g，川红花6g，白桃仁6g，麦冬30g。

水煎服，10剂。

【三诊】2022年10月2日。上方服后症状显著减轻，舌苔白、质绛、边有瘀斑，脉带数。仍就前法施治。

【处方】

潞党参15g，黄芪15g，汉防己15g，茯苓30g，秦艽6g，川红花5g，白桃仁6g，当归尾6g，生地黄15g，柴胡6g，赤、白芍各10g，川芎5g，北枸杞10g，北细辛5g，麦冬18g，川草乌（制）各5g。

水煎。嘱其连进20剂，病乃告愈。

【按语】本方以补肝益肾、温通行气、祛瘀活血为治，使气疏血行，血行瘀减；佐以滋阴增液之品，使便秘得通，而食欲亦增矣！《黄帝内经》言"风寒湿三气杂至合而为痹"。这是指痹是由于外因病邪之偏胜而引起的。至于内因引起之痹证，如由于恼怒伤肝、肝气郁滞、气机不利而引起的顽痹，本例即属于后者。

医案九

患者田某，女，70岁。2022年10月13日初诊。

【现病史】左下肢疼痛1年余。以小腿与膝关节为重,步履艰难,一年有余。某医院按风湿性关节炎治疗。经理疗、针灸、中药治疗无效。经人搀扶前来。左腿痛甚,难以着地,并有畏风及沉重感,入夜常剧痛难寐,关节不红肿。舌质淡红,苔白滑。

【辨证】太阳证风湿。

【治则】祛风胜湿,解肌通络。

【处方】桂枝汤加味加减。

桂枝3g,白芍10g,生姜15g,大枣15g,牛膝10g,炙甘草10g,威灵仙6g,木瓜10g。

7剂。

【二诊】2022年10月21日。上方服7剂,腿痛消失,可下地自由走动。为巩固疗效,清除余邪,原方加减,再服。

【处方】

桂枝6g,白芍10g,生姜10g,牛膝10g,炙甘草10g,木瓜10g,紫苏叶10g,防风10g,法夏10g。

服2剂病愈。

【按语】《伤寒论》中,论述杂病颇多,而风湿痹痛之阐述,又以"太阳篇"最详。盖太阳主一身之表,为六经之藩篱。风寒外邪袭人,太阳首当其冲,或由表及里,引起整体反应,或具备太阳病之特征,不必拘于时日,皆可从实际出发,按太阳病"脉证并治"。本例之关节疼痛,其病变为风湿之邪,由表及里,留注腠理,滞于下肢,使局部气血运行不畅,邪阻益甚,故痛剧难忍。用桂枝汤者,取其通阳解肌,祛风邪，调营卫之效。重用芍药、甘草，酸甘化阴，调血养筋，缓急止痛；加牛膝，性善下行，活血通经；再加木瓜、威灵仙，舒筋活络，祛风除湿，以共奏解表驱邪之功。此篇置于风湿痹痛诸案之第一篇，拟通过现代之实践检验，举一反三，进一步证实，伤寒之中有万病，仲景约法能合诸病也。

医案十

患者郝某，男，70岁。2022年11月27初诊。

【现病史】臀部及右腿冷痛3月余。曾有风湿性关节痛史。臀部及右腿冷痛难忍，不能坚持工作。经某医院检查，诊为"坐骨神经痛"。现少腹及下肢发凉，膝关节以下微肿，行走困难，自右侧臀部沿腿至足抽掣冷痛，神疲，头昏。舌质淡红稍乌暗，苔白滑腻满布，脉细弱。

【辨证】厥阴寒痹筋痛。

【治则】养血活络，温经散寒。

【处方】当归四逆汤加减。

当归12g，桂枝15g，白芍12g，辽细辛5g，木通12g，炙甘草6g，大枣20g，牛膝12g，木瓜12g，独活10g。

7剂。

【二诊】2022年12月5日。服上方，肢痛减轻。二诊处方：原方续服7剂。

【三诊】2022年12月13日。患者可缓步而行，疼痛大减。三诊处方：仍守原方，加苏叶10g，入血分散寒凝，加防风10g，祛经络之风邪。再服10剂。

【四诊】 2022年12月24日。疼痛基本消失,神疲、头晕显著好转,滑腻苔减。唯下肢稍有轻微麻木感,时有微肿。寒邪虽衰,湿阻经络之象未全解,上方酌加除湿之品,以增强疗效。嘱其再服5剂。

【处方】

当归12g,桂枝10g,白芍12g,木通12g,牛膝12g,茯苓15g,白术15g,苍术10g,薏苡仁15g,炙甘草6g。

一月后病基本治愈,步履自如。

【按语】 本案辨证:风寒入肝则筋痛,入肾则骨痛,入脾则肉痛。正如《黄帝内经》所说:"寒痹之为病也,留而不去"。又云:"病在筋,筋挛节痛,不可以行"。可见本证显系邪入厥阴肝经,寒邪凝滞,气血受阻所致。本例右腿冷痛,自臀部痛引下肢,小腹及四肢末端发凉,此为厥阴证之血虚寒凝。气血运行不畅,不通则痛。"欲续其脉,必益其血,欲益其血,必温其经"。故不以四逆姜附回阳,而以当归四逆温经散寒,养血活络为治。阴骨痹、寒痹,虽病情、病位不尽相同,但主证皆因血虚寒郁所致,故皆以当归四逆汤主之。《伤寒论》所载当归四逆汤,原主治"手足厥寒,脉细欲绝者"。其病机在于血虚寒滞。由于血被寒邪凝滞之程度和部位不同,则临床见证各异。后世医家对此多有发挥。高老在临证中,据《伤寒论》之学术思想及后贤经验,灵活运用于多种疾病,常获显著疗效。其辨证要点,从主证看:一是少腹或腰、臀部以下发凉,或四肢末端冷;二是少腹、腰、臀以下疼痛,包括阴器、睾丸、下肢筋骨、关节疼痛等。除以上主证外,还可能出现某些兼证。而脉象多细弱，舌质常暗红无泽，或有瘀斑，苔灰白或腻或紧。以上诸证，不必悉具，皆可用之。

医案十二

患者沈某，男，9岁。2023年1月7日初诊。

【现病史】右下肢跛行1天。昨天和邻舍小孩追跑，临睡前两下肢步行如常，未诉有局部疼痛不适，今晨起床后右下肢跛行，自诉右大腿疼痛，但讲不清具体疼痛部位。临床检查除右下肢比左下肢长1.2厘米外，未发现其他阳性体征。苔白，脉数。

【辨证】劳损在先，复感外邪而致筋痹。

【治则】祛风，舒筋，通络。

【处方】川羌活汤加减。

川羌活、秦艽、防风、全蝎各3g，五加皮、川牛膝各6g，海风藤、川断、宣木瓜各9g，细辛2g，香白芷5g。

5剂。

【二诊】2023年1月15日。药后疼痛减轻，跛行亦有好转，治循原法。二诊处方：原方去香白芷，加丝瓜络9g。5剂。

【三诊】2023年1月22日。右下肢疼痛已除，步履如常，尚感右下肢乏力，不耐久行，治拟益气、活血、壮筋。

【处方】

生黄芪、生地各15g，当归、杭白芍各10g，川芎5g，红花3g，炙地龙6g，川牛膝、川断各9g，乌梢蛇12g。

4剂。

【按语】本类病症多发于学龄儿童，临床上常可遇见，西医称之"暂时性髋关节滑膜炎"，属祖国医学痹症范畴。此病发生往往与劳损、外感有关，发病时常伴有不同程度的低热。由于外邪痹阻经脉，气血壅滞，筋失所养，故见下肢疼痛、跛行等。由于发热，热灼伤筋，而致筋弛，患肢长于健肢，所以亦称热灼伤筋。"筋弛"的治疗，初起先以祛风湿，通经络，方用川羌活汤，待症状减轻，再以补养气血壮筋通络，每获良效。

医案十二

患者江某，男，39岁。2023年1月17日初诊。

【现病史】腰痛加重1个月左右。患者素有腰酸痛史。因天气变化，常轻度发病。自觉头昏，腰酸痛，发热恶寒。某日，当用凉水盥洗时，转身接水，突觉腰部剧烈疼痛，僵直不能转动。几人抬上车，送至某医院外科检查，诊断疑似：1. 腰椎错位；2. 风湿。经服药、按摩、电针，理疗20余日，未见显效，几人搀扶前来就诊。腰部凉而痛甚，难以转侧，全身酸痛，头目晕眩，口干，不欲饮食，间歇发作低热，微恶寒。舌质偏淡，苔白腻，根部微黄，脉弦微浮。

【辨证】太阳少阳合病。

【治则】祛寒除湿，和解少阳。

【处方】柴胡桂枝合生姜苓术汤加减。

柴胡10g，桂枝10g，泡参10g，法半夏15g，白芍12g，大枣15g，甘草6g，白术15g，干姜12g，茯苓15g。

2剂。服药半小时，自觉全身开始轻松。连进2剂后，腰部即能自由转动。再服4剂，腰痛遂止。

【按语】《素问·阴阳离合论篇》云："太阳为开，阳明为阖，少阳为枢。"仲景根据这一原理，治太阳表证，据其主开之特点，立汗解之法，制桂枝等方，使邪"汗出而散"。治阳明腑实，据其主阖之特点，立攻下之法，制大、小承气等方，以泻下肠胃燥实。惟少阳主枢，司一身腠理之开阖，禁汗禁下，故制小柴胡汤，为少阳枢机之剂，和解表里之总方。可见此方之任重不拘于经也。少阳经主上下内外之转枢，在柴胡证发展过程中，或全归少阳，或兼表兼里。若邪之偏于表者，可借太阳之途径，使邪随汗而外解；邪之偏于里者，可借阳明之途径，使邪从泻下而清解。尤其对太、少合病之证，单纯用小柴胡托邪外出，则嫌不足。故仲景又立两阳双解之法。将柴、桂合制为一方。取柴胡之半，解少阳之邪为主；取桂枝之半，散太阳之兼，使邪外达。本案本阳受邪，由于失治，病情急剧转化，表现在以下两个方面：首先，太阳外证未除，又出现某些少阳证，太、少二经同病，其证相互交错。患者此次发病，即觉发热恶寒，全身酸痛，显系太阳表证。少阳受病后，仍有间歇性低热，微恶寒，此不属少阳之往来寒热，仍为太阳表证未解之象。另一方面，口苦为少阳受邪，热蒸胆气上溢；头目晕眩，为风火循经上扰空窍；不欲饮食，乃胆气犯胃；参之脉弦，此皆属少阳证候，其邪在半表半里。《伤寒论》云："伤寒六七日，发热微恶寒，支节烦疼，微呕，心下支结，外证未去者，柴胡桂枝汤主之。"此例基本上符合本条之病证。再则，此证腰觉凉而沉重，为寒湿侵袭腰部；其病不在肾之本脏，而在肾之外腑。正如《金匮要略》所谓："肾着之病，其人身体重，腰中冷……甘姜苓术汤主之。"以本例而言，既有太阳外证未罢，而病机又见少阳；且肾为寒湿所伤，病在肾之外腑，故临证效法柴胡桂枝合剂之意，并甘草干姜茯苓白术汤培土以胜水，亦为使太、少合病之证兼而收效之意。

医案十三

患者杨某，女，60岁。2023年2月15日初诊。

【现病史】腰痛数日。既往有风湿痛史。身觉不适，畏寒，头昏，身痛。某日正弯腰时，忽感腰部剧烈疼痛，不能伸直，头上直冒冷汗，倒床不起，遂邀高老诊治。现症：腰痛如割，不能转侧，身觉阵阵畏寒发热，手脚麻木。面色青暗，唇乌，舌质微红，苔白滑腻，触双手背微凉，脉浮虚。

【辨证】太阳证，风湿相搏，卫阳已虚。

【治则】温经散寒，祛风除湿。

【处方】桂枝附子汤加减。

桂枝15g，制附片60g（久煎，一个半小时），生姜30g，炙甘草10g，红枣30g。

10剂。上方连服10剂后，诸证悉减。再服4剂，基本痊愈。从此行走、劳动如常。

【按语】《伤寒论》指出："伤寒八九日，风湿相搏，身体疼烦，不能自转侧，不呕不渴，脉浮虚而涩者，桂枝附子汤主之。"本例诸证与上条基本吻合，故按原方投之，仅药量斟酌变化。加重桂枝，发散在表之风寒，通阳化气；配以生姜，使风邪从皮毛而出；加重附子，温经逐寒止痛，助肾阳，而立卫阳之基；佐以草、枣，益中州、和营卫，则三气除而搏自解。

医案十四

患者邢某，女，38岁。2023年3月8日初诊。

【现病史】腰痛9月余。初诊腰痛半年有余，经某医院尿常规检查尿蛋白阳性持续不降，确诊为慢性肾小球肾炎。西医建议激素治疗，患者惧而未服。后就诊于某中医，令服六味地黄丸3个月。尿蛋白增加，腰痛加剧，遂来诊。诊脉濡滑且数，舌红苔白而润，一身疲乏，夜寐梦多，腰痛不能自支。

【辨证】湿邪阻滞，热郁于内。

【治则】清化湿热，兼以和络。

【处方】自拟荆防汤。

荆芥6g，防风6g，白芷6g，独活6g，生地榆10g，炒槐花10g，丹参10g，茜草10g，茅、芦根各10g，丝瓜络10g，桑枝10g。

7剂。

【二诊】2023年3月16日。药后腰痛轻减，精神好转，气力有增。舌红苔白，脉象濡数，仍用前法治疗。

【处方】

荆芥6g，防风6g，白芷6g，独活6g，生地榆10g，炒槐花

10g，丹参10g，茜草10g，茅、芦根各10g，焦三仙各10g，丝瓜络10g，桑枝10g，水红花子10g。

7剂。

【三诊】2023年3月24日。腰痛续减，力日增，每日步行2~3小时，不觉疲劳。饮食增加，是为佳象，然则仍需慎食为要，不可恣意进食。继用前法。

【处方】

荆芥6g，防风6g，苏叶10g，白芷6g，生地榆10g，赤芍10g，丹参10g，茜草10g，焦三仙10g，茅、芦根各10g，水红花子10g。

7剂。

【四诊】2023年4月3日。近因饮食不慎食牛肉一块，致病情加重腰痛复作，夜寐不安。脉象滑数，舌红苔白根厚。再以疏调三焦方法。

【处方】荆芥6g，防风6g，苏叶10g，独活10g，生地榆10g，炒槐花10g，丹参10g，茜草10g，焦三仙10g，水红花子10g，大腹皮10g，槟榔10g，大黄1g。

7剂。

【五诊】2023年4月12日。药后大便畅行，舌苔渐化，脉象濡软，腰痛渐减，夜寐得安。病有向愈之望，然饮食寒暖，诸宜小心。

【处方】

荆芥6g，防风6g，白芷6g，独活6g，生地榆10g，炒槐花10g，茅、芦根各10g，焦三仙各20g，水红花子10g，大腹皮

10g，大黄1g。

7付上方续服两周后，尿蛋白转阴。腰痛消失后以上方为基础加减治疗半年，尿蛋白保持阴性，腰痛未作，精力日增，未再反复。

【按语】腰为肾之府。腰痛为慢性肾病的常见症状。过去常常把长期慢性腰痛或腰酸看作是肾虚的特征，用补肾的方法治疗，如六味丸，八味丸之类。这是一种医学认识上的误区。慢性肾病的腰痛决不是肾虚，而是湿郁热阻滞经络，致络脉不通所致。若用补法，必致加重。本例前医就把肾炎当肾虚，用六味地黄丸治疗三个月致病情加重。高师根据其脉象濡滑而数，舌红苔白而润，夜寐梦多等征象，辨其为湿阻热郁，用疏风化湿，凉血化瘀通络之方，服之7剂，就收到了明显的效果。在其后的治疗过程中始终以此法加减，终获痊愈。可见，慢性肾炎并非肾虚，慢性腰痛也并非全属肾虚。古人虽有肾主虚之说，并引申为肾无泻法，但其说不过是从肾主生殖发育这一角度去认识的。古人认为，肾藏真阴真阳，为人身先天之本，发育之根，从这个角度认识肾的功能，说肾无实证，只能补不能泻，是可以理解的，但不能把这一理论套用到治疗一切肾病。尤其是现代医学所说的慢性肾炎、慢性肾衰等属于泌尿系统的疾病，其与生殖生长发育等毫无关系。其发病往往与反复感染有关，按照中医的病因与发病的观点，其属于外邪内侵，久留而不去，深入血分，形成血分伏邪，即邪气郁久化热，灼伤络脉，故表现为血热妄行之症，或为湿热阻滞经络，作肾虚补之则犯了实实之戒。故凡治肾病者不可不知此慢性肾病非虚之论也。

医案十五

患者张某，男，32岁。2023年4月5日初诊。

【现病史】 腰痛1年余。去年一月间曾患腰痛，连及右腿酸楚，不能直立，夜间痛甚不能安眠。曾住协和医院40余日。近月余，斯症再发，已服西药及注射药剂，并经针灸治疗，未见好转。舌质淡，苔薄白，脉象沉迟。

【辨证】 风寒入络，阳虚寒凝致痛。

【治则】 强腰肾，温命门，逐寒邪。

【处方】 桂枝附子汤加减。

杭白芍12g，金狗脊15g，宣木瓜10g，川桂枝6g，大熟地10g，茯苓10g，茯神10g，川附片10g，春砂仁3g，乌蛇肉24g，北细辛3g，油松节30g，川杜仲10g，沙蒺藜10g，功劳叶15g，川续断10g，白蒺藜10g，酒川芎45g，炙甘草10g，虎骨胶6g（另烊兑服）。

【二诊】 2023年4月13日。服7剂无变化，药力未及也，拟前方加重药力。

【处方】

杭白芍6g，川桂枝6g，川附片10g，破故纸10g，巴戟天10g，川杜仲10g，川续断10g，大熟地10g，春砂仁3g，北细辛3g，左秦艽6g，乌蛇肉24g，茯苓10g，茯神10g，白薏仁18g，炙草节10g，虎骨胶6g（另烊化兑服）。

【三诊】 2023年4月21日。前方服7剂，已生效力，疼痛减轻，腰脚有力。三诊处方：前方加黄芪24g，追地风10g，千年健10g，威灵仙10g，去茯苓、茯神、薏仁。

【四诊】2023年4月27日。上方服3剂，见好转更明显，基本已不疼痛，行动便利，拟用丸方巩固。处方：以三诊处方3剂共研细面炼蜜为丸，每丸重10g，早、午、晚各服1丸。

【按语】本案为寒重于风湿之痛痹，寒气凝结，阳气不行，高师以温阳补肾为主，兼除风湿。初用未效，药力未及之故，仿安肾丸意以桂枝附子汤加巴戟天、破故纸之类强腰肾，益元阳，再服数剂疗效遂显，改用丸方巩固。

医案十六

患者张某，男，48岁。2023年5月2日初诊。

【现病史】右臀部疼痛并放射至踝部1天。4天前外感风寒，昨天起右臀部疼痛颇剧，有时疼痛如刀割，并向大腿后侧、小腿外侧放射，直至外踝部。患肢拘挛不能伸直，难以行走，入夜疼痛加剧，环跳处压痛敏感。脉弦紧，苔白。

【辨证】风寒入络。

【治则】温经逐痹。

【处方】自拟温经逐痹方。

大熟地30g，荆芥、细辛各6g，炙麻黄3g，海风藤、川牛膝、豨莶叶、丝瓜络、杭白芍、桑寄生各10g，娱松3条。

5剂。

【二诊】2023年5月8日。进药后臀部疼痛明显减轻，腰部已能挺直，唯患肢拘挛板滞未缓解，久行疼痛又增，治循原法。二诊处方：原方加木瓜6g，香白芷5g。

【三诊】2023年5月24日。原方连服15剂，局部疼痛渐除，行走如常，环跳处压痛亦消，唯小腿部板滞胀麻不适仍存，治拟温经逐痹，荣筋缓急。

【处方】熟地30g，杭、白芍各30g，荆芥、细辛、香白芷、甘草各6g，葛根、花粉、生黄芪各15g，炙麻黄3g，丝瓜络10g，蜈蚣3条。

5剂。

【四诊】2023年5月30日。臀部疼痛已除，小腿部板滞胀麻已有减轻。四诊处方：续投原方5剂。

【按语】此案按一般诊断为"筋痹"。可能因梨状肌损伤后充血、水肿，压迫了坐骨神经而产生一系列坐骨神经压迫症状。此类病症在临床上颇为多见，患者甚为痛苦，但目前往往各人诊断不一，如梨状肌劳损综合征、坐骨神经痛、腰椎间盘突出症等，祖国医学归之为筋痹。主要因风、寒、湿或热邪侵袭，蕴阻肌腠筋脉而致痹症。故在临床上有寒、热之分。本案例为风寒型，其特点为患肢冷痛，遇阴冷、风寒疼痛加剧，苔白。治应温经散寒祛邪，方用麻黄、细辛、荆芥温经散寒止痛；豨莶叶、桑寄生、海风藤、蜈蚣祛风解毒；川牛膝、丝瓜络祛风通络；杭白芍、葛根滋阴生津解痉。

医案十八

患者李某，男，49岁。2023年6月15日初诊。

【现病史】四肢麻木不仁1年余。初诊1年多前，患者开始发现四肢感觉逐渐迟钝，慢慢发展为肌肤麻木不仁，肢体强直，屈伸不利，行步不稳，头重脚轻如踏棉花，伴见腰痛，腹部拘紧如有束带。经CT检查发现C2～C6椎管狭窄，确诊为脊髓型颈椎病，建议手术治疗。由于患者有所顾虑而转请中医治疗。舌苔白略腻，脉来涩迟。

【辨证】气虚血滞。

【治则】益气通络。

【处方】黄芪桂枝五物汤加减。

生黄芪40g，桂枝10g，白芍10g，生姜15g，大枣12枚。

上方服2剂后，各种症状均有减轻。原方加大剂量，改黄芪为50g，桂枝12g，加牛膝10g。又进6剂后，患者两腿已能行走，不用他人搀扶而来就诊。在上方基础上加木瓜10g，另开泽泻15g，白术10g，以利水湿之邪。二方交替服用共40余剂，上述症状全部消退，恢复正常工作。

【按语】"血痹"病是一种以肌肤麻木不仁为主要临床表现的病证，其病机在于营卫不足，气血阴阳俱弱，由于外受风寒邪气而使阳气痹阻，血行不畅所以被称为血痹。该病的脉象以虚涩微紧或浮大无力为主，治疗应采用调补营卫，益气和血的方法，张仲景立黄芪桂枝五物汤为其治疗的主方。该方有三个特点：其一，以桂枝汤为主调和营卫并能解肌祛风；其二，加黄芪重在益气，取意于气行则血行，血行则痹通，临床上有时加当归同用，目的是加强益气活血的作用，由于黄芪甘温，补卫气而行于表，所以桂枝汤中去炙甘草；其三，桂枝汤中倍用生姜，取其外散走表，载芪、桂之力而行于外，也是临床取效的关键，不可忽视。

医案十九

患者郭某，女性，33岁，2023年7月15日初诊。

【现病史】周身麻木半月余。于2023年6月末，因难产使用产钳，女婴虽取下无恙，但大量出血，达1800ml之多，当时昏迷，在血流不止的情况下，产院用冰袋敷镇止血6个小时，血始止住，极端贫血，血色素30g/L，需要输血，一时不易找到同血型的供血者，只输了400ml，以后自觉周身麻痹不遂，医治未效，即勉强支持来求诊治。患者脉现虚弱小紧，面色㿠白，舌质是产后重型血虚现象，中医诊为"血痹"。

【辨证】营卫不和证。

【治则】补卫和营。

【处方】黄芪桂枝五物汤加减。

生黄芪30g，桂枝尖9g，白芍9g，大枣4枚（擘开），生姜18g，水煎温服。

【二诊】2023年7月19日。上方服3剂，脉虚小紧象渐去，汗出，周身麻痹已去，惟余左胁及手仍麻，恐出汗多伤津，用玉屏风散加白芍、大枣作汤剂，以和阳养阴。二诊处方：生黄芪24g，白术30g，防风9g，杭白芍9g，大枣4枚（擘开）。水煎温服。

【三诊】2023年7月30日。服上方10剂，汗止，胁痛愈，右脉有力，左偏小，食指与小指作麻兼微痛，左臂亦痛，是心血仍虚而运行稍滞，用三痹汤治之。本方养血补气之药多于祛风散邪，宜于气虚血少而有麻痹之证者。

【处方】三痹汤。

生黄芪18g，川续断6g，大独活6g，大秦艽6g，防风6g，辽细辛3g，川当归9g，川芎6g，熟地黄9g，酒炒白芍9g，桂枝9g，云茯苓9g，杜仲炭9g，川牛膝9g，台党参9g，炙甘草6g。

水煎温服。

【四诊】2023年8月12日。服上方10剂，周身觉有力，食指痛愈。唯左脉仍弱，血虚宜补，予人参养荣丸。

【五诊】2023年8月23日。左右脉渐趋平衡但仍弱，小指与无名指作痛。按小指内侧，是手少阴心经脉所终，无名指是手少阳三焦经脉所起，三焦与心包络相表里，从经脉寻求，很明显是心经虚弱，气血难以充周经脉所致，投予生脉散作汤用，以养心气。

【处方】生脉散。

党参9g，麦门冬9g，五味子9g。

水煎服。

【六诊】2023年9月8日。上方服两周，小指与无名指疼痛消失，所患产后病症已基本痊愈，唯脉仍现虚象，嘱常服人参养荣丸以善后。

【按语】本例患者产后大出血后发生周身麻痹不遂，不作疼，为《金匮要略》所谓"血痹"症。《诸病源候论·血择挺》云："血痹者，由体虚，邪入于阴经故也。血为阴，邪入于血而痹，故为血痹。其状，形体如被微风所吹。"但只顽麻而不疼痛，不似"风痹"顽麻疼痛兼有；又不似"历节"唯疼痛而不顽麻。血痹之脉，《金匮要略》谓："寸口关上微，尺中小紧"，此患者之脉，虽不尽同，而微、小紧六脉均见。根据古说，故诊为血痹。血痹为寒滞血凝之证。从患者得病因素分析，产后大量出血，虽因外伤所致，而流血不止，亦因气虚不能摄血。当时如果中医治疗，多予以归脾汤、十全大补汤，大剂急进频投，以补气固脱而摄血以止之，愈后则流弊可能较少。既是血痹故不能从风痹治以表散，又不能从历节治以温通，惟宜予黄芪桂枝五物汤以补卫和营，增强体力，自行解除病邪。此方以黄芪补卫为主，恢复皮肤组织之功能；以桂、芍和营，帮助营血之生长为辅，佐大枣和大量生姜，斡旋脾胃之气以发挥药力，用治血痹，故能收效。以后又有食指与小指作麻而微痛，左臂亦痛，因心血仍虚运行稍滞所致，故宜用养血补气为主的三痹汤治疗，食指麻痛得愈。惟终是血虚所致，故用人参养荣丸以调补而善后。

第二节　痿证医案

医案一

患者，男性，59岁。

【现病史】患者3年前无明显诱因出现双下肢乏力，易疲劳，声音低弱，吞咽困难，眼睑下垂，睫毛垂直，舌质淡白，苔薄白，舌苔厚腻，脉细弱。

【辨证】气血亏虚，肝阴不足。

【治则】益气养血,温中健脾,祛风镇肝。

【处方】归脾汤加减。

人参10g,黄芪10g,白术10g,甘草6g,茯苓10g,山药12g,炙甘草6g,桂枝9g,白芍9g,升麻9g,陈皮9g。

水煎服,日1剂,分早、晚两次温服。

医案二

患者,男性,43岁。

【现病史】双下肢行走不稳4年。患者于4年前渐出现行走不稳,渐则加重至双手不灵活,伴有饮水呛咳,语言不利,下肢发凉,纳、眠可,二便失常,有家族史。言语不清,口角流涎,双手十指拘挛不伸,四肢肌力Ⅲ级,肌张力偏高,腱反射（++++）,膝、踝阵挛,病理征（+）,指鼻试验（+）,跟膝胫试验（+）。舌淡,苔薄白,脉沉。

【辨证】肝肾亏虚。

【治则】补益肝肾,养血生精。

【处方】

制附片10g,肉苁蓉30g,肉桂6g,鹿角胶10g,淫羊藿10g,熟地30g,川断20g,巴戟天10g,牛膝10g,远志10g,钩藤30g,全蝎3g,羌活6g。

水煎服,日1剂,分早、晚两次温服。

医案三

患者,男性,65岁。

【现病史】四肢无力10月余。患者10个月前无明显诱因出现四肢无力，肌肉瘦削，步态不稳，眼睑下垂，发音低弱，视物重影，颈项无力，且持续加重。舌质淡红，舌苔薄白，脉细弱。

【辨证】脾气亏虚，瘀血阻络，痰瘀互结。

【治则】益气健脾，活血化瘀，祛痰散结。

【处方】益气固本汤合祛痰散结汤加减。

黄芪15g，党参10g，白术10g，炙甘草6g，当归10g，川芎10g，丹参10g，赤芍10g，桔梗10g，半夏12g，枳壳10g，法半夏10g，苍术10g，陈皮6g，甘草6g。

水煎服，日1剂，分早、晚两次温服。

医案四

患者，男性，20岁。

【现病史】双下肢痿软无力3天。患者3天前酒后与同乡口角，即觉两胁胀满、小腹隐痛、两腿发凉，是夜双下肢痿软无力、不能行走活动，由人搀扶来诊。两腿肌肉痿软，不能步履任地，关节疼痛，小便如油脂状，短赤不利，口渴喜饮，身体困重，少食，头目不爽，耳鸣口苦，脘腹闷满。其人面垢如烟尘，舌红，苔白腻，脉弦大而缓。询其日常饮食，喜食酒肉肥甘。

【辨证】肝胆湿热下注，气机不利，经络受阻。

【治则】清泻肝胆湿热，通利气机。

【处方】龙胆泻肝汤加减。

龙胆草10g，栀子10g，黄芩10g，柴胡12g，木通10g，车前子10g，泽泻16g，木瓜10g，牛膝10g，枳壳10g，槟榔10g，当归10g，苍术10g，黄柏8g，白芍10g，防己15g。

水煎服，日1剂，分早、晚两次温服。

【二诊】双腿痿软大减，能站立迈步，尿量增多，混浊转清，药已奏效。上方柴胡增至16g，再服7剂。

【三诊】行走恢复正常，颜面光润，小便清利，尚有口苦不欲食之证。转方用小柴胡汤加减，其病渐愈。

医案五

患者，女性，61岁。

【现病史】患者7年前无明显诱因出现周身酸痛乏力，易疲倦，四肢无力，眼睑下垂，吞咽困难。舌淡苔白，脉濡弱。

【辨证】元阳不振，气血不足。

【治则】补益元阳，调理气血。

【处方】参附建中汤加减。

人参10g，附子（制）6g，白术10g，甘草6g，桂枝9g，当归9g。

水煎服，日1剂，分早、晚两次温服。

医案六

患者，男性，69岁。

【现病史】双眼睑下垂伴咀嚼无力7年余，晨轻暮重。就诊于当地医院，以"重症肌无力"收入院治疗，予溴吡斯的明和泼尼松片，病情好转后出院。后再次因该病住院治疗。现症：头晕，双眼睑下垂伴咀嚼无力，视物重影，颈项无力。自觉病情持续加重，余症尚可，纳少，寐安，二便调。舌红，边有齿痕，苔黄厚腻。

【辨证】脾虚湿盛，肝肾不足。

【治则】健脾燥湿，补肝肾。

【处方】

茵陈20g，苍术15g，萆薢20g，鸡血藤15g，金银藤30g，牛膝15g，赤芍15g，黄芩20g，葛根15g，伸筋草30g，茯苓15g，丹参30g，半夏15g，杜仲15g，生牡蛎20g。

水煎服，日1剂，分早、晚两次温服。

【二诊】服药后双眼睑未再继续下垂，咀嚼无力缓解，头晕及视物重影未再出现。但觉右上肢无力，多汗，动则尤甚。纳可，寐安，二便调。舌红，边有齿痕，苔黄腻，脉弦滑。患者自觉诸症明显好转，遂自行停服溴吡斯的明、泼尼松片。

医案七

患者，男性，21岁。

【现病史】双下肢痿软、无力2年。患者2年前有一次过度疲劳，劳动中感受风寒发热，经治疗感冒迅速恢复，但是感冒愈后逐渐出现下肢麻痹无力，继则痿软，而且逐渐加重，1个月后已不能下床活动，曾就诊于当地人民医院，诊断为"脊髓炎"，经过20余天治疗未见好转，自动出院。病情逐渐加重，下肢痿软、萎缩。现症见：双下肢痿软不用，腰脊酸软,头晕目眩,失眠多梦,时有遗尿,大便溏。舌淡红,脉细无力。

【辨证】肝肾亏虚。

【治则】补益肝肾,益气行血。

【处方】鹿角胶丸加减。

鹿角30g(先煎),熟地黄、茯苓、党参、牛膝、龟板各15g,当归、菟丝子、杜仲、白术各10g,田七5g(研末冲),黄芪20g。

水煎服,日1剂,分早、晚两次温服。

【二诊】右侧足趾有微动感,精神大爽,大便正常,食欲增。守前方:鹿角30g(先煎),熟地黄、茯苓、党参、牛膝、龟板各15g,当归、菟丝子、杜仲、白术各10g,田七5g(研末冲),黄芪30g,红花3g。连服1个月。

【三诊】1986年1月10日。双下肢足趾已有轻微活动,仍守前方:鹿角30g(先煎),熟地黄、茯苓、党参、牛膝、龟板各15g,当归、菟丝子、杜仲、白术各10g,田七5g(研末冲),黄芪30g,红花5g,再入地龙10g。嘱连服3个月,并嘱用手携脚进行锻炼。

【四诊】双下肢肌肉稍增,已能自主活动,双下肢肌力Ⅰ级,上方加重北黄芪50g,嘱继续功能锻炼。

7月3日由家人车载而来门诊,自诉2个月前已能借助椅子在床边站立,1个月前已借助椅子移步,现在已自主移步。检查:肌力Ⅳ级,双下肢肌肉丰满,活动自如,神经反射存在。再嘱其继续积极锻炼,中药仍守原方,每日1剂,连服3个月,以巩固疗效。

10月5日随访，活动自如，如常参加劳动，嘱其中药继续服用，注意不要过度疲劳，此后每年随访1次，至今未见复发。

医案八

患者，男性，71岁。

【现病史】全身无力半年余。患者半年前无明显诱因出现全身无力，两腿无力较甚，但关节不肿不痛，走路不到500米即劳累不堪，口渴喜饮冷，纳呆。脉洪滑。

【辨证】阳明热盛，气津两伤。

【治则】养阴清热，益气生津。

【处方】白虎加人参汤加减。

石膏18g，知母18g，甘草12g，花粉18g，党参9g，粳米18g。

服21剂，纳增，口渴止。现能步行三里而不倦，起坐自如。

医案九

患者，男性，73岁。

【现病史】神疲乏力1月余。病者患胃溃疡5年，近5个月来反复便血，1个月前进行手术治疗，术后纳少，食则腹胀，神疲乏力，多汗，头晕心悸，下肢麻软，大便溏。1周前下肢痿软，不能站立。现面色白，懒言声低，下肢无力着地。口淡，舌质淡，舌尖有瘀点，舌边有齿印，苔薄白，脉细弱。

【辨证】脾胃虚弱，生化之源不足，气血亏虚。

【治则】通调血脉，益气补血。

【处方】黄芪桂枝五物汤加减。

黄芪250g，红参10g，白术12g，怀山药20g，大枣15g，桂枝5g，当归10g，川芎8g。

水煎服，日1剂，分早、晚两次温服。

医案十

患者，男性，70岁。

【现病史】双下肢痿软半年余。面色晦黯，头痛，胸闷，两下肢肤色沉着，麻软无力，不能站立，趾端暗晦。舌尖边布满瘀斑，舌下静脉怒张，脉结。

【辨证】瘀血凝滞阻络，下肢失养而痿。

【治则】活血化瘀，益气通络。

【处方】补阳还五汤加减。

当归尾12g，川芎8g，丹参15g，田七15g，赤芍12g，桃仁10g，水蛭8g，黄芪25g，桂枝5g，党参10g。

水煎服，日1剂，分早、晚两次温服。

【二诊】2007年12月1日。头痛消失，双腿能站立，仍未能步行。有效，再进药7剂。

【三诊】2007年12月8日。下肢及足趾肤色正常，能慢步，仍乏力。上方加杜仲10g，怀牛膝15g，投7剂。

【四诊】2007年12月15日。能在室内慢步，面色、舌色淡红，舌上瘀点变淡，方用全当归，去水蛭，进7剂，能到屋外散步，步态正常。再服10剂巩固疗效。

医案十一

患者，女性，43岁。

【现病史】吞咽无力3年余。患者3年前行胸腺瘤手术后，导致吞咽无力，吃东西困难，全身乏力无劲。面色淡白，神情默默，双眼无神。脉象浮濡，舌淡苔薄白。饮食困难，大小便较少。

【辨证】气虚无力，中气不足。

【治则】补中益气，峻补后天之本。

【处方】补中益气汤加减。

生黄芪150g，太子参30g，茯苓30g，苍术30g，生甘草30g，升麻6g，柴胡6g，陈皮10g，生麻黄15g，干姜30g，赤石脂50g，枳实30g，桂枝30g，葛根15g，细辛3g，大枣10g。

水煎服，日1剂，分早、晚两次温服。

医案十二

患者，女性，71岁。

【现病史】左侧上睑下垂4年余。左侧眼睑下垂，眼球运动困难，晨轻暮重，疲劳试验阳性。舌质淡白，舌苔薄白，脉细弱。

【辨证】中气亏虚，濡养无力。

【治则】益气健脾，活血化瘀。

【处方】补中益气汤加减。

黄芪15g，人参10g，白术10g，茯苓10g，炙甘草6g，陈皮

6g，干姜6g，升麻6g，当归10g，川芎10g。

水煎服，日1剂，分早、晚两次温服。

医案十三

患者，女性，45岁。

【现病史】患者4年来健忘，伴头痛头晕，并日益加重。经全脑造影、脑电图、超声、脑脊液等项检查，诊断为原发性脑萎缩。症见健忘，伴头痛头晕，四肢无力，肌肉萎缩，气短便难，舌质淡红，脉弱。

【辨证】气血亏虚，脑窍失养。

【治则】补益气血，通利血脉。

【处方】黄芪桂枝五物汤加减。

黄芪150g，白芍50g，何首乌35g，生姜10g，大枣10枚，当归、鸡血藤、牛膝各20g。

水煎服，日1剂，分早、晚两次温服。

医案十四

患者，男性，69岁。

【现病史】易疲劳半年余。患者半年前因髋关节置换术后卧床不起导致肢体乏力，伴有眼睑下垂，吞咽困难舌苔薄白，脉细弱。

【辨证】气血虚弱，瘀血内阻。

【治则】益气固脱，活血化瘀。

【处方】归脾汤合舒络汤加减。

人参10g，黄芪10g，白术10g，甘草6g，茯苓10g，山药12g，炙甘草6g，桂枝9g，白芍9g，升麻9g，陈皮9g，桃仁10g，红花10g，当归10g，赤芍10g，川芎10g，丹参10g，炙甘草6g，全蝎10g。

水煎服，日1剂，分早、晚两次温服。

医案十五

患者，女性，38岁。

【现病史】患者6年前无明显诱因出现四肢痿弱不用，双手不能上举，双足无力站立已1周余，伴肢端麻木，膝关节稍疼痛，但局部无红肿。既往无关节炎史。神志清楚，语言流利，头昏，右眼视物模糊，心烦、失眠，身怯寒，少气懒言，二便自调，月经愆期，量少。舌质淡，苔白薄，苔中部稍带微黄，脉细涩。

【辨证】气血两衰，脉道不利，肝肾不足，筋骨失其营养，经脉失其润濡所致。

【治则】补益气血，活血通络，养肝强肾。

【处方】十全大补汤加减。

北黄芪30g，党参30g，白术10g，当归12g，仙茅12g，桂枝10g，熟地15g，制黄精15g，怀牛膝15g，赤、白芍各30g，川芎10g，红花9g，大血藤30g，鸡血藤24g，络石藤12g，干地龙15g。

水煎服，日1剂，分早、晚两次温服。

服上方5剂后，稍能站立，手亦略能上举，开始慢步移动，饮食增加，但全身仍觉无力，服至第10剂时，手足活动好转，走路较稳，患者按原方在当地继服15剂，于4月12日复诊时，能自行登上三楼，仍执原方加减，再进7剂，并嘱其日后调理事宜，治愈后能负重劳动，追访7年未见复发。

医案十六

患者，女性，44岁。

【现病史】肌肉痿软3年余。患者3年前无明显诱因出现肌肉痿软，肢体关节僵硬，小关节变形，肌肉痿软，无怕冷感，夜间时有燥热汗出。舌淡红，苔薄白少津，脉沉细。

【辨证】肝肾亏虚，髓枯筋痿。

【治则】补益肝肾。

【处方】虎潜丸合青蒿鳖甲汤加减。

青蒿15g，鳖甲10g（先煎），龟板10g（先煎），白术15g，熟地15g，鹿角霜10g（烊化），地骨皮10g，白薇10g，独活10g，桑寄生10g。

水煎服，日1剂，分早、晚两次温服。

医案十七

患者，男性，38岁。

【现病史】下肢软弱无力1年余。患者1年前跋涉中突遇骤雨，翌晨寒战发热，腰痛如折，下肢软弱无力，不能站立，二便失禁，经某医学院神经科检查诊断为"马尾神经炎"。住院治疗45天后，病情好转，惟双下肢仍麻木疼痛，软弱无力，须持杖而行，遂出院改用中药治疗。近一年来，服滋补肝肾之中药300余剂，疗效甚微。患者面色黧黑，形体消瘦，下肢肌肉萎缩，自诉形寒畏冷，双下肢间有灼热感。脉象浮滑而促，时有歇止，不能自还。舌苔白厚腻。

【证属】风寒湿邪久羁体内，有郁而化热之势。

【治则】祛风除湿，温经散寒，兼清郁热。

【处方】桂枝芍药知母汤加减。

麻黄15g，桂枝20g，白术20g，知母20g，防风20g，附片20g（先煎），白芍20g，甘草15g，生姜20g。

水煎服，日1剂，分早、晚两次温服。

【二诊】每服药后，周身微微汗出，汗后全身轻舒，下肢疼痛已缓，可持杖行走。脉沉弦滑，已无间歇。舌苔黄白，滞腻已化，仍守原方加减。

【处方】

麻黄15g，桂枝20g，白术20g，白芍20g，知母20g，防风20g，附片15g，薏米20g，石斛20g，甘草15g，生姜20g。

10剂，隔日1剂。嘱增加下肢运动，以促气血运行。

【三诊】患者已可弃杖行走，双下肢已无麻木胀痛感，但行走尚难任远。脉象缓而无力，舌淡苔薄白。久羁之邪，业已驱尽，而气血未充，法当益气血，通经络，健筋骨。

【处方】方取黄芪桂枝五物汤加味。

黄芪20g，桂枝15g，白芍15g，当归15g，牛膝10g，木瓜10g，炙甘草10g，生姜20g，大枣10枚。

10剂，隔日1剂。3个月后随访，诸证悉除，未再复发。

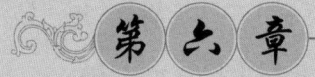

其他病证

第一节 月经病医案

医案一

患者张某,女,48岁,2019年11月30日初诊。

【现病史】经期小腹坠胀疼痛5年余。患者平素喜食寒凉食物,近5年来反复经期小腹坠胀疼痛,时轻时重,痛剧时有恶心呕吐,肛门坠胀不适感,持续2~3天,需输液治疗方能缓解。月经量少,色淡质稀,经行不畅,头3天点滴而下,第4天量逐渐增多,经期约1周,月经周期规律,经净后偶有下腹坠痛感。多次到我院就诊,查彩超、激素六项检查未见异常。曾坚持服用中西药2个月后症状改善,停药后又反复。末次月经:2019年11月22日,现月经已干净,感倦怠乏力,头昏,纳、眠可,二便调。舌淡红少津,脉细。

【辨证】痛经。中气亏虚,血脉瘀滞。

【治则】补中益气,化瘀止痛。

【处方】补中益气汤合温经汤加减。

黄芪30g,北沙参30g,白术25g,升麻8g,陈皮12g,当归

20g，柴胡12g，白芍18g，川芎12g，香附18g，延胡索15g，桔梗12g，粉葛30g，丹皮15g，败酱草25g，白芷15g，甘草6g。

5剂，水煎服，200ml/次，3次/日，2日1剂，温服。嘱患者下次月经前1周复诊开药。

【二诊】2019年12月14日。乏力、头昏减轻，精神好转。舌淡红，苔白，脉细。患者现为经前1周，治以益气养血，疏肝散寒为法。

【处方】黄芪30g，北沙参30g，白术25g，升麻8g，陈皮12g，当归25g，柴胡12g，白芍18g，川芎12g，肉桂10g，吴茱萸6g，法半夏12g，延胡索15g，没药10g，续断20g，香附18g，甘草6g。

3剂，煎服法同前。嘱患者回去即服用此方，直至月经来潮。

【三诊】2020年1月5日。患者诉服药后月经于2019年12月22日来潮，12月28日干净。经期下腹坠胀疼痛明显减轻，无恶心呕吐，月经较前通畅，第2天量即增多，经量仍少，色淡。舌淡红，苔白，脉细。因患者要出差，下次月经前不能复诊，遂疏方2首，分别于经后及下次经前服药。

【处方1】

太子参30g，白术25g，茯苓18g，当归25g，女贞子18g，旱莲草18g，麦冬18g，山药30g，炒鸡内金20g，菟丝子18g，枸杞18g，红花6g，甘草6g。

5剂中药配方颗粒，每剂药配5袋，1次/袋，3次/日，嘱患者当前先服此方。

【处方2】在二诊方基础上去没药,加艾叶12g,生山楂30g,益母草30g。3剂中药配方颗粒,每剂药配5袋,1次/袋,3次/日,嘱患者此方于经前1周开始服。

【按语】痛经指妇女正值经期或经行前后出现周期性小腹疼痛,或痛引腰骶,甚则昏厥者,常影响生活和工作,可见于各年龄段。高老认为其病因虽有寒热虚实之辨,但多为寒凝及血瘀,用药多以温经活血药为主。本例患者除经行腹痛外,尚有月经量少以及伴随月经周期出现的头晕乏力等症。治疗上高老采用月经前后分期而治的方法,经前以益气养血、疏肝散寒为法,用补中益气汤合温经汤加减;经后期以四君合左归丸、二至丸加减,以脾肾同调,气血双补,使气血生化有源,方能使经量增多。

医案二

患者李某,女,30岁。于2019年3月27日就诊。

【现病史】25岁结婚,婚后孕二胎,流产一胎(第一胎流产)。末次月经:2018年7月1日。经来至今已9个月未断,量较原来少,时断时续,血色鲜红,有块不多,小腹有时痛,腰酸,白带不多,乳房不胀。手足心热,口渴。既往月经:15天,量中等。彩超:子宫大小形态正常,肌层内回声欠均质,内膜线居中,双侧附件未见异常。脉沉细,苔薄黄。

【辨证】崩漏。阴虚血热。

【治则】养阴清热止血。

【处方】

①炙龟板30g，白芍9g，黄芩9g，黄柏9g，香附6g，海螵蛸15g，茜草炭30g。

3剂，水煎服。

②三七粉2g（44包），人参归脾丸9g（2盒），六味地黄丸9g（2盒），阿胶62.5g。

先服汤药3剂，每日1剂，每日早、晚各服1次，每次配服三七粉3g；服完3剂汤药后服人参归脾丸，每日早、晚各服1丸，每丸配服三七粉3g，中午服六味地黄丸1丸；服完人参归脾丸后服六味地黄丸，每日早、晚各1丸，中午服阿胶20g。

【按语】患者自诉手足心热，略有口渴，症见阴虚之象；阴不涵阳，扰及血分，冲任不固，故致月经淋漓，数月不断；腰为肾之府，肾阴不足，则腰部酸软；肝肾同源，肾阴虚则肝血无藏，虚阳攻冲，沿经扰及少腹，故见少腹时有疼痛；患者平素经量偏少，是气血略有不足之象。经血淋漓，脉道失充，故见脉沉，亦主病在里；阴虚无以制阳，血受其热，是以脉见细数。故诊为阴虚血热之崩漏。方用茜草炭凉血止血，伍以海螵蛸之咸涩，疗出血之标证；黄柏清少阴之虚火，清降滋阴；黄芩除太阴之热，整肃肺金，助黄柏以滋肾阴，兼以止血；白芍酸敛入肝，敛肝阴以制肝阳；香附苦平，理肝气散肝阳助白芍养阴；素体不足，故用炙龟板温化肾气，阳中求阴。后以中成药联合分期应用，以滋补肾精，益气生血，达复旧之效。

【二诊】2019年4月19日。末经：2018年7月1日。于4月9日血止，至4月12日又见血，至今未断，经色正，量多，小腹有时疼痛，腰酸，白带不多，经前乳房不胀。脉沉细，苔薄黄。

【辨证】崩漏。阴虚血热。

【治则】益肾活血，补益心脾。

【处方】

①炙龟板30g，白芍9g，黄芩9g，黄柏9g，香附6g，海螵蛸15g，茜草炭30g。

3剂，水煎服。

②炒白术9g，红参20g，黄芪30g，旱莲草30g，当归9g，茯苓9g，远志9g，女贞子15g，菟丝子15g，地榆炭30g，棕榈炭30g，血余炭30g，焦栀子9g，升麻9g，柴胡9g。

3剂，水煎服。

③三七粉2g（44包），人参归脾丸9g（2盒），六味地黄丸9g（2盒），栀子清火胶囊100粒（1盒）。

服法：先服方①之汤剂3剂，每日1剂，每日早、晚各服1次；再服方②之汤剂3剂，每日1剂，每日早、晚各服1次，每次配服三七粉3g；服完3剂汤药后服人参归脾丸，每日早、晚各服1丸，每丸配服三七粉3g，中午服六味地黄丸1丸，每次配服栀子清火胶囊4粒；服完人参归脾丸后服六味地黄丸，每日早、晚各1丸，每次配服栀子清火胶囊4粒。

【按语】血止复来，而脉见沉细缓，是虚热大半已去，新血乏源，故守上方以止血。患者虚热虽已除大半，但仍下血量多，乃下血日久，气不摄血，血溢脉外而发为崩漏。故加方②以益气止血养血。方用炒白术健脾益气，统血归经又滋血之源；黄芪甘温补益肺金，使气有所主；红参温补，总领诸气，辅以升提上扬之升麻，佐诸补气药以摄血；柴胡《本经》谓其能去肠胃中结气，故用柴胡理气使补而不滞；当归补血和血，配伍黄芪又具益气生血之效；茯苓、远志宁心安神，使心有所主；女贞子、菟丝子、旱莲草滋补肝肾，以助气血生化，且旱莲草有凉血止血之效；地榆炭、焦栀子凉血止血，棕榈炭收涩止血，血余炭化瘀止血，四者共用，凉血止血而不留滞。

【三诊】2019年5月19日。上次月经于4月22日血止。末经：5月4日。这次月经13天来潮，今天是行经第16天，经色浅，血水样，小腹不痛，腰胀，乳房不胀。脉沉细，苔薄白。

【辨证】崩漏。气血亏虚证。

【治则】益肾补脾摄血。

【处方】

①炒白术9g，红参20g，黄芪30g，旱莲草30g，当归9g，茯苓9g，远志9g，女贞子15g，菟丝子15g，地榆炭30g，茜草炭30g，血余炭30g，焦栀子9g。

3剂，水煎服。

②三七粉2g（44包），人参归脾丸9g（2盒），六味地黄丸9g（2盒），阿胶62.5g。

先服汤药3剂，每日1剂，每日早、晚各服1次，每次配服三七粉3g；服完3剂汤药后服人参归脾丸，每日早、晚各服1丸，每丸配服三七粉3g，中午服六味地黄丸1丸；服完人参归脾丸后服六味地黄丸，每日早、晚各1丸，中午服阿胶20g。3个月后随访，月经已恢复正常。

【按语】今其脉细数而不沉，是肾之阴阳虽得平复，而阴血不能骤生，是以仍见出血而色浅，柴胡、升麻虽升提而不免耗气，故去之，以弘原方峻补之力。本病初始发生的主要原因为阴虚血热，热扰冲任而致冲任血海不固发为崩漏。但患者9个月未进行治疗，而致脾肾俱虚。又因瘀血不下而小腹疼痛。脾肾虚弱则气血化生之源不足，故致血色浅淡质稀。治疗则以先清除虚热以澄其源，兼以补益脾肾固本；虚热既除，则以补益脾肾，补血和血为固本之要。

医案三

患者杨某，女，23岁。2017年10月22日初诊。

【现病史】未婚。近1个月阴道不规则流血，量时多时少，血色红，烦热口渴，喜冷饮，心慌气短。既往月经：13天，量中等，色正无块。舌苔薄黄，脉象数大。

【辨证】崩漏。血热证。

【治则】清热凉血止血。

【处方】

生地黄30g，黄芩9g，牡丹皮9g，地榆炭30g，棕榈炭30g，阿胶15g（烊化，分两次入），地骨皮15g，甘草9g。

水煎服。3剂。

【按语】患者自诉烦热口渴，喜冷饮，症见热盛之象。热扰冲任，破血妄行，发为崩漏。因患者发病于秋季，秋季为燥，易伤及于肺，且又因患者流血1个月不止，而致肺阴不得濡养，而致虚火内生，肺失宣发肃降，故致心慌气短。因患者患病时间相对较短，故用汤剂以清热凉血止血，生地黄滋阴清热，黄芩、牡丹皮清热凉血，地榆炭、棕榈炭凉血止血。地骨皮清肺降火，阿胶补血止血，且滋补肺阴，甘草益气润肺，且可调和诸药，共奏清热凉血止血之效。

【二诊】2017年10月27日。药后10月24日血止，口渴亦减。脉象数大，舌苔薄黄。

【辨证】崩漏。血热证。

【治则】消热止血。

【处方】

生地黄30g，棕榈炭20g，阿胶15g（烊化，分两次入），地骨皮15g，甘草9g，麦门冬20g，丹皮9g，玄参15g。

水煎服，3剂。随访：药后未再流血，月经恢复正常。

【按语】药后血止，口渴减轻，但脉象仍数大，乃实热之症已减轻，仍有热伏体内。故用滋阴凉血清热。生地黄甘寒，清热凉血养阴生津，阿胶补血滋阴，二者共用使气血生化有源；棕榈炭凉血止血；地骨皮、丹皮清除虚热；甘草、麦门冬、玄参生津润肺、养阴清心。

医案四

患者寇某，女，25岁。2017年8月5日初诊。

【现病史】23岁结婚，婚后未孕。5年前无明显诱因经期延后，后月经来潮需要依赖注射或口服孕酮。末次月经：2017年8月2日。今天经期第4天，这次月经半年注射黄体酮来潮，小腹痛，腰痛，下肢乏力，乳房不胀。既往月经：14天，量少，经色暗红，小腹不痛，腰不痛。脉沉细滑，舌苔薄白，舌质淡。

【辨证】闭经。肾精虚证。

【治则】益肾填精,祛痰养血。

【处方】

①当归12g,川芎9g,赤芍9g,熟地黄24g,桃仁15g,红花9g,三棱9g,莪术9g,延胡索12g,炮姜3g。

水煎服,2剂。

②熟地黄24g,干山药12g,山茱萸15g,丹皮9g,茯苓9g,泽泻9g,当归9g,黄芪30g,仙茅9g,仙灵脾15g,丹参30g,砂仁3g。

3剂。

③当归养血丸60g(3盒),妇科十味片50片(2瓶),六味地黄丸9g(3盒),礞石滚痰丸60g(1盒),逍遥丸60g(1盒)。

待经净后先服汤剂① 3剂,每日1剂,每日早、晚各煎服1次;服完3剂汤药后,当归养血丸2盒,每日早、晚各服1丸,中午服妇科十味片5片,中午服礞石滚痰丸3g,每次配服逍遥丸3g;服完当归养血丸后,服六味地黄丸1盒,每日早、晚各服1丸,中午服礞石滚痰丸3g,每次配服逍遥丸3g。待下次月经来潮后服② 3剂,每日1剂,每日早、晚各煎服1次。

【按语】患者之初潮后,月经量少,经期短,且经期延后,周身无明显不适,乃肾精亏虚,气血生化之源,而渐致闭经。随注射或口服黄体酮以促月经来潮,但肾精亏虚,天癸乏源,肾气不充,故不能自主建立月经周期。且注射黄体酮强促月经来潮，气血愈虚而致胞宫、腰府不得濡养而发为疼痛。肾精亏虚，气血生化乏源，故见脉沉细。脉象兼滑且舌质淡，苔薄白，为痰湿之象，故诊为肾精亏虚之闭经。方用六味地黄汤滋补肝肾且泄肾浊。当归、黄芪益气生血；仙茅、仙灵脾补肾助阳，少火生气，以助气血；丹参祛瘀止痛，活血通经；砂仁化湿开胃，以理中焦之气。后服当归养血丸与妇科十味片以养血理气，六味地黄丸缓补肾精，礞石滚痰丸与逍遥丸联合应用以理气祛痰湿。若月经可自主来潮，经期予以活血化瘀药，兼以温通经脉。

【二诊】2017年9月9日。末经：2017年9月5日。这次月经35天来潮，持续3天，量中等，经色暗，少块，经期腹痛，腰酸痛，平时白带不多，乳房不胀，乳头痛，出汗多，下肢乏力，偶有头晕耳鸣。脉沉细，舌苔薄黄。

【辨证】闭经。肾精亏虚证。

【治则】益肾填精，理气养血。

【处方】

①当归12g，川芎9g，赤芍9g，熟地黄24g，桃仁15g，红花9g，三棱9g，莪术9g，延胡索12g，炮姜3g。

水煎服，2剂。

②熟地黄24g，干山药12g，山茱萸15g，丹皮9g，茯苓9g，泽泻9g，当归9g，黄芪30g，仙茅9g，仙灵脾15g，丹参24g，砂仁3g。

3剂。

③当归养血丸60g（3盒），妇科十味片50片（2瓶），六味

地黄丸9g（3盒），逍遥丸60g（1盒）。

先服汤剂① 3剂，每日1剂，每日早、晚各煎服1次；服完3剂汤药后，当归养血丸2盒，每日早、晚各服1丸，中午服妇科十味片5片，中午服逍遥丸3g；服完当归养血丸后，服六味地黄丸1盒，每日早、晚各服1丸，中午服逍遥丸3g。待下次月经来潮后服② 3剂，每日1剂，每日早、晚各煎服1次。

【按语】肾精得充，气血化生，故经血可自主来潮，且经量较前增多。但气血尚未完全充盛，故经期较短，且不能濡养胞宫，腰部仍有疼痛。足厥阴绕乳头而行，肝气不舒发为疼痛。故守上方以滋肾填精，益气养血。

【三诊】2017年10月31日。末经：2017年9月5日。这次月经50天来潮，量少，持续2天。腰痛，白带不多，乳房胀。脉细数，舌苔薄黄。

【治则】滋阴益肾，养血活血。

【处方】

①当归12g，川芎9g，赤芍9g，熟地黄24g，桃仁15g，红花9g，三棱9g，莪术9g，延胡索12g，炮姜3g。

水煎服，2剂。

②熟地黄24g，干山药12g，山茱萸15g，丹皮9g，茯苓9g，泽泻9g，当归9g，黄芪30g，仙茅9g，仙灵脾15g，丹参30g，砂仁3g。

3剂。

③得生丹10丸（4盒），妇科十味片50片（2瓶），六味地黄丸9g（3盒），礞石滚痰丸60g（1盒），逍遥丸60g（1盒）。

待经净后先服汤剂① 3剂，每日1剂，每日早、晚各煎服1次；服完3剂汤药后，当归养血丸2盒，每日早、晚各服1丸，中午服妇科十味片5片，中午服礞石滚痰丸3g，每次配服逍遥丸3g；服完当归养血丸后，服六味地黄丸1盒，每日早、晚各服1丸，中午服礞石滚痰丸3g，每次配服逍遥丸3g。待下次月经来潮后服② 3剂，每日1剂，每日早、晚各煎服1次。

【四诊】2017年11月27日。末经：2017年10月24日。这次月经50天来潮，量少，持续2天。

【按语】患者月经可自主来潮，但月经周期尚未完全建立，虽肾精已充，但患者闭经日久，气血尚未恢复，故仍以益肾填精为主，使气血生化有源。后用中成药配伍以养血活血，既用逍遥丸以疏肝理气，养血调经，又用礞石滚痰丸以防痰瘀互结之症。

医案五

患者严某某，20岁，学生，未婚。2020年12月14日初诊。

【现病史】月经稀发1年余。14岁初潮，素经水35天左右一行，量中，色红，无经行腹痛腰酸，7天净。自诉于去年上大学开始经水常迟发，40余天至2个月左右一行，未予重视。末次月经：9月上旬（具体不详）。1年内体重增5kg，平素贪食生冷水果和冰饮。刻下症见：体型偏胖，唇稍暗，时畏寒，纳可，寐一般，常熬夜，时噩梦，二便平。舌质淡紫，苔白，脉沉细。辅助检查：今日本院经肛门彩色多普勒超声示：子宫大小正常，内膜5mm，右侧见一12mm×14mm卵泡，双侧窦卵泡数量分别为10个、9个。孕酮：0.04ng/ml，尿HCG（-）。

【辨证】经水后期；月经失调。

【处方】温经汤加减。

桂枝15g，当归10g，白芍20g，吴茱萸3g，川芎6g，干姜6g，法半夏10g，丹皮10g，麦冬10g，党参15g，阿胶6g，甘草6g，紫石英20g。

14剂颗粒剂，日1剂，开水冲服。

【二诊】2020年12月28日。患者诉药后经水仍未来潮，自测基础体温于12月26日升高。刻下：基础体温升高第3天，面部少许痤疮，纳可，寐安，二便平。舌质淡紫，苔薄白，脉沉细。继续予上方去紫石英，桂枝改为10g。14剂，嘱继续测量基础体温。

【三诊】2021年1月14日。患者诉发高热12天，于1月4日行经，经期亦服中药，经量适中，色红，无经行腹痛，稍感腰酸。刻下症见：两侧少腹稍疼痛，纳可，寐安。舌质淡，苔薄白，脉沉细。予当归芍药散加减调和肝脾。当归10g，白芍20g，川芎6g，白术15g，茯苓10g，泽泻10g，甘草12g，香附10g。9剂颗粒剂，开水冲服；同时予温经汤加艾叶、香附、紫石英、红花、水蛭制成丸剂，服两月余。嘱继续测基础体温，平时少食生冷瓜果，避风寒，常喜悦。

【四诊】2021年6月30日。患者诉自服丸剂后经水如期而至，现就诊为巩固疗效。

【按语】患者以经水迟发就诊，亦可诊为经水后期，最早于《黄帝内经·阴阳别论》曰："二阳之病发心脾，有不得隐曲，女子不月。"首次提出不月之名。《诸病源候论》云："妇女月水不利，由劳伤血气，致体虚而受风冷，风冷客于胞内。"指出经水不利主要原因为气血亏虚，风寒乘虚内入胞宫，伤及冲任。李杲于《脾胃论》中写道经闭不行有三："妇人脾胃久虚，形体羸弱，气血俱衰，而致经水断绝不行，或病中消胃热……名曰血枯经绝。或因劳心，心火上行，月事不来。"故认为经闭原因为脾胃虚弱，血热津亏或心火上行，胞脉不通。该案中患者经水后期为肝虚寒夹血瘀，伴肝血不足证。肝主冲任，肝经虚寒引起冲任虚寒，瘀阻胞宫，故见经水迟发，畏寒，唇暗等临床表现，同时患者经前面部痤疮为郁火，寒郁肝阳不得宣发，郁而化火，此非实火，不可予寒凉药，故综上所述，选用温经汤温肝祛瘀，调理冲任。方中桂枝、吴茱萸、川芎三药温肝养肝，桂枝、川芎入肝经血分，吴茱萸主要入肝经气分，且三药皆以辛补肝，以辛温肝；丹皮、麦冬药性以凉为主，一方面可牵制吴茱萸、桂枝、川芎温热之性，以防温燥伤肝体，另一方面配伍白芍可补肝体之虚；阿胶、人参、甘草气血双补，且可补冲任之虚；紫石英温养冲任；全方寒温同用，以温养为主，体用兼顾，疏养结合，共奏温肝疏肝，调补冲任之功，而后做成丸剂，寓缓补缓消之功，且加艾叶、香附二药加强温肝疏肝之功，加水蛭、红花加强祛瘀之效，蕴"以通为补"之意，故患者服药后胞宫得温养，经水按期而至。该案体现导师从肝论治月经病辨证精准，用药以温为主，辅以养肝之药，体用结合，疏养同调，同时注重顾护脾胃以增强温肝养肝之力，结合活血化瘀之法，使冲任不虚，肝体肝用平衡，气血通畅，经自得调。

医案六

患者周某某，女，32岁，已婚。2020年10月19日初诊。

【现病史】月经量多伴行经日久1年余。素经水规律，28～30天左右一行，经量中等，色鲜红，少许血块，偶经行腹痛，不伴腰酸，5天左右经净。自诉于2018年12月顺产1女孩，当时手剥胎盘，母乳喂养半年余，于2019年11月左右经水复潮，经量较生产前增加1倍，大量血块，伴经行腰酸，经行腹痛，经行前后易怒，经期延长至10～12天左右。末次月经：2020年9月20日。现症见：脸色偏黄，稍发青，纳可，夜寐多梦，时口干，时犯困，怕冷，易疲倦，无胸闷，小便平，大便2～3日一行，干结难解，矢羊屎粒。体重未见明显下降。舌质淡，苔薄白，脉细缓。辅助检查：本院阴道B超示子宫内膜14mm，回声均匀，双附件未见明显异常。尿HCG（－）。

【辨证】崩漏。冲任虚寒。

【处方】胶艾四物汤加减。

阿胶6g，艾叶炭6g，当归10g，白芍20g，生地炭20g，仙鹤草30g，甘草12g，红参10g。

7剂颗粒剂，日一剂，开水冲服。

【二诊】2020年10月30日。现症见：自诉于10月20日经行，经量较前减三分之一，血块减，于10月28日经净，纳可，寐安，二便平。舌质淡，苔薄白，脉细。守上方去艾叶炭、生地炭，加蚕砂15g，杜仲10g，续断10g。16剂颗粒剂，日1剂。

开水冲服。嘱患者常保持喜悦之心，非经期多食鸡、牛肉、羊肉、猪肝等血情有肉之物以温补肝血。

【三诊】2020年11月20日。现症见：自诉经水今日行，量稍多，腰稍酸，纳可，寐安，二便平。舌质淡红，苔稍腻，脉细弦。于10月19日方加杜仲15g，嘱此次经行后以食养为主。后随访经量转正常。

【按语】该患者所患为崩漏病。《临证指南医案》中云："崩如山冢崒崩，言其血之横决莫制也；漏如漏卮难塞，言其血之漫无关防也。经云，阴在内，阳之守也。气得之以和，神得之以安，毛发得之以润，经脉得之以行。身形之中，不可斯须离也，去血过多，则诸病丛生矣。原其致病之由，有因冲任不能摄血者；有因肝不藏血者；有因脾不统血者；有因热在下焦，迫血妄行者；有因元气大虚，不能收敛其血者；又有瘀血内阻，新血不能归经而下者。"该患者主要病因为产时胎盘脱落耗血甚多，气为阳，血为阴，血虽为阴质，但内含阳气，故患者产时亦伴阳气耗损。另外母乳喂养亦耗肝血，最终引起肝血亏虚，血虚不归经，肝阳不足，冲任虚寒，一方面肝体失养，无藏血之功；另一方面肝阳不足，冲任虚寒，冲任无法固摄经血，故致崩漏。肝血亏虚则肝体失养，血不荣肤，故患者见面色黄；肝体失养，疏泄太过则情绪易怒，经期加重，伴夜寐梦多等症状；进一步肝木克脾引起经行腹痛；肝阳不足温煦不足则怕冷；肝为罢极之本，故亦导致不耐疲劳，易疲倦，故综合以上选用胶艾汤加味。胶艾汤是出自《金匮要略·妇人妊娠病脉症并治二十》："妇人有漏下者，有半产后因续下血都不绝者,有妊娠下血者,假令妊娠腹中痛,为胞阻,胶艾汤主之。"《金匮要略心典》云:"冲任脉虚,而阴气不能守也,是惟胶艾汤为能补而固之,中有芎、归能于血中行气,艾叶利阴气,止痛安胎,故亦治妊娠胞阻。"方中阿胶通补冲任,养血止血,兼清冲任虚热;艾叶炭温肝止血;四物汤中当归、熟地温肝养血,奏补血之功;甘草建中补血,加仙鹤草以加强止血之功;同时予红参合白芍蕴苦甘化阴之功,用以补阴血。而药物治疗之余,嘱其调整情绪,《傅青主女科》云:"夫肝主藏血,气结而血亦结,何以反至崩漏?盖肝之性急,气结则其急更甚,更急则血不能藏,故崩不免也。"故气急、气怒情志过极亦可引起崩漏;此外嘱患者食牛肉、羊肉等温补之食物以加强补血之功。

医案七

患者陈某某,女,30岁,已婚。2020年8月11日初诊。

【现病史】月经中期,阴道少量出血半年余。患者平素经水规律,28天左右一行,量中,色红,伴血块,经行小腹稍胀,无腰酸,7天左右净,无经前乳房胀痛。自诉于今年1月始,月经中期,见阴道少许褐色分泌物,时混杂于白带中,量少,每次历时2~3天,且近半年经行腹痛较重。末次月经:7月31日~8月6日。平素喜食冰饮,余无不适。刻下症见:月经第12天,阴道少许褐色分泌物,无小腹痛,近期由于压力增加,情绪不佳,面部痤疮亦增,纳可,寐欠安,时噩梦,晨起口干口苦,二便平。舌质淡红,苔薄白,脉弦细。妇科专科检查:

阴道畅、软，见少许血性分泌物，宫颈大小适中，未见糜烂，未见息肉，双附件触及明显异常；HCG（−），LH：36.8IU/L，E2：278pg/ml。妇科彩超提示：子宫大小正常，内膜8mm，右侧见18mm×17mm卵泡，双侧窦卵泡个数均5个左右，双附件未见明显异常。HPV检查均为（−），液基细胞学检查：未见异常。

【辨证】崩漏，经间期出血。少阳枢机不利。

【处方】小柴胡汤加减。

柴胡8g，法半夏10g，党参10g，黄芩10g，生姜6g，甘草6g，大枣10g，升麻6g，葛根20g，连翘10g。

14剂，颗粒剂，日1剂，开水冲服，并嘱测量基础体温。

【二诊】2020年9月2日。患者诉服中药期间阴道分泌物持续两天，BBT高温10天，于8月27日经行，经量较多，色红，有血块，6天干净。刻下症见：纳可，无口干口苦，寐欠安，时阵冷汗出，二便平。舌质淡，苔薄白，脉弦缓。予小柴胡汤合桂枝汤加减，在上方基础上加桂枝10g，白芍20g。14剂颗粒剂，日1剂，开水冲服。

【三诊】2020年9月16日。药后阵冷汗出除，未见阴道褐色分泌物。刻下症见：高温第5天，自诉上次经行腹剧痛伴大便急迫，纳可，寐转安，二便平。舌质淡，苔薄白，脉弦细右关旺。予小柴胡汤合痛泻要方加减，在小柴胡汤基础上加防风6g，白芍20g，陈皮6g，白术15g，姜黄6g。

14剂颗粒剂，日1剂，开水冲服（经期不可停服）。

【四诊】2020年10月14日。自诉服上方后经行腹痛程度大减，未见阴道褐色分泌物，于9月22日经行、经行量中，血块较前减，经行稍腹痛，6天净。纳可，寐安，双手厥冷，二便平。舌质淡，苔薄白，脉弦细。予小柴胡汤加防风6g，细辛3g。14剂颗粒剂，日1剂，开水冲服。

【五诊】2021年3月26日。患者自诉停药期间未见明显不适，上个月经期较前延长3天。刻下症见：经行第3天，纳可，寐安，二便平。舌质淡，苔薄白，脉沉细。予逍遥散加阿胶6g，海螵蛸20g，艾叶炭6g。14剂颗粒剂，日1剂，开水冲服。

【按语】此患者阴道出血量少，且多于月经中期，结合相关激素检查可初步诊断为经间出血，中医诊断为崩漏，为氤氲之时少量阴道出血，时伴下腹疼痛或白带量多。现代医学以排卵期出血命名，虽然病因病机未完全明了，但目前的研究主要认为，本病是由成熟卵泡排卵后雌激素水平急剧下降或雌孕激素受体失衡引起，或子宫内膜对雌激素波动过于敏感，或子宫内膜局部因素的异常，不足以维持增长的子宫内膜，从而出现少量的突破性出血，与卵巢因素、中枢神经传递等综合作用关联性大。西医对于本病的治疗多采用对症治疗，补充少量雌激素修复子宫内膜，或对症止血等治疗，但疗效欠佳，且远期疗效不甚理想。中医将其病因归结于肾阴虚、血瘀、脾气虚、湿热、肝郁、阳虚等，治疗多以补脾肾、清湿热、疏肝郁等为主。治疗该患者以和解少阳枢机，和阴阳为法，案中患者就诊时经间期属于阴阳转化之际，患者因情绪不佳，导致肝气郁结，故面部痤疮增，同时火性炎上，伤阴，故致口干口苦。枢机不利亦引起寐欠安,以小柴胡汤加升麻、连翘、葛根三药,一方面以小柴胡调和枢机而调节气机升降出入运转,从而使阴阳在互根的基础上可以互化互用,偏盛偏衰可致中和,故表里畅通、寒热调和、虚实平衡、阴阳和合;另外加连翘、升麻、葛根蕴"火郁发之"之因在于患者平素喜食寒凉之品,冰伏邪气,凉遏气机,久而久之郁而化火,火性炎上发为面部痤疮。《神农本草经》载:"柴胡,味苦,平。主心腹,去肠胃中结气,饮食积聚,寒热邪气,推陈致新。"小柴胡汤治疗少阳证,重用柴胡为君药,柴胡的作用部位应为半表半里,不主升,亦不主降;其用量的大小对其作用属性有一定影响,用量大,偏苦,清泄力量较强,可以"推陈致新";用量小,味苦淡辛,起到启阴交阳、升清降浊的作用。故高老在用小柴胡汤和解枢机时柴胡用量较小,为6~8g。二诊患者面部痤疮减、晨起口苦除,但患者时阵冷汗出,高老予小柴胡汤合桂枝汤,继续以和解少阳枢机为法,加桂枝汤调和营卫。三诊患者月经中期未见阴道出血,但患者诉经行腹痛伴大便急迫,高老诊断为肝木克脾,故予小柴胡汤合痛泻要方以和解枢机,调和肝脾;四诊时患者经行腹痛减,手足冷渐显,继续予小柴胡加减和解枢机,加细辛、防风,两药合用温肝通络。五诊时患者月经中期阴道出血、经行腹痛已除,因情绪原因导致经期延长3天,予逍遥散疏养结合,加海螵蛸、阿胶加强止血之功。此案可见高老从肝论治月经病之经间期出血时辨证思路新颖,以枢机不利,阴阳不和为病机切入点,予小柴胡汤加减变化治疗,且疗效明显,为日后经间期出血提供了新的辨证思路与治疗方法。

第二节 虚劳医案

医案一

患者，女，76岁，2020年1月12日初诊。

【现病史】乏力、气短1年。既往于2019年诊断为慢性阻塞性肺疾病。患者近1年来自觉明显疲倦乏力，甚至影响日常生活，气短，走平路后即可出现。汗出多，活动后明显，清汗，无异味，无口干口苦，无头晕胸闷，腰部酸软，四肢末端发凉，伴有肢体麻木。纳差，寐欠佳，入睡困难，易醒，曾服用安定辅助睡眠。二便尚调。舌质淡、苔白，脉细而无力。

【中医诊断】虚劳。

【辨证】肺脾气虚，肝肾不足。

【治则】培土生金，滋水涵木。

【处方】

浮小麦30g，太子参、茯神、麦芽、白术各20g，白芍、女贞子、桑寄生、首乌藤各15g，淫羊藿10g。

【二诊】2020年1月27日。服药2周后，自觉疲倦乏力好转，可进行日常活动，气短出现频次减少，汗出量较前减少，腰酸、四肢末端发凉麻木均减轻，睡眠改善，较前容易入睡，自觉喉内有痰，吐之不出，口干明显，纳可，二便调。舌质淡红、苔白，脉细滑。

【辨证】肺脾气虚，兼夹痰湿。

【处方】补肺汤合四君子汤加减。

太子参30g，浮小麦30g，北沙参30g，白术20g，桑寄生20g，茯神20g，麦冬20g，黄芪20g，山药20g，前胡15g，玄参10g，陈皮5g。

5剂，水煎服，日1剂，若有效可连续服用。

症状基本好转，随访半年，未再复发就诊。

【按语】高宝海主任认为，虚劳病以虚证为主，需重点辨别脏腑、气血、阴阳、津液何者耗损为主。患者有慢性肺病史，肺主气，司呼吸，功能依赖肺之宣发肃降以完成。肺受病，肺之功能失调，气机失司，渐至气虚，故见疲倦乏力、气短，气不摄津而见汗出多。土生金，子病及母，脾土受损，运化失司，故见纳差，脾主肌肉，肺主皮毛，皮毛肌肉失荣，故见肢体末端发凉麻木。肾精亏虚，肝血不足，阴不涵阳，故见睡眠障碍。结合舌脉象，考虑辨证为肺脾气虚，肝肾不足。治疗上予以太子参、白术为君药，补肺益脾；佐以茯神、麦芽健运脾胃；予以浮小麦、白芍、女贞子养肝血，平肝阳，敛汗助眠；采用首乌藤、淫羊藿、桑寄生以温养肾精。经健脾补肺、调补肝肾治疗之后，诸症均减。喉间有痰、苔白、脉滑，考虑为肺脾气虚，兼夹痰湿，在二诊加大太子参用量，同时，加用黄芪、山药以增强补益肺脾之力，加前胡、陈皮以宣肺化痰。

医案二

患者李某某，女，35岁。2013年7月12日初诊。

【现病史】情绪低落伴乏力、怕冷2月余。情绪极度低落，自诉有自杀倾向，无法解除的疲劳感和无力感，严重时甚至不能正常工作。怕冷，夏天需穿长袖长裤，不能耐受风扇空调。失眠，近2月来消瘦5公斤余。面色苍白，眼眶凹陷，伴头晕头痛，心慌气短，纳差，进食后腹胀，便溏。舌淡苔薄，脉弱。生化系列、胃肠镜、腹部B超、胸片等检查未见明显异常。某医院曾明确诊断为抑郁症。

【中医诊断】郁证，虚劳病。

【辨证】阴阳气血不足，肝郁脾虚气滞。

【治则】调整阴阳，补益气血，疏肝理脾。

【处方】薯蓣丸（丸剂改汤剂）加减。

山药20g，茯苓12g，党参12g，炒白术6g，炙甘草3g，当归6g，白芍6g，干地黄6g，川芎6g，柴胡5g，桂枝5g，防风5g，麦门冬10g，阿胶3g（烊化冲服），桔梗5g，杏仁5g，白蔹3g，干姜3g，神曲10g，大枣10枚。

6剂，水煎服，每日1剂。

患者服用6剂后即觉怕冷减轻，乏力改善。守方继续服用2个月后病情明显好转，面色转红润，体重增加，情绪改善。守方再服用5个月，诸症消失。随访1年未再复发，已返工作岗位。

医案三

患者李某，女，35岁。2018年6月23日初诊。

【现病史】患者主诉神疲、乏力2年余。2年前无明显诱因出现神疲、双下肢乏力，食欲欠佳，晨起咽干，进食荤肉则口臭。近3年每晨起伴后背僵痛，活动得缓。入睡难，眠浅，易醒，复睡难，多梦，轻微打鼾。大便日1行，质黏，不成形，排便欠通畅，不尽感，小便可。月经周期紊乱，42~50天一潮，经前10天出现双侧乳房胀痛，经至则消，月经量适中，7天净，无痛经等不适。舌质暗淡，苔薄腻，脉缓。

【诊断】虚劳病。

【辨证】肝郁脾虚证。

【治则】疏肝健脾，化痰开郁。

【处方】丹栀逍遥散合黄连温胆汤加减。

牡丹皮10g，栀子10g，赤芍10g，白芍10g，当归20g，柴胡6g，三七粉3g，陈皮10g，法半夏10g，竹茹20g，苍、白术各10g，茯苓50g，合欢皮20g，葛根30g，仙鹤草20g，生牡蛎20g。

14剂。日1剂，水煎服，分3次温服。

【二诊】2018年7月7日诉服上方后神疲、乏力及食欲均较前好转，入睡稍易，追诉双下肢外侧疼痛不适数月。舌质暗红，苔薄白，中根部微腻，脉细。辨证属肝脾不和，肝血不足，痰湿仍存。守上方去葛根、柴胡、栀子，改白芍20g，威灵仙20g。14剂，每日1剂，水煎服。

【三诊】2018年7月21日。药毕诉精神、体力可，下肢疼痛大减，嘱继以丸药服之以资巩固。

【按语】此案患者神疲、乏力、食欲欠佳、脉缓，一派虚象，看似因虚致病，实则不然，从患者月经着手，根据其周期紊乱，经前乳房胀痛，伴晨起咽干，进食荤肉则口臭，辨为肝经郁滞证，痰湿蕴阻证。肝病乘脾，土酿痰湿，蕴阻于肝脾两经，脾旺（湿邪）又可反侮肝木，致气机不畅，如此循环往复，致肝脾（胃）不和。肝主升发，脾主运化，肝木不达则升发之气不足，脾失健运则酿湿生痰，困阻清阳，故神疲乏力。

方投丹栀逍遥散疏调肝木，健运脾土，温胆汤理气化痰，佐以葛根兼顾其后背之痼疾，全方以疏肝健脾为本，以绝生痰之源，以理气化痰为径，去已酿之痰邪，此案中用药不囿于"虚劳病"的诊断而径投补益剂，立足脏腑辨证，健脾以祛痰湿，并防木乘，调肝以实脾，又防土侮，以期肝脾同治。柴胡疏肝散治病脏，温胆汤治病理产物。仅用一味仙鹤草补益虚损，用药有的放矢，明效大验。

医案四

患者王某，女，50岁。2018年8月4日初诊。

【现病史】主诉倦怠、短气4个月。诉4个月前行痔疮手术后即觉倦怠、少气，肛门坠胀感，休息数月后上症无明显缓解，食欲、睡眠、二便可。舌质暗红，苔白厚，脉沉弱。

【诊断】虚劳病。

【辨证】脾虚湿蕴证。

【治则】益气生津，活血通络。

【处方】生脉散合补阳还五汤加减。

生晒参6g，党参20g，五味子10g，麦冬20g，茯苓50g，黄柏10g，赤、白芍各20g，川芎10g，当归20g，地龙10g，防风10g，丹参20g。

14剂，每日1剂，水煎服，分3次温服。

【二诊】2018年9月1日。诉服药后体力佳,诸症大减,偶胸闷,心悸,醒后口干咽燥,喜凉饮食,现行经,伴腰酸,大便稀溏如水,2~3次/天,无伴腹痛不适,小便常。纳佳,眠可。舌暗红,苔薄,缓弱。守上方去麦冬、白芍,加葛根20g,郁金10g,升麻10g,牡丹皮15g,地骨皮20g。14剂,每日1剂,水煎服。

2018年12月8日因外感就诊诉上药自行口服1个月后精神、体力基本恢复正常。

【按语】"痔"多因湿热风毒之邪下迫以致气血瘀阻魄门,日久蕴结成痔,时人多行手术治疗,但术后易出现诸多后遗症状,如肛门坠胀多由手术损伤肌肉经脉,导致局部气血瘀滞不畅或气血耗伤过多,中气下坠所引起。辨为宗气不足,气虚血瘀,湿热蕴阻证。叶氏《外感温热篇》提出"透风于热外,渗湿于热下"的针对温病初起挟风挟湿的治疗大法,此法亦可用于湿热病,重用茯苓淡渗健脾祛湿,同时加黄柏力清下焦(大肠)孤热。投以生脉散培本固元,益气生津,津血同源,以期气血双补,王清任在《医林改错·论抽风不是风》中言:"元气既虚,必不能达于血管,血管无气,必停留而瘀"。提出气虚无力推动血行而致血脉瘀滞的病理机制。合用补阳还五汤增强益气之功,同时活血通滞,以期气血双调,使气旺血行以治本,祛瘀通络以治标,标本兼顾;且补气而不壅滞,活血又不伤正。二诊诉大便溏而舌苔转薄,概湿邪有出路矣,故诸症转佳,去麦冬、白芍滋阴之品,添葛根、升麻升提之品,郁金、牡丹皮、地骨皮活血凉血。

医案五

王某，男，45岁。2018年8月4日初诊。

【现病史】长期伏案办公，近2个月觉倦怠、乏力伴腰酸，口中和，大便日1行，不成形，小便色淡黄，饮食可，睡眠可。舌质淡，边齿痕，苔滑，脉缓弱。

【诊断】虚劳病。

【辨证】脾虚湿蕴证。

【治则】健脾温阳，活血利水。

【处方】四君子汤合苓桂术甘汤加减。

茯苓40g，焦白术10g，生甘草10g，党参15g，肉桂10g，淫羊藿10g，黄芪30g，陈皮10g，泽泻30g，车前草、子各20g，山楂10g。

14剂，每日1剂，水煎服。

2018年11月30日因纳差就诊，诉上方服毕21剂，精神、体力转佳，腰酸消失。

【按语】该患者从事行政工作，长期伏案，属脑力劳动者，忧思过度伤及脾胃，脾虚失运，水湿内生，大便不成形及舌质淡，边齿痕，苔滑。《金匮要略·藏府经络先后病脉证第一》曰："脾能伤肾，肾气微弱，则水不行……此治肝补脾之要妙也。肝虚则用此法，实则不再用之"。脾土病，肾水侮，致脾肾不足，故腰酸。

苓桂术甘汤出自汉·张仲景所著《金匮要略·痰饮咳嗽病脉证并治第十二》，本方重用茯苓益脾助阳，淡渗利窍，除湿化痰，其淡渗利湿之功在通畅三焦水道，使停聚水饮流通而外达。易桂枝为肉桂，合淫羊藿以期温肾暖脾，助水行湿，《日华子本草》言肉桂可"补五劳七伤"；白术为臣药，其苦能燥湿，甘温能补脾胃，健运中州，运化痰饮水湿。白术、茯苓相合，一补一泻，一升一降，全在运化水液。而甘草之甘，补中益气，气旺则玄府开阖如常，三焦运行得畅，水液自布。黄芪益气扶正，陈皮理气燥湿，使补而不滞。泽泻渗湿，兼"补虚损五劳，除五脏痞满，起阴气……逐膀胱、三焦停水"。补泻兼并，可谓良药。"治湿不利小便，非其治也""血不利则为水"。车前子配伍山楂以期活血利水。诸药合用，补祛兼施，共奏健脾温阳，活血利水之功，收效颇佳。

医案六

患者张某，男，67岁，退休干部。2010年10月7日初诊。

【现病史】主诉腹部疼痛半年伴有腹部灼热不适，加重1周。平时易上火，鼻干，流鼻血，口干口苦，饮多，饮热。纳可，胃脘时胀，无恶心，无烧心。大便日一行，偏干，夜尿1~2次。面色淡黄，恶寒，手足温，时身热汗出，汗后不凉。偶有心悸，偶尔失眠。下肢重度按肿。舌质红，苔薄黄润。脉浮弦。

【辨证】津血亏虚。

【治则】温中补虚，调和营卫。

【处方】小建中汤。

桂枝18g，白芍36g，生姜、炒甘草各18g，大枣24g，饴糖饴化40ml。

7付，水煎服，日1剂。

【二诊】2010年10月15日。腹部疼痛缓解，下肢肿势消减，口已不苦，腹部发热感消失，面色好转，大便日一行，质偏稀，眠可，胃脘胀痛明显减轻，身热汗出减轻。现恶寒，鼻干，口干欲饮，舌红苔薄黄润。拟黄芪建中汤。黄芪、桂枝各18g，白芍36g，生姜、炒甘草各18g，大枣24g，饴糖烊化40ml。7剂，水煎服，日1剂。

【按语】患者恶寒，时身热汗出，汗后身不凉，脉浮弦，是太阳中风的表现；口干口苦，饮多，大便偏干，偶失眠，时鼻干流血，胃脘时胀，腹部时热是津亏不能濡养而产生虚热的表现；睡眠不佳为津液亏虚不能濡养心神所致；面色淡黄为津血不足，不能充养面部所致；下肢浮肿为营血淤滞而津液停聚而成。选用小建中汤，用桂枝汤对治太阳中风，营卫和则太阳中风自解，倍用芍药通营血瘀滞，瘀滞去则津液输布自调，加饴糖而生化津血，津血生而虚热自出。此为建中汤"甘以治水""甘能除热"的法则。二诊，经过一诊的治疗津血渐复，病位较前偏表，选用黄芪建中汤加强实表之功。

医案七

患者男性，18岁，农民，早婚。2021年11月5日初诊。

【现病史】平素体弱气怯，婚后半年出现腰酸腿软，头晕耳鸣，小便频数而短，渐渐恶寒，双下肢有冷麻感，夏伏天裹棉衣仍感觉冷，动则汗出，纳差腹胀，口中甜腻，夜寐多梦，思色欲动，体质日衰。患者用人参、鹿茸培补也无效，前来诊治。症见形瘦气怯，面萎神衰，语声低微，切两脉沉细而弱，舌质红嫩，苔少。

【辨证】气精亏虚，阴阳两亏。

【治则】调和营卫气血。

【处方】桂枝汤。

桂枝15g，白芍15g，炙甘草10g，生姜6g，大枣10枚。

5剂，水煎服，日1剂。

【二诊】2021年11月12日。药后诸症大减，继服上方加怀山药15g，炒白术12g。7剂，水煎服，日1剂。

同时加服附桂八味丸，以补肾气。

半月后告曰，诸病皆除。

【按语】高宝海主任认为，以桂枝汤治外调和营卫，治内调和气血，使阴平阳秘，精神内守。增健脾培土之白术、山药意在资化源而益脏腑，培后天以滋先天，使脾胃健运，气血得充，则脏腑功能恢复正常，肾之阴阳亦随之充盈，顽疾必然向愈。

医案八

患者杨某，男，65岁。2018年10月30日初诊。

【现病史】因头昏耳鸣三年就诊。现症见：头昏耳鸣，腰酸腿软，烦躁失眠，口干舌燥，健忘，大便秘结，3～5日一行。既往有高血压病史十余年，最高血压为"170/115mmHg"。查体：血压150/95mmHg，形体消瘦，HR：90次/分，舌质红，少苔，脉细数。

【辨证】虚劳：肾阴虚。

【治则】滋补肾阴。

【处方】左归丸加减。

灵芝15g，制首乌30g，熟地15g，枸杞15g，三七5g，龟胶10g（烊化），黄精15g，女贞子15g，旱莲草15g，当归15g，火麻仁15g，生龙骨30g，生牡蛎30g，砂仁8g，甘草10g。

3付，水煎服，日1剂。

【二诊】2018年11月4日。诉夜眠明显好转，头昏耳鸣稍有减轻，自药后大便已两日一行。查体：血压140/80mmHg，HR：81次/分，舌质红，少苔，脉细。舌脉同前，药证相符，初显疗效，原方不变5剂，以观动静。

【三诊】2018年11月10日。诉二诊后，随服药次数的增加，头昏症状逐渐减轻，耳鸣已减十之七八，腰膝酸软及口干也明显好转，大便每日一行。舌质红，苔薄白，脉细。

患者诸症渐平，有向愈之势。上方改为丸剂，继服。

【按语】本病例为肾阴虚之虚劳，因患者阴虚症状较重，本方中入二至丸以加强滋补肾阴的力量；阴虚肠燥，加当归、火麻仁养血润肠通便；烦躁，失眠，加生龙骨、生牡蛎以镇静安神；方中加入归肾、脾、胃经之砂仁，该药既能芳香醒脾助消化，又能温脾化湿防滋阴药败胃伤脾，该方配伍得当，药效卓著。虚劳的治疗非一朝一夕之功，须缓进慢补，勿操之过急，在诸症缓解后改用药力持久的丸剂治疗，其意在此。

医案九

患者周某，男，71岁。2012年1月26日初诊。

【现病史】因反复感冒一年余就诊。患者一年来感冒反复发作，经多种中西药治疗无效。刻下症见：神疲乏力，晨起流清涕，语声低弱，怕冷，恶风，自汗，纳差。查体：体温36.7℃，R：20次/分，形体消瘦，咽无充血水肿，双肺呼吸音清晰，无干湿啰音。舌质淡，苔薄白，脉沉细。

【辨证】虚劳，肺气虚弱。

【治则】补肺益气固表。

【处方】玉屏风汤合四君子汤加减。

黄芪30g，太子参30g，山药15g，炒白术15g，防风15g，桂枝10g，炒白芍15g，粉葛30g，茯苓15g，陈皮10g，麻黄根15g，生龙骨30g，生牡蛎30g，甘草10g。

3付，水煎服，日1剂。

【二诊】2012年2月1日。诉晨起流涕及出汗明显减少，余症及舌脉同前。治疗已显效，守前法7剂。

【三诊】2012年2月10日。出汗、流涕已止，精神好转，纳食增加，舌质淡，苔薄白，脉沉细。卫气已固，肺气虚尚未根除，原方去桂枝、炒白芍、粉葛、麻黄根、生龙骨、生牡蛎，加麦冬15g，五味子10g，敛肺益气。5剂，水煎服。

三诊后自按三诊方抓中药5剂，服后随访一年未再感冒。

【按语】本例为肺气虚之虚劳，肺气虚则卫外不固，易于感受外邪，使感冒反复发作。此病虽为肺气虚之证，但肺主皮毛，肺虚必有表虚相随，治疗要在补益肺气的同时加以固表，故以玉屏风散为主方，加桂枝、炒白芍、粉葛增强益气固表之力；太子参、山药补益肺气；子盗母气，肺虚累及脾胃，加茯苓、陈皮健脾益气；麻黄根、生龙骨、生牡蛎敛汗固表。按此方药服5剂后，卫气得固，原方加减，以玉屏风合生脉散为主，补肺益气固表，疗效显著，宿疾年余未发。

医案十

患者宋某某，男，47岁。2019年4月8日初诊。

【现病史】 患者头部空痛多年，眩晕、耳鸣、腰酸痛，下肢无力，睡眠差，食纳欠佳，二便正常。舌质淡红，苔薄白，脉弦细无力。

【中医诊断】 虚劳。

【辨证】 肾精亏损，脑海空虚。

【治则】 补肾填精，佐以养肝息风之品。

【处方】 龟鹿二仙胶加减。

制首乌15g，丹参12g，熟地15g，白芍12g，女贞子15g，旱莲草12g，制龟板15g，鹿角霜12g，核桃肉15g，骨碎补12g，牛膝12g，桑叶10g，蒺藜10g。

15剂，水煎服，日1剂。

【二诊】 2019年4月25日。患者服药后，头晕、目眩、耳鸣、腰酸痛均明显好转，睡眠饮食正常。嘱其继服原方去骨碎补，加淮山15g，山萸6g，15剂。药后头痛止，他症随之而愈。

【按语】 本案病机为肾脑亏虚，其治疗关键在于：用龟板静摄以补任，用鹿角（霜）温煦以补肾，用制首乌、熟地、白芍等味厚者以补肾精不足。认为肾脑亏虚之头痛，证多见于农村妇女，因屡次妊娠损伤元气，经常形寒肢冷，其痛以热敷则舒为特征，其治疗大法为"形不足者温之以气，精不足者补之以味"。方药以上方辨证加减为主，余用之屡验。

医案十一

患者周某，男，39岁。2018年6月9日初诊。

【现病史】全身乏力、四肢疲倦反复发作3年，加重1周。患者3年前无明显诱因出现全身乏力、四肢困倦，休息后不得缓解。曾就诊于北京某中医医院，按"慢性疲劳综合征"给予口服中药汤剂治疗，效果不显。1周前，因工作劳累而疲乏无力明显加重。刻下症见：全身乏力，四肢疲倦，少气懒言，形寒怕冷，纳差便溏，每因受寒或饮食不慎而上述症状加剧，舌质淡，苔薄白，脉象沉弱。

【中医诊断】虚劳。

【辨证】脾胃虚寒，阳气衰弱。

【治则】温中散寒，补气健脾。

【处方】理中汤合玉屏风汤加减。

党参30g，炒白术30g，炙甘草20g，干姜30g，生黄芪50g，防风10g。

7剂，水煎服，分早、中、晚3次服用，每天1剂。

【二诊】2018年6月18日。5剂后，全身症状均明显减轻。效不更方，继以上方稍作加减，前后连续服用30余剂，乏力、疲倦、懒言、怕冷、纳差、便溏等症状全部消失。

【按语】虚劳是指由多种原因引起的以脏腑虚损、气血阴阳不足为主要病机的一类疾病。对于虚劳的辨治，虽与五脏都有关联，但从历代医家的研究成果来看，与脾、肾二脏关系最为密切。东汉张仲景以八味肾气丸治疗虚劳腰痛，北宋钱乙以六味地黄丸治疗五迟五软，金代李杲以补中益气汤治疗气虚发热，元代朱震亨以大补阴丸治疗阴虚火旺，明代薛己以六味、八味丸治肾气不足，明代张介宾以左归丸、右归丸治疗命门虚损……可见脾、肾二脏在虚劳论治中具有重要意义。本例患者乏力、疲倦、懒言、怕冷、纳差、便溏、舌淡、脉弱，虽症状表现繁多，但其病本为脾胃虚寒、阳气虚弱，故以理中汤合玉屏风散治疗而获显效。金代李杲于《脾胃论·脾胃虚则九窍不通论》中言："清气不升，九窍为之不利。"强调脾胃居于中焦，是精气升降运动的枢纽，升则上输于心肺，降则下归于肾肝。若脾胃不足，升降失常，则内而五脏六腑，外而四肢九窍，都会发生种种病证。本例虚劳患者，以温补脾胃而获显效，再次说明脾胃在虚损病论治当中的重要作用。

医案十二

患者李某，女，41岁。2019年7月24日初诊。

【现病史】周身乏力1年余。患者于1年前出现偶有头晕乏力、食欲不振等症，血液检查发现白细胞减少。当时未加系统诊疗，日久症状加重，出现头晕乏力，神疲气短，形寒肢冷，腰膝酸软，劳累时尤为明显，纳谷不香，食后饱胀，寐差，夜尿频，大便溏泄等症。现症见：盛夏之季仍裹以厚衣，面淡神疲，手足不温。舌淡苔白，脉细软。月经史：近3个月来，经行量多，淋漓不净数日，带下绵注，质稀。西医诊断：白细胞减少症。

【中医诊断】虚劳。

【辨证】中焦虚寒，肾元亏虚证。

【治则】温中健脾，补肾壮阳，填精固摄。

【处方】附子理中汤合右归丸加减。

熟附子10g，党参30g，白术30g，黄芪12g，炮姜12g，鹿角胶6g，山药20g，熟地黄20g，枸杞子12g，菟丝子12g，杜仲12g，木香10g，砂仁6g（后下），炙甘草6g。

7剂，水煎服，日1剂，早晚2次温服。

【二诊】2019年8月1日。周身转温，已脱去厚衣，神疲乏力、懒言气短较前好转，腰膝酸软减轻，可进行适当体力劳作，食欲增进，夜尿减少，大便复常。舌质淡，苔白，脉细。服药期间经期未至，无以考证。患者诸症渐愈，示药已中病，惟寐差未见好转，入睡困难。守上方加炒酸枣仁30g，续服7剂，日1剂，早、晚2次温服。

【三诊】2019年8月8日。症状基本已愈，偶有发作，夜寐尚可，每晚睡眠约6小时。诊时患者精神可，言语有力，整体状态已复常人，但望舌、切脉仍示稍弱，嘱患者取上方10剂，制丸，每次10g，每日2次，续服以巩固疗效，善其后。

【按语】"虚劳"之名首见于《金匮要略》，是由多种原因所致的脏腑亏虚，气血阴阳不足为主要病机的慢性虚弱症候的总称。《脾胃论》中有"清气不升，九窍为之不利""内伤脾胃，百病由生"等论述，强调脾胃为气血生化之源，人体精气升降之枢纽。其化生精微，上输心肺，下归肝肾，若脾胃失于健运，内不可调和于五脏六腑，外不可洒陈于营卫经脉，导致机体虚羸。肾乃先天之本，寓元阴元阳。五脏之濡润有赖于肾之阴精，五脏之濡养有赖于肾之命火，若肾元不足，则五脏皆虚，可因虚致劳。本案患者临床症状、月经史及其舌脉象均属中焦脾胃虚寒、肾元亏虚之证。中州脾胃阳虚，四肢百骸失于温养，则神疲乏力，气短懒言，形寒肢冷；脾阳亏虚，乏于运化，则纳谷不香，食后饱胀；阳虚寒凝，传化失常，则大便溏泄；肾阳不足，失于温煦，则腰膝酸软；气化不及，水不化气，则夜尿频多；肾元亏虚，冲任不固，带脉失约，则月事异常；患者舌脉之象亦示阳气亏虚、阴寒内盛。故治当以温中健脾，补肾壮阳，填精固摄为主，阳盛则寒消。

方中以附子理中汤合右归丸为基础方化裁，一则补火生土，二则温补肾阳。方中大辛大热之附子与炮姜相伍，温中祛寒；气旺则阳生，故佐以党参、黄芪之品；脾阳不足，失于健运，水湿易滞，故辅以白术与黄芪相配，可达益气健脾、渗湿止泻之效；鹿角胶与附子相合温补肾中元阳，以使元阳得复，阴寒自消；配伍山药、熟地黄、枸杞子滋补肾阴，补脾养肝，寓有"阴中求阳"之义；菟丝子、杜仲有强腰补肾益精之功，同时菟丝子与党参、山药相合，亦可益脾止泻；全方多用补养滋腻之品，多有滞脾助湿之弊，使得中焦脾胃运化壅滞，五脏之虚难以得复，故佐以木香、砂仁理气醒脾，此外砂仁还可化湿开胃、温脾止泻，以疗纳谷不香、食后饱胀、大便溏泄之症。诸药合用，紧扣病机，使火生土运，脾肾阳复，其病渐愈。

医案十三

患者王某，女，35岁。2021年12月3日初诊。

【现病史】胸闷气短1年，加重半个月。1年前，患者出现胸闷气短症状，伴乏力，后半夜疲倦更甚。自述曾就诊于某医院，冠状动脉造影显示：无异常，请参考结合临床。胃镜检查显示：慢性浅表性胃炎。近半个月，病情反复发作，且上述症状较前加重，多在劳累后发作。现在症：发作时胸闷气短，倦怠乏力，怕冷，四肢畏冷，睡眠差，纳食少，易自汗。舌淡，舌苔白，脉虚大无力。

【中医诊断】虚劳。

【辨证】脾虚气陷证。

【治则】益气补中，升阳济心。

【处方】补中益气汤加减。

黄芪30g，党参15g，白术15g，当归10g，陈皮5g，升麻9g，柴胡3g，生姜3片，大枣4枚，酸枣仁15g，龙眼肉15g，桂枝15g，炙甘草10g。

7剂，每日1剂，水煎服，分两次温服。嘱患者切勿烦躁、焦虑及过度操劳。

【二诊】2021年12月10日。服上方后，患者胸闷气短明显缓解，夜寐好转，畏冷等症状均改善。续服14剂，巩固疗效。

2021年12月24日，随访再无复发。

【按语】虚劳也称为虚损，是以脏腑功能衰退、气血阴阳亏损、日久不复为主要病机，以五脏虚候为主要临床表现，由多种病因导致的慢性虚弱性证候的总称。发病时间较长，多见于长时间患病或大病后的患者。中医在治疗虚劳病时，重视培补中焦脾胃，脾胃为后天之本，运化水谷精微，化生气血，充养先天。心病，多起于内伤，如素体脏气虚弱，或病后调养不当，以及思虑过度，伤及心脾，都可致使心阳虚或心气虚等。心之病证有虚实，虚者常为气血阴阳不足。心主血，脾统血，且脾为后天生化之本，脾虚生血不足，脾气虚则统摄无权可致心血亏耗，生气不足，则倦怠乏力难以养心，心神失养则可出现心区不适、心悸、不寐等症。本案虽病位在心，但其根源在后天之脾，故探本溯源、直指心脾，主方选用补中益气汤加味。补中益气汤补气升阳健脾，加酸枣仁、龙眼肉补益心脾、养血安神，辅以桂枝通阳化气，诸药相伍，心脾两及，温而不燥，补而不滞，补中气，健脾胃，升清阳，复纳运，济心君，共奏捷效，诸症皆安。

医案十四

患者李某，女，55岁，2010年4月16日初诊。

【现病史】头晕反复发作5年余，加重伴头痛1个月。患者平素体虚，5年前无明显诱因出现头目眩晕，遇劳加重，反复发作，近1个月头晕加重，伴头痛，于外院检查血压90/60mmHg，心电图示心肌供血不足，诊断为低血压，给予丹参注射液等改善供血、营养心肌的药物，并服汤药，以活血化瘀行气之品为主,少佐补气健脾药物,疗效不佳,遂来就诊。症见头晕目眩,平卧减轻,头痛时作时止,体倦乏力,心慌不能自已,动则加剧,面色萎黄,饥而欲食,食而不多,一日需进四五餐。大小便正常。舌体胖大边有齿痕,舌淡红,苔薄白,脉虚大重按无力。

【辨证】脾胃虚弱,清窍失养。

【治则】补益中气,升提清阳。

【处方】补中益气汤加减。

黄芪30g,党参15g,白术15g,陈皮10g,升麻6g,柴胡6g,当归15g,麦冬10g,五味子10g,酸枣仁30g,炙甘草6g。

7剂,水煎服,日1剂。

【二诊】2010年4月26日。头晕头痛已减,伴随症状亦改善,前方化裁续进7剂,诸症皆平。

【按语】患者乃脾胃虚弱,清阳不升,浊气上逆,清窍失荣,故头晕、头痛;中气不足,无以鼓动血液,心失所养,故心慌;脾胃虚弱,无力运化,多食必生胀满,故饥而欲食却不能多食。治以补中益气汤加减,以升麻、柴胡升阳明、少阳之气,提中焦下陷之清气,清阳升则浊阴自降,余药相伍,中虚得补,元气恢复,诸症得愈。前医用活血行气之品加补气健脾不效,一乃大量活血行气之品必劳血耗血,中虚之人用此,必是雪上加霜;二者,中气亏虚之重证,补益之气无力外达,虽补益对证,然虚不受补,反有致壅之虞。临证之时,凡脾胃虚弱之人,可在补气健脾的基础上加少量升麻、柴胡以升举脾胃清气,复中气旁达之力。

医案十五

患者，女，58岁，2019年9月初诊。

【现病史】平素体弱多病，常易感冒。终日形寒肢冷，潮热，汗出，恶风，时至6月，仍着棉衣，伴头昏心悸，腰膝酸软，胃纳欠佳，夜寐不安。曾屡服温补、滋阴、清热等药，久治无效，病已数年，缠绵难愈。现舌红，少苔，脉细弱。

【辨证】营卫不和，阴阳失调。

【治则】调和营卫，交通阴阳。

【处方】桂枝汤。

桂枝10g，白芍10g，甘草10g，大枣5枚，生姜10g。

水煎服。嘱患者温服，喝热粥，覆被取汗，连服2剂，诸证顿消。药已中病停药，随访半年无复发。

【按语】本案患者体质虚弱，卫外不固，外邪易侵，外感而致内伤及脾胃之气。内不能调养脏腑，外不能充实营卫，气虚则阳亦渐衰，反复不愈，阴阳俱损，而成本病。患者曾服滋阴清热、温补肾阳、健脾益气、固表止汗等药多剂，均无功效。紧扣汗出、恶风辨证要点，取桂枝汤健脾胃、和阴阳、滋化源、调荣卫，又以热粥助药力，使谷气内充，从脾胃达周身，故如鼓应桴，霍然而愈。

医案十六

患者，滕某，女，46岁，2012年6月初诊。

【现病史】神疲乏力年余，近日加重，现面色无华，气短乏力，眩晕，少寐，食少，恶心。舌质淡，脉沉无力。血常规HB 65g/L。西医诊断为缺铁性贫血。

【辨证】气血亏虚。

【处方】养心汤加减。

白参15g，黄芪30g，白术15g，半夏15g，陈皮15g，当归15g，白芍10g，茯苓20g，酸枣仁20g，柏子仁20g，枸杞子20g，五味子15g，炙甘草15g。

【二诊】服上方21剂，诸症减轻，但仍面色少华，上方加熟地黄20g，山茱萸20g，制何首乌20g。14剂，服后自觉诸症消失，血常规HB 89g/L。后又服上方7剂，以巩固疗效。

【按语】《医宗必读》言虚劳"惟是气血两端……不属于气，即属于血"。虞抟认为"心者血之原，荣卫发动之所始也，必不妄役"。若思虑过度，心血日耗，则脏腑无所润，筋脉无所养。该患气血亏虚，不能上荣于面，故面色无华；清窍失养，则眩晕；周身失养，则气短乏力；血虚无以养心，则少寐；脾气虚，运化功能失职，则食少；胃失和降，则恶心。脾胃为气血生化之源，脾胃虚弱更加重诸症。舌淡，脉沉无力亦为气血不足的舌脉。治当气血并补，以养心汤为基础方，选用其中益气补血的药物，因脾胃虚弱较明显，故用白术、半夏、陈皮健脾和胃，助气血生化之源，并加枸杞子补肝肾，益精血。待脾胃功能恢复后，仍血虚，加熟地黄、山茱萸、制何首乌，从肝、肾的角度补血益精。

医案十七

患者于某，女，61岁，2010年8月29日初诊。

【现病史】 自诉高脂血症10余年，8年前因心悸气短疲乏无力，在某市医院经心电图检查，发现心肌缺血、早搏，诊断为冠心病、心律不齐。半年多来夜难入寐，病情加重，经住院治疗未见缓解。刻诊：胸闷不舒，心悸气短，神疲乏力，懒于言语，夜难成寐，腰膝酸软，夜尿多。舌淡齿痕较深，舌苔薄白，脉结代而虚。心脏彩色多普勒示：①左室前壁及间隔、后壁内侧节段性运动异常；②左室快速充盈减慢；③左室前壁、前界隔、后壁内侧搏幅降低。动态心电图：窦性心律，偶见房早，频发室性早搏，部分二联律、三联律、ST段压低。血脂：TC 5.13mmol/L；TG 5.03mmol/L；HDL-C 1.46mmol/L。

【辨证】 精气亏损，心肾两虚，脂浊停滞。

【治则】 养精益气，调补心肾，佐以泄浊。

【处方】 养心汤加减。

黄精30g，黄芪30g，制何首乌15g，泽泻15g，酸枣仁15g，枸杞子15g，生地黄15g，丹参20g，山楂20g，远志20g。

共研为散，每次服6g，日2次。

【二诊】 服药50余天后，自觉症状明显减轻，上菜市买菜已无心悸乏力感。2个月后寐佳，精神振，若情绪稳定一般无胸闷心悸感，夜尿减为1次。3个月后，若情绪欠佳仍然失眠而感胸闷心悸，此心气未复之故，上方酸枣仁、远志增为20g，加麦冬30g，五味子10g，红参20g，为散服之。数月后诸症消失，复查血脂和心电图正常。

【按语】血脂实为水谷之精微，其运化出入、敷布代谢与五脏相关。本例先有血脂增高，病作即显心气虚弱之象，日久不仅心神受累，而且肾精亏耗，使精不化气，心气乏资更渐虚衰。心主血脉，运水谷之精微以布全身，但赖心气推动；肾为水脏，司二便以泄代谢之糟粕，但靠肾精滋养。心气不足，水谷之精微运行迟滞，留而成浊；肾精暗耗，成浊之精微难以外泄，郁积脉中，阻碍水谷之精微对脏腑的充养，心气肾精由是更虚。心神失养则夜难成寐，心悸不宁；肾精不充则腰膝酸软、夜尿增多，呈现一派虚象。因此，治疗以补为通，以养为降，用生脉散、黄芪、酸枣仁、远志补养心气，何首乌、生地黄、枸杞子、黄精滋养肾精，再与丹参、山楂助水谷精微之运化，泽泻令脂浊之外泄，故心脉通血脂降。

第三节　汗证医案

医案一

患者李某，男，72岁。2020年5月14日初诊于高宝海中医门诊。

【现病史】反复汗出6年余，加重伴心慌、胸闷2个月。患者6年来时有心烦，随活动及情志波动加重，易疲劳。近2月患者感白昼、夜晚汗出次数增多，严重时汗出浸湿衣衫，影响睡眠，时感心慌胸闷，自汗，乏力，口干。舌质暗，苔少，脉沉细。患者既往患2型糖尿病10年，近期血糖水平控制稳定；冠心病史5年，行PCI术后两年。

【中医诊断】汗证；消渴；心悸。

【辨证】气阴两虚夹瘀证。

【治则】益气养阴，化瘀通络，宁心敛汗。

【处方】生脉饮合当归六黄汤、补阳还五汤化裁。

黄芪30g，当归12g，生、熟地黄各12g，煅牡蛎30g（先煎），浮小麦30g，太子参15g，麦门冬15g，五味子8g，黄柏12g，丹参6g，川芎12g，炙甘草10g，麻黄根25g。

每日1剂，水煎，两次口服，共14剂。

【二诊】2020年5月28日。患者诉汗出程度较前减轻，口干、心烦改善，偶有心悸，睡眠欠佳，便干，舌质暗，苔薄，脉沉细。原方加柏子仁15g，火麻仁12g。继续服用2周。

【三诊】2020年6月11日。患者诉偶有汗出，无心悸，其他症状均明显改善。舌淡暗，苔薄，脉沉细。原方去苦寒之黄连、黄柏。继服4周，汗出止，无其他不适。

【按语】高主任从"心在液为汗"的观点出发分析，本案患者年老久病正气耗损，藩篱疏松，易致疲劳乏力、动则自汗不止；生化无权，阴液生成不足见口干；心阳浮越，心液无所固而外透肌表，发为盗汗；心火上扰神志而见心烦；日久血瘀脉中，血不养心致心慌胸闷；结合舌苔、脉象辨证为气阴两虚夹瘀型汗证。治以益气敛汗，滋阴清热，活血安神为法则。方中用大剂量黄芪为君配伍太子参、麦冬、五味子益气养阴；生、熟地黄入肝肾，滋肾阴，养阴血，填精髓，水旺能治火；黄连、黄柏泻心火除烦热；当归补气养血，血充则心脉充养；酌加丹参、川芎活血行气，宁心安神之品，有承袭王清任活血化瘀以止汗之意；浮小麦轻浮走表，养心固表，敛液止汗。以上共为臣药。炙甘草、麻黄根、煅牡蛎为佐，敛汗，调和诸药。全方甘补、清润、酸敛，补中有收，标本兼顾，故一诊后自汗、盗汗程度较前减轻，口干、心烦改善。二诊时患者症状改善，结合其眠浅、便干情况酌加柏子仁、火麻仁以养心敛汗、润肠，继续巩固两周。三诊患者偶有汗出，无心悸，原方去黄连、黄柏，防苦寒伤胃，1个月后电话随访，汗出止，无其他不适。

医案二

患者管某，女，56岁。2019年1月26日就诊。

【现病史】心悸、盗汗1月余。患者1个月前无明显诱因下感心悸气促、夜间汗出，至内科门诊就诊，查动态心电图示：房早4781次，房速64次，部分ST段压低。心脏彩超未见明显异常。血生化及甲状腺功能等均未见明显异常。西医诊断为心律失常，予心律平及冠心丹参滴丸口服对症治疗。2周后心悸较前好转，盗汗反见加重，常醒后内衣尽湿，为求进一步治疗，遂至高宝海中医门诊处就诊。刻下：患者夜间盗汗，醒后自止，时有心悸不适，无喘息气促、无胸痛咯血等，夜寐不佳，纳食一般，口苦口干，二便如常。舌偏红，少津，苔薄微黄，脉细弦。

【中医诊断】汗证。

【辨证】证属心阴不足。

【治则】养阴清热，宁心敛汗。

【处方】生脉饮合当归六黄汤。

炒党参、南沙参、北沙参、麦冬、当归、熟地、生地、茯神、黄芩、黄柏、鲜石斛、甘松各10g，五味子5g，黄连3g，茶树根30g，黄芪、炒酸枣仁各15g。

7剂。每日1剂，水煎服。

【二诊】患者盗汗减轻，心悸不适好转，偶有心烦，夜寐不佳。舌偏红、苔薄，脉细弦。改熟地30g，黄连5g，加地骨皮、龙齿各10g，首乌藤30g，琥珀4g。续服2周。

【三诊】患者盗汗明显好转，偶有心悸不适，纳、寐尚可，二便调，加浮小麦30g，增强固表敛汗之效。依前方法继续治疗2周后，盗汗止。

【按语】初诊时患者服用抗心律失常药物心悸减轻，但心阴已伤，盗汗不止、汗出津伤、夜寐不佳耗伤阴液，如此往复则心阴亏更甚，盗汗加重。予生脉散合当归六黄汤佐以养心安神之品，甘松、茶树根是高师结合临证经验及现代药理用于治疗心悸的常用药对。二诊时因患者夜寐仍不佳，增加熟地黄、黄连用量，此二药为高师治疗不寐经验药对，熟地滋阴，黄连坚阴，使心阴得复，阴阳相交；龙齿、琥珀、首乌藤功能安神助寐；地骨皮清虚热除烦。三诊时患者明显好转，予上方加浮小麦巩固疗效，对症则效佳。

医案三

患者李某，男，38岁。2018年7月10日初诊。

【现病史】患者半年前无明显诱因出现上半身频繁汗出现象，汗出湿衣被，未予重视。3日前上述症状突然加重，伴头晕头痛，遂来就诊。患者微汗出，肢体困重，少气懒言，口中黏腻，体偏胖虚浮，平素生活不规律，多食肥甘厚味且经常熬夜，偶有心悸，睡眠不佳，纳差，小便频，大便粘滞不畅。舌淡，苔薄腻，脉滑。否认甲亢及糖尿病病史。

【中医诊断】汗证。

【辨证】气虚湿阻。

【治则】益气固表，利湿敛汗。

【处方】

党参15g，黄芪20g，炙黄芪20g，茯苓15g，山药10g，白术10g，陈皮10g，姜半夏10g，姜竹茹6g，防风10g，胆南星6g，煅龙骨15g，煅牡蛎15g，五味子10g，浮小麦15g，生甘草10g。

7剂，日1剂，早晚分服。嘱其饮食清淡，少食羊肉、韭菜等辛温助热食品，控制体重，药后随诊。

【二诊】2018年7月18日。药后汗出减少，大便正常。继服7剂后愈。1个月后、3个月后随访未复发。

【按语】患者为青年男性，平素生活、饮食不规律，且体型偏胖，胖人多痰多气虚，痰湿脾虚并见，母病及子，肺气亦虚，卫表不固而致汗。治宜健脾祛湿敛汗。方中党参健脾益气，固表卫实，性较缓和，使补脾而不碍胃；芪、术同用增强补气之力，且助健补脾胃之效；山药补气健脾且收涩敛汗，与党参同用助其益气固表之功；茯苓与陈皮、白术同用，以其甘淡之性，收渗湿健脾之效，行化湿敛汗之功；防风甘温不燥，走表而散风御邪，与白术共助党参培中固里；参、苓、术、草四君益气健脾，竹茹、胆南星、半夏姜制，增强其化痰功效，助四君健脾化痰；龙骨、牡蛎安神止汗；五味子收敛固涩，宁心安神；浮小麦固表止汗，使养心固汗之效倍增；诸药合用，气固邪去，汗出亦止。

医案四

患者刘某，女，53岁。2019年3月28日初诊。

【现病史】患者1年前风寒感冒后出现头颈部反复汗出现象，天热或运动后汗出加重，汗滴如水，未予重视。1年来上述症状反复出现，时轻时重。1个月前汗出加重，伴头痛、颈项不利，自行口服药物（具体不详）后未见明显改善，遂来就诊。患者汗出不止，发热，伴头痛、颈项不利，平素易感冒，怕冷，失眠多梦。纳尚可，二便可。舌淡，苔薄白，脉浮缓。否认甲亢、糖尿病病史。

【中医诊断】汗证。

【辨证】营卫不和，枢机不利。

【治则】解肌发表，调和营卫，舒畅气机。

【处方】桂枝汤加减。

桂枝10g，白芍15g，柴胡10g，川芎10g，葛根15g，浮小麦20g，生牡蛎15g，防风10g，茯苓15g，白芷10g，生甘草10g。

7剂，每日1剂，早晚分服。嘱其饮食清淡，药后随诊。

【二诊】2019年4月15日。诉服药3剂时，自觉颈项轻松许多，汗出减少，服用7剂后身体轻松，颈项不利及头痛症状明显缓解，偶有微汗出。继服7剂后愈。1个月后、3个月后随访未复发。

【按语】 吾师认为，其以脉浮、头项强痛而恶寒为主症，应属太阳表证；然表实无汗，表虚有汗，其汗出症状明显，属表虚；《伤寒论》第13条："太阳病，头痛发热，汗出恶风者，桂枝汤主之"。患者"但头汗出"，平素易受感冒，乃外邪直中太阳经络，正邪交争，营卫失和，腠理不固，卫气外泄，营阴不得内守。治宜解肌发表，调和营卫。

医案五

患者，男，63岁。2014年3月16日初诊。

【现病史】 患者诉1年来无明显诱因出现自汗、盗汗，稍有活动或吃饭时汗出明显，汗量较大，有时汗湿衣枕，伴有咽干、口干欲饮。平素易于感冒，神疲乏力，面色萎黄。大便稀，质黏，每日2～3次。舌质暗红，苔薄白，脉细弱。检查甲状腺激素水平正常。

【中医诊断】 汗证。

【辨证】 证属气阴两虚，卫外不固。

【治则】 益气养阴，固涩止汗。

【处方】

黄芪20g，党参15g，麦冬15g，五味子6g，乌梅15g，白芍20g，五倍子4g，煅龙骨、煅牡蛎各20g，白术15g，防风10g，浮小麦20g，生山楂15g，连翘15g，麻黄根15g，炙甘草15g，益智仁20g。

14剂，水煎服，每天1剂，两次口服。

【二诊】主诉汗出明显减少，偶尔汗出，量少，大便基本正常，咽干、口干减轻，嘱上方加茯苓15g，薏苡仁30g。继服7剂，巩固疗效。

【按语】《临证指南医案》指出："阳虚自汗，治宜补气以卫外，阴虚盗汗，治当补阴以营内。"朱丹溪治疗汗证主张："宜敛心气，益肾水，使阴阳调和，水升火降，其汗自止。"杨明会教授在临证中治疗汗证以补气为法，益气固表；兼顾脾胃，补气养阴；收敛固涩，清热止汗，三法共用，收到较好的临床疗效。

医案六

患者褚某，女性，52岁。2015年11月初诊。

【现病史】患者近5年来每遇风吹即觉头痛，近2年常阵发性汗出，伴胸满心烦，自觉有热气上冲至胸、头，时有全身骤然汗出，继而身凉汗止。曾于当地医院口服中药汤剂数十剂，固表止汗效不佳。现审其舌红，苔薄黄，脉弦滑数。

【中医诊断】汗证。

【辨证】血虚肝郁，郁而化火。

【治则】疏肝养血，清热泻火。

【处方】丹栀逍遥散加减。

柴胡10g，黄芩10g，当归10g，白芍10g，白术10g，茯苓10g，薄荷10g，丹皮10g，栀子10g，瓜蒌15g，10g，丝瓜络9g，甘草6g，生姜3片。

【二诊】患者诉服上药4剂后心烦汗出缓解，但仍感头痛，时有口干，舌红苔薄黄，脉弦滑，以上方加龙胆草9g，玄参15g。继服5剂。

【三诊】患者已无心烦汗出，且头痛口干症状均明显缓解，上方加女贞子、旱莲草各10g，继服。

【按语】此例病症为肝气郁滞，肝热上冲而致卫气不固，若治疗不疏其肝，则火邪更炽，致肺金被伐，气虚不敛，汗出更甚。方中瓜蒌甘、苦、寒，入肺、胃二经，取其化痰散结；丝瓜络性凉，味甘，入肺、胃、肝经，取其清热通络。二诊加龙胆草、玄参，龙胆草味苦，性寒，归肝、胆经，取其清泄肝热；玄参味甘、苦、咸，性微寒，归肺、胃、肾经，取其养阴清热；以丹栀逍遥散合以上诸药共奏疏肝养血，清热泻火之功。患者中年女性，肝肾亏虚，肾精不足为本，三诊加入女贞子、旱莲草养肝肾之阴，使精血化生有源，治病求本。1个月后，电话随访，汗出止，无其他不适。

医案七

患者乔某，女性，56岁。2016年11月初诊。

【现病史】患者自3年前起间断汗出，时有发作，现时有汗出，且每次汗出之前先觉心烦心悸，继而烦热上冲至头顶而后汗出，其汗仅出于左半身或右半身，时有全身汗出，伴下肢水肿。失眠，面色白，纳差。舌苔薄白，脉虚而弦细。

【中医诊断】汗证。

【辨证】气血俱虚，气滞血瘀。

【治则】补气养血，活血化瘀。

【处方】参芪丹鸡黄精汤。

党参10g，黄芪15g，生地10g，当归10g，丹参30g，白术10g，苍术15g，黄精10g，鸡血藤15g，柴胡10g，薄荷3g，青皮10g，陈皮10g，三棱10g，莪术10g，夜交藤30g。

7剂，每日1剂，水煎服。

【二诊】患者自诉服上药7剂后汗出有所减少，但他症仍存，前方黄芪增至30g，党参增至15g。继服7剂。

【三诊】患者自诉已无汗出，现夜眠可，下肢水肿明显缓解。继服4周。

【按语】此例患者根据脉诊乃气血俱虚为本，气滞血瘀，湿郁不化为标，《朱进忠中医脉诊大全》中提到："脉虚者，气血俱虚也；弦者，肝脉也，寒也；细者，血虚也。"当以补气养血以培本，理气活血，燥湿化痰以治标。

医案八

患者林某，男性，21岁。2018年12月初诊。

【现病史】患者因学习任务繁重，精神压力较大，近半年来常有汗出，紧张时较为明显。每次汗出前均为先身热后汗出，伴手脚心潮热，疲乏易困，胸胁胀满，喜叹息，情绪躁动易怒。夜眠差，梦多，纳差，大便干燥。舌质红苔薄白边有齿痕，脉弦。

【中医诊断】汗证。

【辨证】肝郁气滞，气机不利证。

【治则】疏肝解郁，调畅气机。

【处方】柴胡加龙骨牡蛎汤。

柴胡10g，黄芩8g，党参10g，制半夏10g，茯苓10g，桂枝4g，煅龙骨15g，煅牡蛎15g，酒大黄4g，甘草6g，生姜3片，大枣3枚。

每日1剂，水煎服，两次口服，共14剂。

【二诊】患者自诉服用上药7剂后身热汗出，手脚心潮热次数减少，仍感夜眠差，大便干燥，纳可。舌红苔白边有齿痕，脉沉弦。原方加柏子仁15g，酸枣仁15g，火麻仁15g，继续服用2周。

【三诊】患者自诉服上药7剂后身热汗出、手脚心潮热明显减少，夜间睡眠改善，大便日行1次，无他不适。舌红苔白，脉沉。前方加浮小麦20g，治疗4周后，异常汗出止。

【四诊】守原方继服7剂后停药。

【按语】脉弦者，肝脉也，为肝木失达，患者之汗出因为郁，大便干燥则属少阳枢机不利，三焦不通，津液不行。《伤寒论》第107条讲："伤寒八九日，下之，胸满烦惊，小便不利，谵语，一身尽重，不可转侧者，柴胡加龙骨牡蛎汤主之。"本证治法郁者当散，而三焦不通宜和解少阳枢机，调理三焦气化，助津液归其原位，枢机不利所致大便不通应先理气机，柴胡加龙骨牡蛎汤合小柴胡汤能疏肝胆，调枢机，煅龙骨、煅牡蛎潜阳镇摄，大黄苦降通便，合而用之，则清气得升，浊气得降，腑气得通，肝木通达。

医案九

患者秦某，女性，56岁。2019年9月初诊。

【现病史】患者无明显诱因自发性汗出5月余，如遇事则更为明显。现时有汗出，无固定规律及部位，疲乏无力，容易感冒，精神欠佳，时有口干。平素纳差，夜眠差，大便不成形，已于2016年绝经。舌质红苔少，脉虚大。

【中医诊断】汗证。

【辨证】气阴两虚证。

【处方】清暑益气汤。

黄芪15g，党参10g，麦冬10g，五味子10g，白术10g，苍术10g，当归10g，青皮10g，陈皮10g，神曲10g，黄柏10g，葛根15g，升麻12g，泽泻10g，甘草6g，生姜3片，大枣3枚。

1剂，水煎服，日1剂。

【二诊】患者自诉服上药7剂后精神可，但自觉眩晕，时有气短乏力口干。纳可，夜眠差，大便软。舌红苔少，脉虚大。上方将黄芪增至20g，麦冬增至15g，加生石决明10g，决明子10g，继服7剂。

【三诊】患者眩晕口干明显缓解，已无气短乏力症状出现，夜眠时间亦较之前增加，舌红苔薄，脉大，守上方继服7剂。

【按语】患者脉虚大，属气阴两虚之象，气阴两虚，痰湿郁滞，以致清气不升，浊气不降，中焦失衡，斡旋无能。清暑益气汤出自《脾胃论》，主治平素气阴俱虚，又感暑湿，或暑湿耗伤气阴而见身热而烦，四肢困倦，精神短少，胸满气促，肢体沉痛，口渴自汗，大便溏薄，小便短赤，舌苔腻，脉虚等症。用于此例患者意在补气养阴，升清降浊，其中黄芪、当归补气生血，人参、麦冬、五味子益气养阴，苍术、白术、青皮、陈皮、神曲、泽泻除湿化痰，调理肝脾，以助中焦轮轴之斡旋，黄柏、泽泻清泻相火，以降浊阴，升麻、葛根升肝脾之清阳，破浊阴之蒙蔽，共为补气养阴，化痰除湿，升清降浊之意。

医案十

患者侯某，男性，72岁。2016年8月初诊。

【现病史】患者一周来每日晨起5点左右醒后即遍身汗出，时可湿透衣衫，约持续1小时，汗出后自觉发冷，无手足心发热，无胸闷气紧，伴有头晕，耳鸣。纳、食可，二便调。舌质红苔薄白，两寸脉稍大。

【中医诊断】汗证。

【辨证】肺气虚证。

【治则】补肺益气。

【处方】益气聪明汤加减。

蔓荆子10g，苏叶10g，党参10g，黄柏10g，葛根10g，白芍30g，升麻10g，肉桂2g，煅龙骨20g，煅牡蛎20g，甘草6g。

【二诊】患者上述症状缓解，诉大便稍稀，以上方加焦神曲10g，枳壳10g，继服。

【按语】患者每日汗出时间为早晨5点左右醒来之后，晨起

3～5点为肺经当令，此时因肺气虚，不能固护清阳之气上升而致阳气外露，虚阳上浮，则出现自汗出，头晕，耳鸣等症状，而两寸脉稍大为肺气虚证，综合其脉证辨为肺气虚，清阳不升所致。方中黄芪、党参甘温以补脾胃；白芍敛阴和血，黄柏补肾生水；甘草甘缓以和脾胃；葛根、升麻、蔓荆子轻扬升发，入阳明经，鼓舞胃气上行；肉桂下行，温煦肾阳使真阴得以气化，水液得以输布；清阳上升，九窍通利，则耳聪目明，汗出自止。

二诊患者症状较前有所好转，以上方加入焦神曲、枳壳继服，取其醒脾和胃，理运中焦之效。五行当中脾土生肺金，脾气健运则肺的宣发肃降和通调水道功能正常，腠理开合张弛有序，犹如李东垣所说："医不理脾胃及养血安神，治标不治本，是不明理也。十二经清阳之气，皆上于头面而走空窍，因饮食劳役，脾胃受伤，心火太盛，则百脉沸腾，邪害空窍矣。"

医案十一

患者秦某，男性，65岁，2017年9月初诊。

【现病史】患者近一个月来频频汗出，昼夜不分，严重时则浸湿衣服，并伴面赤耳鸣，口干口苦，五心烦热，眠差多梦，大便干结，小便黄赤。舌红少苔，脉细数。

【辨证】阴虚火旺。

【处方】当归六黄汤。

当归10g，生地黄10g，熟地黄10g，黄芩10g，黄柏10g，黄连10g，黄芪20g，煅牡蛎20g，浮小麦20g。

【按语】《脾胃论》中说："或曰：湿之与汗，阴乎阳乎？曰：西南坤土地，脾胃也。人之汗犹天地之雨也，阴滋其湿，则为雾露为雨也，阴湿寒，下行之地气也，汗多则亡阳。"《黄帝内经》曰："气虚则外寒，虽见热中，蒸蒸为汗，终传大寒，知始为热中，表虚之阳。"李东垣把汗证的病位定位在脾胃，脾胃内伤，初为热中，气虚不运，升降枢转失常，三焦郁滞，阴火内生，蒸迫津液外泄，而成盗汗，同时指出"治阴火也须补元气"，故本症用生地黄、黄芩、黄连、黄柏苦寒、甘寒泻阴火，熟地黄、当归甘温补阴血，倍用黄芪甘温补元气，合而滋阴降火，固表止汗。

医案十二

患者伍某，男性，45岁，2015年8月初诊。

【现病史】患者十余天来汗出头痛，历年每到夏季则汗出明显，头面部汗出较多，口渴不思饮，周身疼痛，胸闷脘痞，时有嗳气。舌质红苔厚腻，脉数。

【中医诊断】汗证。

【辨证】脾胃湿热。

【处方】白虎汤加减。

石膏20g，知母10g，苍术15g，佩兰10g，石斛15g，甘草3g，粳米一撮。

服上药7剂后自汗蒸热缓解。

【二诊】患者诉汗出、头痛较前减轻，仍不思饮食，上方加山药10g，继服。

【按语】此胃热脾湿之"湿温"病也。足阳明胃经上行于头面，湿热之邪郁而不解，其邪上扰，则头痛，胃热上壅，阳加于阴，致水津外泄，因而汗出如蒸；脾主肌肉，湿邪困脾故"一身尽疼"，热盛则身热而脉数，湿盛则胸闷舌腻却不思饮；"头为诸阳之会"，夏季阳热旺盛，体内湿热与外界炎热交织，热盛上蒸则头汗出，以白虎汤加减治以清泄胃热，除湿醒脾，胃热得清，上焦得通，津液得下，脾气健运，汗热亦止。

医案十三

患者林某，男性，36岁，2016年8月初诊。

【现病史】患者青年，素体健壮，两年前夏天某日午饭后，汗渍未干，便冲凉水澡消暑，冲完澡后汗出甚多，自此不论冬夏昼夜，常自汗出。曾就诊数次，口服中药汤剂如玉屏风散及龙骨、牡蛎、麻黄根、桂枝、黄芪等，均稍愈而后又复发。查胸部X线：心肺正常，排除肺结核。现身体常感疲乏，汗出虽多，但口不渴，尿量减少，汗出时间以中午和晚上多而上午较少，只在清晨未起床前略止片刻，自觉肢末麻痹，头晕。纳、食尚可。脉浮缓。

【处方】桂枝汤加减。

桂枝10g，白芍10g，炙甘草6g，生姜3片，大枣5枚。

服上药5剂后全身温暖，四肢舒畅，汗出已止大半，二诊原方加黄芪15g，继服。

【按语】《伤寒论·辨太阳病脉证并治》中说："太阳中风，阳浮而阴弱。阳浮者，热自发；阴弱者，汗自出。啬啬恶寒，淅淅恶风，翕翕发热，鼻鸣干呕者，桂枝汤主之。"

医案十四

患者贾某，男，31岁，2013年11月初诊。

【现病史】患者从事销售工作，2年来经常阵发汗出，静止时也会突然感到心烦心悸，心胸中发热，继而全身发热而汗出全身，或因事突然感到心烦，热气从心胸中上冲，冲至头后，即突然全身出汗，遇到新的工作场合也突然感到心烦热，全身烘热汗出。前后曾用西药和中药固表止汗剂达数十剂，感到心烦心悸和全身憋胀特别严重，有时因全身憋胀难忍，任妻捶打全身一个多小时才能入睡。舌苔黄白，脉弦稍数。

【处方】奔豚汤。

川芎10g，当归10g，黄芩10g，白芍10g，葛根15g，半夏10g，桑皮15g，甘草10g。

服药5剂后，汗出即减，继服7剂，诸症均减，其后又连续服药10余剂，诸证基本缓解。

【按语】汗出全身有气虚不固之自汗，亡阳亡阴之绝汗，阴虚火旺之盗汗，然气虚自汗多因过劳而发，阴虚盗汗多在睡眠中而出，醒后自止，绝汗则必有绝证，该患者之证皆不具备。烦乱之后而汗出全身，为肝经郁火所致。肝郁血虚，郁而化火，火邪欲伸，迫津于外，故汗出全身。治宜养血疏肝，化痰泻火为则。

医案十五

患者吴某，女，57岁。2016年10月初诊。

【现病史】患者阵发性汗出1年余，常感头晕心悸，疲乏无力，心烦失眠，面部烘热，口干。纳食一般，小便调，大便偏稀。舌质红苔薄，脉濡缓。

【处方】十四味温胆汤加减。

黄芪15g，党参10g，麦冬10g，五味子10g，陈皮10g，半夏10g，茯苓10g，竹茹10g，菖蒲10g，远志10g，生地10g，甘草10g。

服上药7剂后汗出减轻，精神渐佳，夜眠时间较前增长，二诊茯苓加至15g，继服。

【按语】脉濡缓为痰湿阻滞，口干，面部烘热，舌质红为气阴两虚，综其脉证，为气阴两虚，痰郁互结使气机不利，津液运行不畅，而致汗出，治以补气养阴，理气化痰为则。

医案十六

患者孙某，女，49岁。2013年9月初诊。

【现病史】患者一年前偶发烘热汗出伴头晕耳鸣，心烦易怒等，未引起重视，半年来，烘热汗出频发，一日多达十余次，汗出量多，情绪激动或活动量稍大时明显，不能自控，并伴持续头晕耳鸣，心烦易怒，夜寐不安，手足发热等证，曾就诊于社区医院，诊为更年期综合征，予雌激素，维生素E、维生素C，谷维素片等治疗，效不显。现察舌红，苔白，脉细数。

【中医诊断】汗证。

【辨证】肝肾阴虚,虚阳外越之自汗。

【处方】滋水清肝饮加味。

生地15g,丹皮10g,泽泻24g,茯苓10g,五味子15g,枸杞子10g,山药10g,知母10g,炒枣仁24g,地骨皮15g,煅龙骨20g,煅牡蛎20g。

每日1剂,水煎服。服6剂后,烘热汗出次数减少,头晕耳鸣、心烦易怒等症状均有改善,但仍眠差。

【二诊】加夜交藤30g,以宁心安神,继服6剂,诸症更减。

【按语】本例病证患者为女性,年龄49岁,身体特点为冲任虚衰,现代医学属更年期综合征范畴,由于肝肾阴虚而致使虚阳外越引发自汗。故在治疗时予滋补肝肾治其本,清热止汗治其标,标本兼顾,使阴阳得调,肝肾得补,汗止症状得除。

医案十七

患者秦某某,女,43岁。2013年11月初诊。

【现病史】患者右侧头部汗出1年余,时发时止,右侧头面部却只有微汗,1个月来左侧头面汗出,日渐加重,有时一天出汗四五次,每次汗出以前先感心中烦热,继而烦热上冲而汗出,汗出较少时仅见微汗,汗出较多时即大汗淋漓,伴有口干口渴。于当地医院诊断为植物神经功能紊乱。脉弦紧而数,舌苔薄白。

【处方】柴胡加龙骨牡蛎汤加减。

柴胡10g，半夏10g，黄芩10g，党参10g，甘草6g，桂枝6g，茯苓15g，煅龙骨20g，煅牡蛎20g，玄参10g，生姜2片，大枣3枚。

服药7剂，汗出已减近半。

【二诊】前方加麦冬10g，继服14剂。

【按语】综合脉证考虑该患者其汗出之状，既无动辄益甚、白昼时时汗出之自汗，又无睡时汗出，醒来自止之盗汗。一侧头汗出者，虽有气滞血瘀所致，但是血瘀必见血瘀之脉证，而此证不具备。又思汗虽为心液，而鼓舞津液出于外而成汗者为肝之阳气，若肝胆气郁则一侧有瘀，此证脉弦是为肝脉，紧数脉并见乃寒饮郁结于三焦阳气不得舒达，弦紧数脉并见乃痰饮郁结三焦，肝气不得疏，口干口渴则为耗伤阴液，故治宜疏肝气，化痰饮，理三焦，养阴津。

医案十八

患者霍某某，男，43岁。2019年12月初。

【现病史】诊患者阵发性汗出半月余，汗出于左半身，每日数次，身热即汗出，持续数秒钟后热退汗止，并无其他不适症状，曾用中药益气固表之剂效果不明显反而全身憋胀。察舌苔薄白，脉弦涩不调。

【处方】柴胡加龙骨牡蛎汤加减。

柴胡10g，半夏10g，黄芩10g，党参10g，甘草6g，桂枝6g，茯苓15g，煅龙骨20g，煅牡蛎20g，生姜1片，大枣2枚。

服药7剂，汗出次数明显减少，二诊继服14剂诸症缓解。

【按语】脉弦者为肝脉，脉涩为气滞、血瘀、寒邪所致，本例患者弦脉涩脉并见，为寒饮内郁，肝失调达之证，故本证之汗在于郁而不在瘀，也不在于虚，故前用固表敛汗之剂效果不显反而全身憋胀，郁者自当疏散，治以温阳化饮，疏肝解郁，调畅气机。

医案十九

患者林某，男，45岁。2013年9月初诊。

【现病史】患者两侧腋下约手掌大小一片汗出半年余，有时汗出量多，有时仅微微汗出，汗出时除此处有汗外，别的部位基本无汗，一般每日发作三四次，如遇精神紧张往往刹那间症状发作，经医院检查并未确诊。时见心烦满闷不舒，手足心热，纳食尚可，夜眠差，二便调。舌红苔薄白，脉弦细。

【处方】滋水清肝饮加减。

柴胡10g，当归10g，白芍10g，生地18g，山药12g，五味子10g，茯苓10g，泽泻10g，丹皮10g，栀子10g，薄荷6g，炒枣仁20g。

服药7剂，汗出明显减少，二诊加青皮10g、陈皮10g，继服。

【按语】观其脉症，脉弦细，胸满心烦者，为肝郁化火所致，仅此一片有汗而别处无汗乃气滞血淤所为，郁火时伸，故时见汗出，当拟疏肝养血，解郁泻火。

第四节 痤疮医案

痤疮是一种常见的皮肤病，中医古籍中也有对这种病的介绍。

在《伤寒杂病论》中，痤疮被称为"疮疡"，其中记载了一些关于治疗疮疡的方剂。例如，三黄汤能够清热解毒，适用于治疗由热毒引起的疮疡；黄连阿胶汤中的黄连、黄芩等中药具有清热解毒的作用，也可用于治疗疮疡；桃花汤则适用于治疗面部青春痘，可使阳明经气机通畅，温通皮肤表层，改善皮肤状态。此外，中医中还有不少其他的方剂和治疗方法，如通过"清热解毒祛风"的原则治疗、注重调节内外因素等。

中医对于痤疮的治疗，强调综合治疗，从对症治疗、调理内分泌普法、调节身体和心态等方面入手，往往不只是在外用治疗药物上下功夫，强调的是全面性治疗。同时，中医也重视治疗过程中的个体差异，切实做好体质与运用、药量与配伍的科学调配，确保治疗的成效。

医案一

患者彭某，女，47岁。

【现病史】痤疮反复发作2～3年。患者2～3年前无明显诱因突发面部密布丘疹、结节、囊肿、红肿、痛、瘙痒明显，曾多次服西药、中药疗效不佳，易反复发作，近半年来上述症状加重，并伴时有周身燥热汗出，但手足冷，口干乏力，平素纳食可，大便先干后软，夜寐困难、多梦。舌红少津，苔薄黄腻，脉细弦、尺部沉弱。

【辨证】阴虚火旺，湿热瘀阻证。

【治则】滋肾降火，疏表利湿，清热凉血化瘀。

【处方】凉血四物汤加减。

生地黄30g，当归9g，川芎6g，赤芍9g，陈皮9g，红花9g，黄芩9g，赤茯苓9g，生甘草6g，白鲜皮12g，白茅根9g，女贞子9g，百合12g，牡丹皮9g，黄连3g，天花粉15g。

14剂，日1剂，分早、晚两次温服。嘱患者平素保持面部洁净。

【二诊】患者服药2周后，面部瘙痒明显减轻，皮损有好转，未有新疹出现，口干减轻。继服4周后，复诊面部痤疮基本消失，皮肤渐光滑，口干燥热汗出明显减轻，手足稍冷，睡眠不稳定，晨起乏力，大便偏干。舌偏红，苔薄，脉细沉。

【辨证】阴虚火旺，湿热瘀阻证。

【治则】益肾健脾，宁心安神，凉血化瘀。

【处方】白陀一号方。

百合9g，生地30g，沙苑子15g，刺蒺藜9g，黑豆衣10g，山药9g，莲子6g，北沙参6g，黄精15g，紫丹参30g，赤芍9g，苍术15g，制香附9g，炒山栀3g，神曲6g，大枣6枚。

14剂，日1剂，分早、晚两次温服。后随访诸证消失，投入正常工作。

医案二

患者王某，20岁，男性。

【现病史】面部起痘3年。患者3年前无明显诱因出现面部痤疮，伴毛孔粗大，口臭明显，消谷善饥，爱食肥甘厚味，脉数。

【辨证】肺气失降，胃湿热盛，阳明经络阻塞证。

【治则】清热，祛风，除湿，行气，润燥，调和营卫。

【处方】三仁汤加减。

【方药组成】

杏仁15g，瓜蒌仁9g，赤小豆9g，黄芩9g，川贝母6g，玄参9g，麦冬9g，枸杞子9g，生地黄9g。

14剂，日1剂，分早、晚两次温服。

医案三

患者李某，25岁，女性。

【现病史】面部油光1年余。患者1年前无明显诱因出现面部油光，后逐渐加重，伴口干口苦，心烦，焦虑易怒。食欲可，眠一般，多梦，小便偏黄，大便较黏难解。齿痕舌，脉弦濡。

【辨证】肝胆湿热壅滞证。

【治则】清热，解毒，祛湿，活血化瘀。

【处方】柴胡疏肝散加减。

柴胡12g，黄芩9g，苦参9g，连翘9g，赤芍9g，龙胆草9g，地黄9g，当归9g，石膏20g，知母9g，粳米9g，甘草6g。

30剂，日1剂，分早、晚两次温服。同时建议李女士注意饮食健康，避免辛辣刺激食物，忌烟酒，保持良好卫生习惯。

【二诊】40天后复查，李女士面部丘疹明显减少，痘痘数量明显减少，油光也得到了改善。

30剂，日1剂，分早、晚两次温服。同时李某应做些相应的生活和饮食调整，如少吃辛辣、油炸、糖分过高的食品。

医案四

患者张某，21岁，男性。

【现病史】面部青春痘2年余。面部青春痘，伴局部瘙痒、热痛，反复出现2年余，平素患者性情急躁易怒。脉弦数。

【辨证】肝阳上亢，阴虚血少，经络不和证。

【治则】降阳益阴，和血活络，祛湿解毒。

【处方】当归生地汤加减。

当归12g，生地黄30g，熟地黄12g，黄柏9g，川芎3g，羌活3g，牡丹皮15g。

30剂，日1剂，分早、晚两次温服。在治疗期间建议张先生避免熬夜、忌辛辣刺激食物、运动锻炼等。

【二诊】30天后复查，张先生的面部部分青春痘消失，瘙痒减缓，热痛缓解。在治疗期间，也通过饮食和生活方面的调整，使其体质得到改善，病情的稳定得到保障。

医案五

患者李某，男性，25岁。

【现病史】面部痤疮3年余。患者无明显诱因出现面部痤疮，痘疮多，持续3年左右，口服多种西药、中药（具体不详），效果欠佳，逐渐加重，伴有红肿、疼痛，目眵较多，食欲可，睡眠多，大便可，小便黄。舌红苔黄，脉弦。

【辨证】湿热蕴结，气血不调证。

【治则】清热祛湿，调和气血。

【处方】龙胆泻肝汤加减。

龙胆草15g，栀子6g，黄芩6g，柴胡15g，生地12g，车前子6g，泽泻6g，木通6g，当归6g，生甘草3g。

30剂，日1剂，分早、晚两次温服。

痤疮红肿、疼痛明显减轻，痘疮数量明显减少。

医案六

患者郑某，女性，18岁。

【现病史】痤疮2年余。患者面部痤疮，瘙痒难忍，反复发作2年余，局部红肿疼痛，伴口苦口干，伴心情焦虑，时有胸胁苦满。舌红苔腻，脉弦滑。

【辨证】肝郁湿热内蕴，气血不和。

【治则】疏肝解郁，清利湿热，调和气血。

【处方】逍遥丸加减，配合外用药物薏苡仁散。

北柴胡15g，当归12g，白芍15g，麸炒白术30g，茯苓15g，炙甘草6g，薄荷15g，龙胆草9g，香附9g，陈皮6g。

上药为丸，大蜜丸用量为一次1丸，一日2次。

医案七

患者王某，女性，20岁。

【现病史】面部痤疮3年余。患者3年前突发面部痤疮,以粉刺和闭口粉刺为主,偶有疼痛和瘙痒感,持续不缓,呈逐渐加重状态,伴口黏,口臭,易口腔溃疡。舌质红,苔黄腻,脉弦数。

【辨证】湿热郁闭,气血不畅证。

【治则】清利湿热。

【处方】清肝泻火汤加减。

丹皮15g,龙胆草10g,山栀10g,黄芩9g,柴胡15g,生地黄15g,白芍15g,甘草6g。

14剂,日1剂,分早、晚两次温服。

医案八

患者苏某,男性,22岁。

【现病史】背部和胸部痤疮4年余。背部和胸部痤疮,丘疹较多,有红肿和痒感,时有脓液流出。舌红少苔,脉洪数有力。

【辨证】湿热内蕴,气血不和。

【治则】清热解毒。

【处方】黄连解毒汤加减。

黄连5g,黄芩6g,黄柏6g,连翘15g,赤芍15g,当归20g,防风9g,白芷6g。

21剂,日1剂,分早、晚两次温服。

医案九

患者范某,男性,21岁。

【现病史】面部多发痤疮3年余。面部多发痤疮，伴有油性皮肤，经常反复发作，皮肤暗红。舌质暗红，有瘀斑瘀点，脉涩。

【辨证】湿热痰浊内蕴，气血郁滞。

【治则】清热解毒，燥湿祛痰

【处方】龙胆泻肝汤加减配以中药外敷。

龙胆草15g，栀子6g，黄芩6g，柴胡15g，生地12g，车前子6g，泽泻6g，木通6g，当归6g，生甘草3g。

14剂，日1剂，分早、晚两次温服。

使用复方黄柏洗剂湿敷患处，以清热解毒、消肿排脓为主。

病案十

患者张某，女，27岁。

【现病史】面部痤疮3年，加重1个月。该患于3年前面部出现痤疮，时好时坏，部分有硬结。月经量少，月经后期，大便4~5日1行。平素喜食辛辣。近一个月由于休息不好，面部潮红不退，痤疮突然加重，于外院行中西医药物治疗，不见好转，经人介绍来我处就诊。现患者面红肿，部分血丝清晰可见，痤疮伴发结节较为密集，大小不一。大便干、头燥，1周未行。口干、口渴、口苦、心烦易怒。舌红苔黄腻，脉弦滑有力。

【辨证】面部痤疮、色红、有硬结属太阳病，便秘、口干属阳明病，口苦、咽干、脉弦属少阳病，综合辨证为三阳合病。

【处方】大柴胡汤加减。上热加金银花、连翘、大青叶；

痤疮结节加山慈菇。

大青叶30g,菊花30g,夏枯草30g,连翘15g,蒲公英30g,金银花30g,牡丹皮15g,赤芍15g,桑叶30g,生龙骨30g,生牡蛎30g,山慈菇20g,柴胡30g,黄芩10g,大黄15g(后下),芒硝20g,枳实30g,白芍20g,半夏15g,大枣6g,生姜10g。

7剂,日1剂,分早、晚两次温服。

【二诊】患者服完7剂后,大便每日1~2次,面部红肿消除,只是有轻微的红润,痤疮部分干瘪结痂,无新的出现。

【处方】继服上方,减少大黄、芒硝用量,加桃仁活血,后期月经若仍不正常加用水蛭、土鳖虫。

医案十一

患者武某,男,12岁。

【现病史】"青春痘"3年余。3年前因参加比赛精神紧张出现"青春痘",经多方治疗无效,经人介绍前来就诊。现患者面部痤疮,底红,有白尖,前额及颜面遍布。口中和,二便调。舌淡,水滑苔。

【辨证】气滞血瘀,痰饮,水湿内停。

【治则】行气活血,和解少阳。

【处方】小柴胡汤合桂枝茯苓丸加减。

柴胡30g,党参10g,黄芩10g,白芍30g,枳实10g,炙甘草10g,桂枝10g,茯苓30g,牡丹皮10g,桃仁10g,大青叶15g,金银花10g,赤芍20g,生姜10g,大枣15g。

7剂,日1剂,分早、晚两次温服。嘱忌食辛辣、刺激、生冷之品。

【二诊】无新起痤疮，有红印。

【辨证】湿热证。

【治则】清利湿热。

【处方】四妙散加减。

柴胡30g，黄芩8g，半夏10g，党参10g，甘草10g，生姜10g，大枣15g，苍术10g，黄柏5g，薏苡仁24g，牛膝10g，大青叶15g，金银花10g，赤芍30g。

7剂，日1剂，分早、晚两次温服。

【三诊】痤疮无新发，痘印恢复明显，继续服前方巩固疗效。

医案十二

患者程某，女，28岁。

【现病史】痤疮（脸部）1年余。患者痤疮反复发作1年余，四处求医，病情时好时坏，心情不舒，痒剧。现满脸痤疮，颜色鲜红，额头及鼻下最明显痒，口不干、不渴、不苦。大便干，3~4天1次，饮食可。苔白厚腻。

【辨证】颜色鲜红，大便干，属于阳明病；皮肤痒属于太阳病，故本患者属太阳阳明合病。

【治则】消风止痒祛湿。

【处方】消风散加减。疹色红剧加大青叶、金银花、连翘、紫花地丁、牡丹皮、赤芍；皮肤痒加地肤子、白鲜皮、土茯苓；大便干加大黄。

大青叶15g，金银花15g，炒杏仁10g，牡丹皮20g，生麻黄5g，生石膏45g，生甘草6g，赤芍20g，荆芥10g，防风10g，蝉蜕13g，柴胡20g，火麻仁30g，炒苍术10g，知母20g，茯苓10g，炒牛蒡子10g，通草6g，当归10g，苦参10g，地丁20g。

14剂，日1剂，分早、晚两次温服。

医案十三

患者曹某，男，17岁。

【现病史】"青春痘"1年余。患者1年前无明显诱因出现"青春痘"，开始起黑头粉刺，面部油多发亮，经多方治疗无效，经人介绍前来就诊。现患者面部痤疮，底红，痒疼相兼，前额及颜面遍布。口臭，二便调。舌红绛，脉弦滑。

【辨证】脾胃湿热，痰瘀内停证。

【治则】凉血清热，消痰软坚。

【处方】凉血清热方加减。

生地黄30g，丹皮10g，赤芍10g，蒲公英15g，枳实10g，炙甘草10g，夏枯草10g，茯苓10g，昆布10g，海藻10g，炒三棱9g，炒莪术9g。

7剂，日1剂，分早、晚两次温服。嘱忌食辛辣、刺激、生冷之品。

第五节　消　渴

患者，男性，43岁。

【现病史】烦渴、多饮、多尿3月余。患者3个月前无明显诱因出现口渴欲饮，饮不解渴，多食易饥，小便频，尿量多，形体日渐消瘦。舌质红，苔黄燥，脉弦数。查尿糖（+++），空腹血糖16.1mmol/L。

【辨证】肺胃燥热，阴津亏损型。

【治则】清泄肺胃，生津润燥。

【处方】自拟消渴1号方加减。

生石膏30g（先煎），知母12g，黄连10g，黄芩10g，天花粉15g，地骨皮12g，生地18g，麦冬12g，泽泻19g，葛根12g，石斛10g，玉竹10g，山萸肉12g，僵蚕6g。

取6剂，水煎服，每日1剂，分早、晚两次温服。

【二诊】诸症减轻，饮水量明显减少，饮食基本恢复正常。查尿糖（+）。效不更方，原方继服20剂。

【三诊】诸症消失。查尿糖（-），空腹血糖7.6mmol/L。原方去黄连、黄芩、泽泻，再进10剂，以巩固疗效。

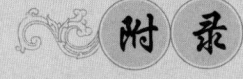

临床诊疗方案

附录1 菏泽市中医医院脑病科头痛（偏头痛）诊疗方案（2023）

一、诊断

（一）疾病诊断

1.中医诊断标准 参照王永炎、严世芸主编的《实用中医内科学》（上海科学技术出版社，2009年）。

（1）主要症状：头痛，或全头痛，或局部疼痛，性质可为剧痛、隐痛、胀痛、搏动痛等。急性起病，反复发作，发病前多有诱因，部分病人有先兆症状。

（2）辅助检查：应查血常规、测血压，必要时进行颅脑CT、MRI检查、脑脊液、脑电图、经颅多普勒彩色超声（TCD）、血液流变学指标，排除器质性疾病。

2.西医诊断标准 参照HIS《国际头痛疾病分类》（2004年）第二版（ICHD-II）原发性头痛（偏头痛）诊断标准。

（1）偏头痛不伴先兆

A.至少5次疾病发作，符合标准B-D。

B. 每次疼痛持续4～72小时（未治疗或治疗无效）。

C. 至少具有下列之中两个特征：①单侧性；②搏动性；③程度为中等或重度（日常活动受限或停止）；④因日常的体力活动加重，或导致无法进行日常运动（如走路或爬楼梯）。

D. 发作期间至少具有下列的一项：①恶心和/或呕吐；②畏光和怕声。

E. 不能归因于另一疾病。

（2）偏头痛伴典型先兆

A. 至少2次疾病发作，符合标准B-D。

B. 先兆包括以下症状至少一种，但没有运动机能减弱：①完全可逆的视觉症状，包括阳性的表现（如点状色斑或线性闪光幻觉）和/或阴性的表现（如视野缺损）；②完全可逆的感觉症状，包括阳性的表现（如针刺感）和/或阴性的表现（如麻木）；③完全可逆的言语困难性语言障碍。

C. 以下标准至少二项：①双侧视觉症状和/或单侧感觉症状；至少一种先兆症状逐渐发展，历时≥5分钟和/或不同的先兆症状相继出现，历时≥5分钟；③每种症状持续≥5分钟且≤60分钟。

D. 头痛符合无先兆偏头痛的标准B-D，开始时伴有先兆症状发生，或在先兆发生后60分钟以内出现。

E. 不能归因于另一疾病。

（3）偏头痛其他类型

（二）证候诊断

1. 肝阳上亢　头痛而胀，或抽搐跳痛，上冲巅顶，面红耳赤，耳鸣如蝉，心烦易怒，口干口苦，或有胁痛，夜眠不宁，舌红，苔薄黄，脉沉弦有力。

2.痰浊内阻　头部跳痛伴有昏重感，胸脘满闷，呕恶痰涎，苔白腻，脉沉弦或沉滑。

3.瘀血阻络　头部跳痛或如锥如刺，痛有定处，经久不愈，面色晦黯，舌紫或有瘀斑、瘀点，苔薄白，脉弦或涩。

4.气血两虚　头痛而晕，遇劳则重，自汗，气短，畏风，神疲乏力，面色㿠白，舌淡红，苔薄白，脉沉细而弱。

5.肝肾亏虚　头痛，颧红，潮热，盗汗，五心烦热，烦躁失眠，或遗精，性欲亢进，舌红而干，少苔或无苔，脉细弦或细弦数。

二、治疗方案

（一）辨证选择口服中药汤剂

1.肝阳上亢

【治则】平肝潜阳，熄风止痛。

【代表方剂】天麻钩藤饮加减。

【常用药物】天麻12g，钩藤30g，生石决明15g，牛膝10g，桑寄生10g，黄芩10g，栀子10g，生地30g，当归15g，益母草15g，川芎10g，地龙10g。

【中成药】①天麻素注射液：平肝熄风，止痉。用于治疗肝阳上亢所致的头痛、头晕，面肌痉挛，神经官能症。用法用量：每次2～4ml，日1～2次，肌注；穴位注射，每次1ml，日1次。

②镇脑宁胶囊：熄风通络。用于内伤头痛，伴有恶心、呕吐、视物不清、肢体麻木、头昏、耳鸣等症，及高血压动脉硬化，血管神经性头痛。用法用量：口服，一次4～5粒，一日3次。

2.痰浊内阻

【治则】燥湿化痰，降逆止痛。

【代表方剂】半夏白术天麻汤加减。

【常用药物】半夏10g，天麻10g，炒白术15g，茯苓15g，橘红10g，全蝎6g，生姜8g，大枣3枚，甘草10g。

3.瘀血阻络

【治则】活血化瘀，行气止痛。

【代表方剂】清羽汤（自拟方）加减。

【常用药物】桃仁10g，红花10g，羌活30g，生地20g，当归20g，川芎30g，赤芍15g，党参30g，白术15g，茯苓15g，蜈蚣1条，全蝎10g。

【中成药】血府逐瘀胶囊：活血祛瘀、行气止痛。用于瘀血内阻、胸痛或头痛、内热瞀闷、失眠多梦、心悸怔忡、急躁善怒；冠心病心绞痛、血管及外伤性头痛，属上述症候者。用法用量：口服，一次6粒，一日2次，一个月为一疗程。

4.气血两虚

【治则】补气养血，缓急止痛。

【代表方剂】八珍汤加减。

【常用药物】党参12g，熟地15g，白术12g，茯苓15g，当归12g，白芍12g，川芎12g，甘草6g。

伴多思少寐，可加柏子仁、合欢皮、夜交藤；伴失眠多梦健忘，加阿胶、鸡子黄、酸枣仁、柏子仁；伴下肢水肿，尿少，减熟地、山药、山萸肉，加桂枝、茯苓、泽泻；伴大便干，加当归、芦荟；伴便溏、腹胀、少食，减熟地，加炒白术、茯苓、黄芪、白芥子；滋阴补肾之品多腻胃，老年人填精补髓要注意助脾运化，加砂仁、陈皮。

【中成药】养血清脑颗粒：养血平肝，活血通络。用于血虚肝亢所致头痛、眩晕眼花、心烦易怒、失眠多梦。用法与用量：口服，每次1袋，每日3次。

5.肝肾亏虚

【治则】镇肝熄风，滋阴潜阳。

【代表方剂】镇肝熄风汤加减。

【常用药物】怀牛膝10g，代赭石30g，生龙骨30g，生牡蛎30g，龟板20g，白芍10g，玄参10g，茵陈10g，川楝子9g，生麦芽10g，天冬10g，甘草6g。

【中成药】葛桂通痹胶囊：通痹活络，活血化瘀，补气养血，益肾壮骨，安神定志。用于肝肾不足、经络瘀阻、风寒外袭所致的头痛或颈肩疼痛，症见头痛、头晕、颈肩疼痛酸沉、上肢麻痛无力、劳累及遇风冷加重，或伴神疲气短、夜寐不安。用法用量：口服，一次4～6粒，一日3次，或遵医嘱。（自制剂）

依据头痛特点辨证论治。

①太阳头痛。痛在头后枕部及颈项，疼痛呈钝痛，常伴有酸胀感，甚至颈项活动受限。药物常选用羌活、葛根、川芎、

麻黄之类。

②少阳头痛。痛在头颞侧部，疼痛多呈跳痛，常伴有耳鸣、头晕、目胀，甚至患侧面部有麻胀、抽搐感。药物常选用蔓荆子、柴胡、川芎、蝉衣、细辛之类。

③阳明头痛。痛在头前额和眉棱骨处，疼痛多呈胀痛，常伴有目眩目胀，甚至出现头晕头重，视物不清。药物常选用辛荑、菊花、生石膏、知母、夏枯草之类。

④厥阴头痛。痛在头顶部，疼痛多呈胀痛，常伴恶心欲呕，甚至头重，抱头不知所措，可及全头痛。药物常选用藁本、吴茱萸、牛膝、珍珠母、龙齿之类。

⑤太阴头痛。多呈全头痛，头重如裹，常伴有头部重坠感，耳聋重听。药物常选用苍术、石菖蒲、半夏、胆南星。

⑥少阴头痛。疼痛多呈空痛感，疼痛昏晕相伴，常绵绵而作，神疲乏力，耳聋耳鸣，甚至指甲发青，气逆。药物常选用附子、麻黄、细辛之类。

应当指出，临床各经之病既可单独表现，也可出现合病与并病的现象，应注意辨治。

（二）中医特色疗法

1.针灸治疗

①刺灸法

根据头痛的轻重缓急，或针、或灸、或点刺放血，或局部取穴、或远道取穴、或两者兼用，方法有耳针、电针等。

【主穴】风池、太阳、百会、合谷。

【配穴】瘀血头痛可配合血海、三阴交以及阿是穴；痰浊头痛可配合头维、丰隆、阴陵泉；肝阳头痛可配合太冲、太溪；气血两虚头痛可配合心俞、脾俞、胃俞、足三里；阴虚阳亢头痛可配肾俞、肝俞、太冲、太溪。

②刺络放血疗法

【选穴】太阳穴，患侧取穴。

患者取仰卧位，将头偏向健侧。以太阳穴及其附近曲张的静脉为刺络点，用手指按揉刺络点周围皮肤，使局部血管充盈，脉络暴露。用75%酒精常规消毒皮肤后，左手拇、食指固定穴位周围皮肤，右手持三棱针，用拇、食指捏住针柄，中指指腹紧靠针身下端，针尖露出1～2分，对准穴位及曲张的静脉处快速点刺，刺入1～2分深，随即将针迅速退出，出血量控制在0.5～1ml。刺络放血疗法隔日1次，3次为1疗程，前后两个疗程间休息2天，连续治疗4周时间，共治疗4个疗程，共计12次。适用于治疗顽固性头痛。

2.耳穴压豆

【适应证】肝阳上亢，风火上扰证头痛。

【取穴】主穴：神门、皮质下、耳尖、胃、肝、交感。备穴：枕、额、顶、颞。

【治疗方法】先找准主穴穴位，并根据头痛部位选用备穴，然后用75%酒精消毒皮肤，将王不留行籽，贴在0.6cm见方的胶布中间，对准穴位贴上，让患者用手指按压。1日4次，每次3～5分钟左右。每贴压1次可持续3天，再行第2次压豆，7次为1疗程，间隔休息3天，再行第2疗程，若连续贴4次无效，可改他法治疗。

3.热敏灸疗法

热敏穴位以头面部、背部及小腿外侧为高发区，多出现在头部局部压痛点、风池、率谷、至阳、肝俞、阳陵泉等区域。每次选取上述2~3组穴位，每次治疗以灸至感传消失为度，每天1~2次。10次为一个疗程。

4.刮痧疗法

【主穴】头颈部：头维、百会、印堂、太阳、风池、风府。项肩部及手部：肩井、合谷。

【配穴】痰浊头痛可加刮丰隆；肝阳头痛可加刮行间；气血两虚头痛可加刮足三里。

先以适当力度刮头部，即以前发际线为起点，后发际线为终点，由前向后，从中间至两侧刮，不可过重，以患者感觉舒适为度，不必强求局部出现潮红等变化。项肩部可施以较重手法，刮至局部出现痧痕为宜，手部合谷以中等力度刮至局部潮红即可。每次可刮治10分钟，每日或隔日刮治1次，头痛重者也可视情况早晚各刮1次。

5.穴位贴敷（头痛贴）

【选穴】太阳、风池、大椎。

【组方】川芎、白芷、葛根、元胡、羌活、细辛各10g，随证加减，共研细末，药末适量加新鲜的生姜汁调膏，置于内径为2cm×2cm的透气敷贴内，分别贴敷于太阳穴、风池穴、大椎穴穴位处，贴敷4~6小时，可根据疾病及证型的不同确定敷贴留置时间。注意事项：密切观察患者局部及全身情况，穴位敷药后如果发现皮疹、水疱，患者自觉瘙痒等过敏现象，应立即停止治疗。

6. 药枕

【原料组成】菊花400g，玫瑰花400g，决明子400g，吴茱萸300g，白芷200g，川芎100g，藁本100g。

【制作方法】将菊花、玫瑰花晒干，把吴茱萸、白芷、川芎、藁本捣成粗末，装入枕心，制成药枕，令病人睡卧及休息时枕之。

【功效主治】安神止痛。适用于肝阳上亢所致的头痛不适，伴见失眠心烦、多梦易醒等症。

（三）膏方

人参300g，黄芪300g，阿胶400g，鳖甲200g，当归200g，川芎100g，虫草10g，蜂蜜适量。将人参、黄芪、川芎、当归切片，鳖甲打碎，加10倍量水煎1小时，取汁；再加6倍量水煎半小时，取汁；两汁合并，文火浓缩至稀流膏状，兑入蜂蜜，阿胶收膏即可。每次10~20ml，每日2次，空腹服，温开水送服。本法适用于气血两虚型头痛。

（四）推拿治疗

1. 颈项部操作　患者坐姿。用一指禅推法沿项部两侧膀胱经上下往返，治疗3~4分钟，然后按风池、风府、天柱等穴。再拿两侧风池，沿项部两侧膀胱经自上而下操作4~5遍。

2. 头面部操作　患者坐姿。用一指禅推法从印堂开始，向上沿前额发际至头维、太阳，往返3~4遍，配合按印堂、鱼腰、太阳、百会等穴，然后用五指拿法从头顶拿至风池，改用三指拿法，沿膀胱经拿至大椎两侧，往返4~5次。

（五）宣传教育

对于某些个体而言，很多外部或内部环境的变化可激发或加重偏头痛发作。

（1）激素变化：口服避孕药可增加偏头痛发作的频度；月经是偏头痛常见的触发或加重因素（周期性头痛）；妊娠、性交可触发偏头痛发作（性交性头痛）。

（2）某些药物：某些易感个体服用硝苯地平（心痛定）、硝酸异山梨酯（消心痛）或硝酸甘油后可出现典型的偏头痛发作。

（3）天气变化：特别是天气转热、多云或天气潮湿。

（4）某些食物添加剂和饮料：最常见者是酒精性饮料，如某些红葡萄酒；奶制品，奶酪，特别是硬奶酪；咖啡；含亚硝酸盐的食物，如汤、热狗；某些水果，如柑橘类水果；巧克力（巧克力性头痛）；某些蔬菜；酵母；人工甜食；发酵的腌制品，如泡菜；味精。

（5）运动：头部的微小运动可诱发偏头痛发作或使之加重，有些患者因惧怕乘车引起偏头痛发作而不敢乘车；踢足球的人以头顶球可诱发头痛（足球运动员偏头痛）；爬楼梯上楼可出现偏头痛。

（6）睡眠过多或过少。

（7）一顿饭漏吃或后延。

（8）抽烟或置身于烟中。

（9）闪光、灯光过强。

（10）紧张、生气、情绪低落、哭泣（哭泣性头痛）。

偏头痛尚有很多改善因素。有人于偏头痛发作时静躺片刻，即可使头痛缓解。有人于光线较暗淡的房间闭目而使头痛缓解。有人于头痛发作时喜以双手压迫双颞侧，以期使头痛缓解，有人通过冷水洗头使头痛得以缓解。妇女绝经后及妊娠3个月后偏头痛趋于缓解。

（六）内科基础治疗

如头痛发作仍不能缓解，可配合应用其他能缓解偏头痛发作的治疗方法，以镇静、镇痛、调节血管舒缩功能为治疗原则，可选用止吐药、非甾体类药、曲普坦类药等。

积极除去诱因，如避免食用富含酪氨酸或亚硝酸盐的食物；停用血管扩张剂或口服避孕药等可能诱发头痛发作的药物；注意心理疏导，避免紧张、焦虑、疲劳等诱发因素。

（七）护理

1. 痰浊内阻者，中药汤药宜温服；饮食宜清淡易消化。

2. 气血两虚者，居室保持安静，温度适宜。宜食用补气益血的食物，宜加用行气食物，如马铃薯、山药、红枣等，忌食辛辣、油腻、黏腻及过咸食物。

3. 肝阳上亢者，病室内环境安静，光线适宜；中药汤剂宜温服；加强情志护理，避免精神刺激。

4. 瘀血阻络者，营造安静舒适的睡眠环境；中药汤药温服；加强饮食护理，鼓励病人多食血肉有情之品，如牛肉、蛋类、豆类等，忌食辛辣、生冷食品。

5. 肝肾亏虚者，病室内温暖；中药宜温服。

三、疗效评价标准

（一）疗效判定标准

1.发作期疗效评价参照以下标准（参考《中药新药临床研究指导原则》）

即时镇痛疗效判定：按照NRS疼痛计分方法，NRS疼痛程度计分方法0为0分；0＜NRS评分≤2cm为1分；2cm＜NRS评分≤4 cm为2分；4cm＜NRS评分≤6 cm为3分；6cm＜NRS评分≤8 cm为4分；8cm＜NRS评分≤10 cm为5分（于患者第一次接受治疗后30分钟评估）。

显效：治疗前评分-治疗后评分≥3分。

有效：治疗前评分-治疗后评分≥1分而≤3分。

无效：治疗前评分-治疗后评分＜1分。

2.数字疼痛量表测定法

数字疼痛分级法（NRS）：0～10的数字代表不同程度的疼痛，0为无痛，10为最剧烈的疼痛，让患者自己圈出一个最能代表疼痛的数字（1～3.5为轻度，3.6～6.5为中度，6.6～10为重度）。

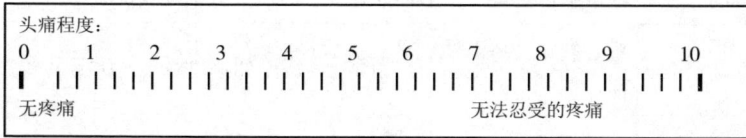

（二）证候疗效判定标准

1.症状分级量表

症状分级量表

症状	轻	中	重
头痛	轻微头痛，时作时止	头痛可忍，持续不止	头痛难忍，上冲巅顶
心烦易怒	心烦偶躁	心烦急躁，遇事易怒	烦躁易怒，不能自止
眩晕	头晕眼花，时作时止	视物旋转，不能行走	眩晕欲仆，不能站立
目赤	轻微目赤	目赤明显	目赤如鸠
口苦	晨起口苦	口苦，食不知味	口苦而涩
腰酸	晨起腰酸，捶打不止	持续腰酸，劳则加重	腰酸如折，休息不止
膝软	微觉膝软无力	膝软不任重物	膝软不欲行走
五心烦热	晚间手足心微热	心烦，手足心灼热	烦热不欲衣被
头如裹	微觉头沉	头重似蒙布	头重如戴帽而紧
胸闷	轻微胸部憋闷	胸闷明显，时见太息	胸闷如窒
呕吐痰涎	恶心偶见，痰涎清稀	干呕时吐，痰涎如唾	呕吐，痰涎量多
面赤	面微红赤	面赤明显	面赤如妆
口干	口微干	口干少津	口干时饮水
心悸	偶见轻微心悸	心悸阵作	心悸怔忡

续表

症状	轻	中	重
耳鸣	耳鸣轻微	耳鸣重听，时作时止	耳鸣不止，听力减退
口淡	口淡无味	口淡较重	口淡不欲饮食
食少	饮食稍有减少	饮食减少	饮食明显减少
气短	活动后气短	未活动亦气短	气短较重
面色苍白	活动后出现苍白	面苍白明显	面苍白如纸
神疲乏力	偶有神疲乏力	神疲乏力明显，且劳累后加重	神疲乏力严重，休息不缓解
自汗	活动后汗出稍多	轻度活动即汗出量较多	安静状态下汗出淋漓

证候分级标准：轻、中、重以证候涵盖总分 1/3 比例分数。

2.中医症状判定标准

按照中医症状及体征的程度分为重度、中度、轻度、无症状，分别计为3分、2分、1分、0分。

参照中医证候积分及疗效评定标准参考《中药新药临床研究指导原则（2002年版）》中关于偏头痛疗效评价标准拟定。方法如下：

（1）临床痊愈：临床症状、体征消失或基本消失，证候积分减少≥95%。

（2）显效：临床症状、体征明显改善，证候积分减少≥70%。

（3）有效：临床症状、体征均有好转，证候积分减少

≥30%。

(4)无效:临床症状、体征均无明显改善,甚或加重,证候积分减少<30%。

注:计算公式(尼莫地平法)疗效指数(n)=〔(治疗前积分−治疗后积分)/治疗前积分〕×100%。

附录2 菏泽市中医医院脑病科中风病（脑梗死）急性期诊疗方（2023）

一、诊断

（一）疾病诊断

1.中医诊断标准　参照国家中医药管理局脑病急症科研协作组起草制订的《中风病中医诊断疗效评定标准（试行）》（1995年发表）。

主要症状：偏瘫、神识昏蒙，言语謇涩或不语，偏身感觉异常，口舌歪斜。

次要症状：头痛，眩晕，瞳神变化，饮水发呛，目偏不瞬，共济失调。

急性起病，发病前多有诱因，常有先兆症状。

发病年龄多在40岁以上。

具备2个主症以上，或1个主症、2个次症，结合起病、诱因、先兆症状、年龄即可确诊；不具备上述条件，结合影像学检查结果亦可确诊。

2.西医诊断标准　参照2010年中华医学会神经病学分会脑血管病学组制定的《中国急性缺血性脑卒中诊治指南2010》。

（1）急性起病；

（2）局灶性神经功能缺损，少数为全面神经功能缺损；

（3）症状和体征持续数小时以上；

（4）脑CT或MRI排除脑出血和其他病变；

（5）脑CT或MRI有责任梗死病灶。

（二）疾病分期

1.急性期　发病2周以内。

2.恢复期　发病2周至6个月。

3.后遗症期　发病6个月以后。

（三）病类诊断

1.中经络　中风病无意识障碍者。

2.中脏腑　中风病有意识障碍者。

（四）证候分类

1.中经络

（1）肝阳上亢：半身不遂，舌强语謇，口舌歪斜，眩晕头痛，面红目赤，心烦易怒，口苦咽干，便秘尿黄，舌红或绛，苔黄或燥，脉弦有力。

（2）风痰阻络：半身不遂，口舌歪斜，舌强言謇，肢体麻木或手足拘急，头晕目眩，痰多而黏，舌质暗淡，舌苔白腻，脉弦滑。

（3）气虚血瘀：半身不遂，肢体软弱，偏身麻木，舌歪语謇，手足肿胀，面色㿠白，气短乏力，心悸自汗，舌质暗淡，苔薄白或白腻，有齿痕，脉细缓或细涩。

（4）阴虚血瘀：半身不遂，肢体麻木，舌强语謇，心烦失眠，眩晕耳鸣，手足拘挛或蠕动，舌体瘦，舌红或暗淡，苔少或光剥，脉细弦或数。

（5）痰热腑实：半身不遂，口舌歪斜，舌强言謇或不语，偏身麻木，腹胀，便干便秘，头晕目眩，咯痰或痰多，舌质暗红，舌苔黄或黄腻，脉弦滑。

2.中脏腑

（1）痰湿蒙窍：神志昏迷，半身不遂，肢体松懈，瘫软不温，甚则四肢逆冷，痰涎壅盛，面、唇色暗，舌质暗淡，舌苔白腻，脉沉滑或沉缓。

（2）痰热内闭：神昏、昏聩，半身不遂，鼻鼾痰鸣，肢体强痉拘急，项强身热，躁扰不宁，甚则手足逆冷，频繁抽搐，偶见呕血，舌质红绛，苔黄腻，脉弦滑数。

（3）元气败脱：突然神昏、昏聩，目合口开，肢体瘫软，手撒肢冷，多汗，重则周身湿冷，二便自遗，舌痿，舌质紫暗，苔白，脉微欲绝。

二、治疗方案

（一）辨证论治口服中药汤剂

1.中经络

（1）肝阳上亢

【治则】平肝潜阳通络。

【代表方剂】中风1号（我科协定方）。

【常用药物】天麻10g，钩藤（后下）15g，川牛膝10g，菊花10g，夏枯草10g，黄芩10g，草决明15g，杜仲10g。

【中成药】天麻钩藤颗粒：平肝熄风，清热安神。用于治疗肝阳上亢所引起的头痛、眩晕、耳鸣、眼花、震颤、失眠。用法用量：开水冲服，一次5g，一日3次。

（2）风痰阻络

【治则】熄风化痰通络。

【代表方剂】中风2号（我科协定方）。

【常用药物】制半夏10g，白术15g，胆南星10g，天竺黄10g，枳实10g，云苓15g，橘红15g，瓜蒌10g，川芎10g，地龙10g。

【中成药】华佗再造丸：活血化瘀，化痰通络，行气止痛。用于痰瘀阻络之中风恢复期和后遗症，症见半身不遂、拘挛麻木、口眼歪斜、言语不清。用法用量：口服，4～8g/次，2～3次/日；重症8～16g/次，或遵医嘱。

（3）气虚血瘀

【治则】益气活血通络。

【代表方剂】中风3号（我科协定方）。

【常用药物】黄芪30g，当归10g，桃仁10g，红花10g，赤芍15g，川芎15g，地龙10g。

气虚便秘者，以四君子汤加味：党参、白术、茯苓、枳实、厚朴、熟地黄、肉苁蓉、桔梗、甘草治疗（本科特色自拟方）。

【中成药】①芪蛭消栓丸（我科中药制剂）：活血化瘀，

益气养血，开窍豁痰，通络散结。用于治疗脑梗死恢复期及后遗症期，脑出血后遗症，闭塞性脉管炎，下肢静脉血栓，冠心病，高粘血症，脑动脉硬化。

②脑心通胶囊：益气活血、化瘀通络。用于气虚血滞、脉络瘀阻所致中风中经络，半身不遂、肢体麻木、口眼歪斜、舌强语謇及胸痹心痛、胸闷、心悸、气短；脑梗塞、冠心病心绞痛属上述证候者。用法用量：口服，一次2～4粒，一日3次，或遵医嘱。

（4）阴虚血瘀

【治则】滋阴活血通络。

【代表方剂】中风4号（我科协定方）。

【常用药物】制何首乌10g，生地15g，赤芍10g，当归15g，山萸肉10g，桑椹子15g，鸡血藤30g，川牛膝10g，桑枝15g，桂枝15g，麦冬10g。

【中成药】①培元通脑胶囊：益肾填精，息风通络。用于缺血性中风中经恢复期肾元亏虚、瘀血阻络证，症见半身不遂、口舌歪斜、语言不清、偏身麻木、眩晕耳鸣、腰膝酸软、脉沉细。用法与用量：口服，一次3粒，一日3次。

②九味参芪胶囊（我科中药制剂）：益气养阴，活血化瘀。用于气阴两虚，血瘀脉络型中风偏瘫，伴见咽干口燥，倦怠乏力，多食易饥，口渴喜饮，气短懒言，五心烦热，心悸失眠，溲赤便秘，肢体麻木或疼痛，或胸闷刺痛，舌质暗或有瘀斑，脉沉细弱或沉细涩。用法用量：口服，一次4～6粒，一日3次，或遵医嘱。

（5）痰热腑实

【治则】清热化痰通腑。

【代表方剂】中风5号（我科协定方）。

【常用药物】生大黄10g（后下），芒硝10g（冲服），胆南星10g，瓜蒌15g，丹参30g。

【中成药】①脑脉通胶囊（我科中药制剂）：活血破瘀，凉血清热，攻积导滞。用于脑梗死，脑栓塞，肌梗死等病的急性期。用法用量：开水冲服，一次2粒，一日3次。

②苦碟子注射液：活血止痛，清热祛瘀。用于瘀血闭阻的中风。症见：半身不遂，言语謇涩，舌暗红或有瘀斑。用法用量：静脉滴注，一次10～40ml，一日1次；用5%葡萄糖或0.9%氯化钠注射液稀至250～500ml后应用。14天为一疗程。

2.中脏腑

（1）痰湿蒙窍

【治则】燥湿化痰，醒神开窍。

【代表方剂】醒神1号（我科协定方）。

【常用药物】制半夏10g，竹茹10g，陈皮10g，枳实10g，胆南星6g，菖蒲10g，云苓20g，远志10g，郁金10g。

【中成药】醒脑静注射液：清热泻火，凉血解毒，开窍醒脑。用于中风病所致的热入营血，内陷心包，高热烦躁，神昏谵语，舌绛脉数。用法用量：肌内注射，一次2～4ml，一日1～2次，静脉滴注一次10～20ml，用5%～10%葡萄糖注射液或氯化钠注射液250ml～500ml稀释后滴注。

（2）痰热内闭

【治则】清热化痰,醒神开窍。

【代表方剂】醒神2号(我科协定方)。

【常用药物】羚羊角粉1g(冲),钩藤30g(后下),菖蒲10g,远志10g,半夏10g,竹茹10g,陈皮12g,丹皮10g,生地10g,夏枯草10g,天竺黄10g。

【中成药】①安宫牛黄丸:清热解毒,镇惊开窍。用于热病,邪入心包,高热惊厥,神昏谵语;中风昏迷及脑炎、脑膜炎、中毒性脑病、脑出血、败血症见上述证候者。用法用量:口服,一次1丸,一日1次。

②清开灵注射液:具有清热解毒,化痰通络,醒神开窍的功效。用于中风偏瘫,神志不清,面赤身热,躁扰不宁,苔黄腻,脉弦滑而数者。用法用量:肌内注射,一日2~4ml。重症患者静脉滴注,一日20~40ml。以10%葡萄糖注射液200ml或氯化钠注射液100ml稀释后使用。

(3)元气败脱

【治则】益气回阳,救逆固脱。

【代表方剂】醒神3号(我科协定方)。

【常用药物】制附子10g(先煎),干姜10g,人参10g(另煎),五味子10g,生甘草10g。

【中成药】①参麦注射液:益气固脱,养阴生津。用于治疗气阴两虚导致的元气败脱,症见人事不省、目合口张、手撒肢冷、汗多、脉细弱或脉微欲绝等。用法用量:肌内注射,一次2~4ml,一日1次。静脉滴注,一次20~100ml,用5%葡萄糖注射液250~500ml稀释后应用。

②生脉注射液：益气养阴，复脉固脱。用于气阴两亏，脉虚欲脱的心悸、气短、四肢厥冷、汗出、脉欲绝及心肌梗塞、心源性休克、感染性休克等具有上述证候者。用法用量：静脉滴注，一次20～60ml，用5%葡萄糖注射液250～500ml稀释后使用，或遵医嘱。

3.变证治疗

脑梗死急性期出现神识昏蒙或严重并发症时，应积极采取措施予以救治。

（1）神志昏迷，腑气不通，大便秘结者，使用中药灌肠。

【适应证】急性缺血性中风昏迷。

【操作方法】在西药常规治疗基础上加用中药（生大黄30g，枳实30g，厚朴30g，石菖蒲30g，郁金30g，玄明粉6g，黄芩30g）水煎取汁250ml，左侧卧位，抬高臀部灌肠，插肛管15～20cm，保留灌肠40分钟，药温37℃左右。隔日1次，直至症状缓解。

【方解】以大承气汤为基础方加减，灌肠以开窍通腑泄热，是治疗中风急性期昏迷的有效方法。大承气汤出自《伤寒论》："阳明病，谵语、有潮热、反不能食者，胃中必有燥屎五六枚也；若能食者，但硬耳。宜大承气汤下之。"原方主治阳明腑实证，方中大黄降阳明胃腑之热，引气血下行，直折肝阳暴亢，令亢阳下潜，配合芒硝、黄芩以泄热醒神，配伍枳实、厚朴、石菖蒲、郁金理气活血、涤痰开窍之品，使火、热、痰、瘀之邪自下而出，痰热、痰浊之邪不得上扰神明，有如"釜底抽薪"之功。现代研究表明，下法可通过泻下逐瘀、醒神开窍，降低颅内压，减轻脑水肿；改善肾小球再吸收功能及滤过功能，促进肠蠕动，抑制氮质代谢而治疗肾衰。本法利用肠黏膜直接吸收药物而达到治疗目的。

【临床疗效】其能明显降低缺血性中风昏迷患者的并发症，尤其能降低急性肾衰的发生率，并能减少高渗性脱水剂甘露醇的使用剂量，减少药物的副作用。对急性缺血性中风昏迷患者具有较好的促醒作用，并且能明显降低并发症的发生，值得深入研究。

（2）呕血、便血者，予云南白药0.5~1g，冲服或鼻饲。

（3）中风后呃逆

①如呃声短促不连续，神昏烦躁，舌质红或红绛，苔黄燥或少苔，脉细数者，可用人参粳米汤加减以益气养阴、和胃降逆。

②若呃声频频，胃冷虚寒者可用丁香柿蒂散加减。

③足三里穴位注射，治疗中风后呃逆。

【适应证】中风后呃逆。

【操作方法】在膝下外侧四横指、胫骨前缘向外侧一横指处进行足三里穴位定位。找准穴位，取1ml注射器抽取胃复安1ml（左右各0.5ml），常规消毒足三里穴位及周围皮肤，用左手拇指、食指固定穴位，右手持注射器向穴位垂直进针2~3cm，并小幅度上下提插针，当病人感到酸、沉、胀时把药液缓慢全部注入穴位，按压2分钟。1日2次，5日为1疗程。

【方解】现代医学认为，呃逆系因膈神经受到刺激后引起膈肌痉挛所致。祖国医学认为本病由于情志不畅、正气不足及饮食不节，而致胃气上逆动膈发生呃逆。足三里属足阳明胃经，为治疗脾胃病要穴，有治疗胃气上逆的功效。

【临床疗效】本法取穴方便，易于操作，且有特效，确为行之有效的治疗顽固性呃逆的有效方法之一。

（4）中风后抑郁，可给予安神解郁汤。组成：柴胡15g，郁金10g，酸枣仁30g，合欢花15g，生龙骨30g，生牡蛎30g，川芎12g，炒白芍12g，菖蒲12g，栀子15g，甘草10g。每日1剂，水煎服（将上药用清水800～1000ml泡30分钟后，武火煎沸，再以文火煎20分钟，取汁400ml；再加开水500ml，文火煎15分钟，取汁300ml；两煎汁相兑，分早晚2次服，连服42日为1疗程，共计一疗程）。西药治疗给予西酞普兰20mg早饭后服，每日一次，计42天。

（5）血管性痴呆，属中医"痴呆""善忘""神呆"等范畴，其病位主要在脑，由于肾亏、血瘀致脑窍失养，滋阴活血法是本病的根本治法。予自拟方加减：鹿角胶15g（烊化），龟甲胶15g（烊化），杜仲15g，黄芪30g，党参15g，川芎15g，僵蚕12g，水蛭12g，丹参15g，胆南星10g，天竺黄10g，郁金10g，石菖蒲12g。每日1剂，水煎服，连服15日为1疗程。

【方解】方中鹿角胶、龟甲胶、杜仲补肾填精养血，能增强脑力和神经系统功能，提高思维和智力。黄芪、党参是补气养血要药，能兴奋中枢神经系统，对中风后神经细胞的凋亡和坏死过程具有抑制作用；川芎为血中气药，活血又兼行气，引诸药上达巅顶透过血脑屏障；僵蚕既能熄风止痉，又善化痰除湿，对脑卒中后引起的痴呆具有很好的临床疗效；水蛭破血逐瘀，通经消癥。《神农本草经百种录》云："水蛭最喜食人之血，而性又迟缓善入，迟缓则生血不伤，善入则坚积易破，借其力以攻积久之滞，自有利而无害也。"现代药理研究证明，水蛭能明显减少血小板聚集，降低血液黏度，降低纤维蛋白原的水平，提高红细胞变形能力，从而增加脑血流量，改善微循环，改善脑供血，为神经功能恢复提供条件。

（6）中风后痉挛性偏瘫（辨证属阳虚痰瘀阻络证）

炮附子9g（先煎），干姜5g，炒白术、天南星、天竺黄、天麻各10g，川芎、木瓜各12g，茯苓、白芍、丹参、海风藤、青风藤各15g，炙甘草6g。水煎服，日1剂，6周为一个疗程。对照组予中风回春丸，每次1袋，每日3次。

（二）中医特色疗法

1.针灸治疗

（1）应用时机：针灸在病情平稳后即可进行。

（2）治疗原则：按照经络理论，可根据不同证候选择合理的穴位配伍和适宜的手法进行治疗。治疗方法包括体针、电针、头针、耳穴敷贴、灸法和拔罐等。

（3）针灸方法：临床可分为中脏腑、中经络，采用传统针刺方法辨证取穴和循经取穴。

【主穴】肩髃、极泉、曲池、手三里、外关、合谷、环跳、阳陵泉、足三里、丰隆、解溪、昆仑、太冲、太溪。

【操作】毫针刺法，补虚泻实，每日一次，每次留针20～30分钟，10次为1疗程。

①闭证加十二井穴、合谷、太冲。

【操作】毫针刺用泻法。

②脱证加关元、气海、神阙。

【操作】关元穴大艾柱灸，神阙隔盐艾灸，直至四肢转温为止。

③如吞咽困难可结合吞咽治疗仪治疗，加翳风；尿失禁或尿潴留可加针刺中极、曲骨、关元等，局部施灸、按摩或热敷。

选取上述相应穴位2～3对，进针后作提插行针，使针感向远端扩散，然后用电针机通电，刺激量逐渐加强。通电时间均为半分钟，稍停后再通电半分钟，可重复3～4次，使患者产生酸麻感，并使有关肌群出现节律性收缩。

2.耳穴压豆

【适应证及穴位】

①中风病恶心呕吐、呃逆：选择主穴有胃、交感、食道、贲门、肝、小肠，配穴有神门、心、肾穴。

②中风病偏瘫、失语：选择主穴取脑点、枕、心、脾、胃、肾、肝、神门、足、指等穴。

③中风病便秘：选择主穴取肺、三焦、内分泌。气虚者加脾，消化不良者加胃，年高体虚者加肾。

④失眠：选择神门、心、内分泌。

⑤郁证：心、肝、脾、肾、内分泌、交感、神门等。

【操作方法】将王不留行籽黏附在0.5cm×0.5cm大小的胶布中，用75%酒精消毒耳廓局部皮肤，左手托持耳廓，右手用镊子夹取胶布，贴在一侧耳廓有关穴位上，指导患者用拇指及食指以中等力度揉捏3～5分钟，以加强疗效，手法由轻到重，局部产生热、麻、胀、痛感为宜。每天2～3次，3天后改贴另侧耳穴，交替应用。如豆有脱落，重新选穴埋籽。

3.艾灸

【适应证】适用于中风病急性期、恢复期、后遗症期。

【操作方法】雀啄灸的选穴：肩髃、曲池、外关、合谷、中渚、环跳、阳陵泉、太冲、绝骨，每次施灸约1小时。急性期：每日1次；恢复期：隔日1次，灸至皮肤潮红；后遗症期：雀啄加回旋灸，灸至周身微红汗出，日1次，4周为1疗程，休息2天，继续下1个疗程。

4.穴位贴敷

科室自制中风偏瘫麻木通络贴，取川芎、丹参、桂枝各10g，白术、当归各15g，威灵仙15～30g，随证加减，共研细末，药末适量加新鲜的生姜汁调膏，置于内径为2cm×2cm的透气敷贴内，随患者偏瘫麻木肢体部位取穴，每天一次，贴敷4～6小时，可根据疾病及证型的不同确定敷贴留置时间。注意事项：密切观察患者局部及全身情况，穴位敷药后如果发现皮疹、水疱，患者自觉瘙痒等过敏现象，应立即停止治疗。

5.中药硬膏热贴敷

中药硬膏热贴敷取羌活30g，独活15g，细辛10g，升麻15g，川芎15g，随证加减，共研细末，药末适量加药油调膏，患者取合适体位，暴露贴敷部位，清洁局部皮肤，取出备好的药膏贴敷于偏瘫肢体侧，轻压一下，将烤灯放置在床旁，对准贴敷部位热烤10～15分钟,(对皮肤感觉差的患者,操作者的手应放置在患处皮肤试温)贴敷0.5～1小时,以达到疏散风寒、调气活血、化痰通络、消肿止痛的目的。注意事项:注意保暖、避风,暴露部位加盖衣被,室温22～24℃为宜;贴药后,热烤时,注意调试烤灯距离,一般30～50cm,不宜过热,以防烫伤;观察局部皮肤,如出现皮肤发红、起丘疹、水疱、瘙痒、溃烂时,停止用药,将药物擦净或清洁,遵医嘱内服或外用抗过敏药;有出血性疾病,皮肤有破溃、瘢痕、疮疖、过敏等不能使用中药硬膏热贴敷。

6.熏洗疗法

阳和汤加味外用,治疗脑卒中后肢体肿胀。

【适应证】脑卒中后肢体肿胀。

【操作方法】阳和汤加味:熟地黄、黄芪各30g,鹿角胶12g,川芎15g,白芥子、炮姜炭、麻黄、甘草各6g,肉桂3g,芒硝10g,川乌6g。上药加水煎煮,滤出药液熏洗患肢。1剂/天,熏洗2次,每次熏洗30分钟,3周为一疗程,配合肢体功能康复。

【肢体功能康复方法】常规康复训练。下肢训练法:要求患者进行股四头肌的等长锻炼、足背屈伸运动,以促进下肢血液循环,减轻水肿,防止血栓形成及肌肉萎缩。发病第2周在原基础上进行直腿抬高运动,以防废用性萎缩无力。屈膝训练:让患者坐于较高的床边,膝下垫薄枕,用健腿压在患肢远端,进行伸屈活动而增加患肢屈曲角度。上肢训练法:要求患者进行伸肘、屈肘、伸腕、屈腕、握拳、伸展手指等锻炼,以防手指僵硬及上肢肌肉萎缩、肘关节功能障碍。

7.中药代茶饮

核桃仁10g，枸杞子10g，天麻6g，石菖蒲6g，川芎6g，煎水代茶饮，隔日一次，以达到补肾健脑、通络活血的目的，用于治疗和预防中风，并有健脑益智的功效。

（三）推拿治疗

依据辨证论治原则，根据肢体功能缺损程度和状态进行中医按摩循经治疗，可使用不同手法以增加全关节活动度、缓解疼痛、抑制痉挛和被动运动等。避免对痉挛肌肉群的强刺激，是偏瘫按摩中应注意的问题。按摩手法常用揉法、捏法（排除肢体有静脉血栓的患者），亦可配合其他手法如弹拨法、叩击法、擦法等。

（四）康复治疗

康复训练内容包括良肢位设定、被动关节活动度维持训练、体位变化适应性训练、平衡反应诱发训练、抑制痉挛训练、语言康复训练、吞咽功能训练等多项内容。患者生命体征稳定、神经功能缺损症状稳定后即参与早期康复治疗。

（五）内科基础治疗

1.一般及支持治疗

（1）调控血压：血压高于200/110mmHg时适当降压，一般不轻易用降压药。血压低时适当应用升压药。

（2）严格控制血糖（包括输液），血糖控制在7.8～10mmol/L。

（3）保护各主要脏器（心、肾、肺）功能。

（4）保证足够热量和水电平衡，必要时给以鼻饲。

（5）在病情稳定后，即可进行康复治疗。

（6）应用降脂药，血脂不高，也可给以他汀类药物。

（7）有癫痫者控制癫痫。

2.常规治疗

（1）符合静脉溶栓条件可使用阿替普酶或尿激酶静脉溶栓治疗，静脉溶栓24h后复查颅脑CT，排除脑出血后常规给予阿司匹林100mg，每日一次口服；若考虑大血管病变，推荐血管内介入治疗（血管内机械取栓、血管成形术等）。

（2）不符合静脉溶栓条件者，发病后尽早给予阿司匹林150～300mg，顿服，之后100mg每日一次或氯吡格雷300mg顿服，之后75mg每日一次。对于未能接受静脉溶栓治疗的轻型卒中患者（NIHSS评分≤3分），在发病24h内尽早启用双重抗血小板治疗（阿司匹林和氯吡格雷），并维持21天。若有阿司匹林禁忌症时可考虑替格瑞洛代替治疗。

（3）综合评估后考虑患者是否适用低分子肝素抗凝治疗。

（4）对于缺血性脑卒中急性期血浆纤维蛋白原和血液黏滞度增高，综合评估后，可考虑使用纤溶酶降纤治疗。

（5）对大多数缺血性脑卒中患者不推荐扩容治疗，但对于低血压或脑血流低灌注所致的急性脑梗死如分水岭梗死，可考虑扩容治疗（对严重脑水肿及心功能衰竭的患者不推荐）。

（6）改善脑血管循环的药物：丁苯酞软胶囊0.2g，每日三次口服。

（7）常规给予他汀类药物。

（8）神经保护药物：依达拉奉右崁醇15mg，加入生理盐水100ml中静滴，一日1～2次，14天为1疗程。胞磷胆碱钠胶囊0.2g，每日三次口服。

3.急性期并发症及其他情况的预防及处理

（1）脑水肿与颅内压增高

①避免颅内压增高的因素：头颈部过度扭曲、激动、用力、发热、癫痫、呼吸道不畅、咳嗽、便秘等。

②建议颅内压增高的患者抬高床头大于30度。

③20%甘露醇125ml静滴，每日2～4次或甘油果糖并配合速尿20～40mg静注，每日1～4次及白蛋白隔日一次或每日一次或七叶皂甙钠20mg静滴日一次。

④对于发病48h内，60岁以下的恶性大脑中动脉梗死，伴严重颅内压增高者，经积极药物治疗后病情仍加重，且意识水平降低，可请脑外科会诊是否行减压术。

⑤对于压迫脑干的大面积小脑梗死患者可请脑外科会诊协助处理。

（2）脑梗死后出血性转化

①停用抗栓治疗。

②对于需要抗栓治疗的患者，于症状性出血转化病情稳定后10天到数周开始抗栓治疗，应权衡利弊。

（3）癫痫

①不推荐预防性使用抗癫痫药物。

②孤立发作一次或急性期癫痫发作控制后不建议长期使用抗癫痫药物。

③卒中后2～3个月再发的癫痫，建议按癫痫常规治疗，进行长期药物治疗。

④卒中后癫痫持续状态，建议按癫痫持续状态处理原则处理。

（4）卒中患者合并肺炎：误吸是主要原因，意识障碍、吞咽困难是导致误吸的主要因素。故应早期评估和处理吞咽困难及误吸问题，对意识障碍患者应特别注意预防肺炎。对已有肺炎的发热患者，应根据病因给予抗感染治疗，不推荐预防处理。

（5）深静脉血栓形成及肺栓塞

①鼓励患者尽早活动，抬高下肢。

②抗凝治疗未能改善神经功能及降低病死率，且增加出血风险，不推荐在卧床患者中常规使用预防性抗凝治疗。

③对于已发生DVT及肺栓塞高风险且无禁忌证者，给予低分子肝素或普通肝素，有抗凝禁忌证者，给予阿司匹林抗血小板治疗。

（6）卒中后情感障碍：注意卒中后焦虑及抑郁症状，及早行相应干预治疗。

（7）营养支持：应重视卒中后患者营养状态及液体评估，必要时给予补液及营养支持，提倡肠内营养支持。进食前采用饮水试验进行吞咽功能评估。发病后急性期伴吞咽困难者，应在发病7天内接受肠内营养支持。吞咽困难短期内不能恢复者，可早期放置鼻胃管进食。

(六)护理

1.中经络

(1)肝阳上亢者,保持居室安静;饮食以清淡甘寒为主,如绿豆、梨等。

(2)风痰阻络者,避免冷风直接吹入;饮食以化痰、润燥为主,如萝卜、冬瓜、梨等。

(3)气虚血瘀者,居住环境温暖避寒;可用中药或温水浸泡以消肿化瘀;饮食宜补益气血、健脾通络,如薏米粥、党参、黄芪粥等。

(4)阴虚血瘀者,病室宜通风凉爽;饮食以养阴清热为主,如百合粥、银耳汤等。

(5)痰热腑实者,室温不宜太高,饮食以清淡、化痰为主,如绿豆、芹菜、香蕉等。

2.中脏腑

(1)痰湿蒙窍者,饮食宜偏温性食物,如菜花、萝卜汤、南瓜等。

(2)痰热内闭者,病情凶险,应严密观察病情变化,做好记录。

(3)元气败脱者,重危阶段应积极进行中西医综合措施抢救。观察病情变化,详细记录,及时汇报医生。

三、疗效评价标准

(一)评价标准

1.中医症候学评价　　通过《中风病辨证诊断标准》动态观

察中医证候的改变。

2. 疾病病情评价　使用美国国立卫生研究院卒中量表（NIHSS）评价神经功能缺损程度，如神志、肢体偏瘫、面瘫、失语等；通过Batherl指数评价日常生活能力，如吃饭、穿衣、活动能力等。

3. 神经功能缺损症状与并发症评价　必要时对患者出现的神经功能缺损症状与并发症进行评价，可通过实验室检查和相关量表进行评价。如通过简短精神状态量表（MMSE）评价认知功能，脑电图评价癫痫，洼田饮水试验评价吞咽障碍等。

（二）评价方法

可在患者不同入院时间选用不同的评价量表进行评价。

1. 入院当天　可选用《中风病辨证诊断标准》、NIHSS量表等进行评价。

2. 入院15～20天　可选用《中风病辨证诊断标准》、NIHSS量表、Batherl指数等评价。

参照临床疗效评定分级标准：

（1）基本痊愈：功能缺损评分减少90%～100%，病残程度0级。

（2）显著进步：功能缺损评分减少46%～89%，病残程度1～3级。

（3）进步：功能缺损评分减少18%～45%。

（4）无变化：功能缺损评分减少或增加<18%。

（5）恶化：功能缺损评分增加18%以上。

同时参照中医证候积分及疗效评定标准［参考《中药新药

临床研究指导原则（2002年版）》］中关于中风病疗效评定部分制定。方法如下：

（1）临床痊愈：临床症状、体征消失或基本消失，证候积分减少≥95%。

（2）显效：临床症状、体征明显改善，证候积分减少≥70%。

（3）有效：临床症状、体征均有好转，证候积分减少≥30%。

（4）无效：临床症状、体征均无明显改善，甚或加重，证候积分减少<30%。

注：计算公式（尼莫地平法）疗效指数（n）=〔（治疗前积分－治疗后积分）/治疗前积分〕×100%。

附录3　菏泽市中医医院脑病科眩晕（后循环缺血）诊疗方案（2023）

一、诊断

（一）疾病诊断

1.中医诊断依据　参照中华中医药学会发布的《中医内科常见病诊疗指南-中医病证部分》（2008年）及《实用中医内科学》眩晕章节（王永炎、严世芸主编，第二版，上海科学技术出版社，2009年）。

（1）头晕目眩，视物旋转，轻则闭目即止，重者如坐舟船，甚则仆倒。

（2）可伴恶心呕吐、眼球震颤、耳鸣耳聋、汗出、面色苍白等。

（3）起病较急，常反复发作，或渐进加重。

2.西医诊断依据　参照《眩晕》（粟秀初，黄如训主编，第四军医大学出版社，第二版，2008年）。

诊断要点：

（1）眩晕为发作性，视物或自身旋转感、晃动感，不稳感，多因头位或（和）体位变动而诱发。

（2）眩晕同时或伴有其他脑干等一过性缺血的症状，如眼症（黑矇、闪光、视物变形、复视等）、内耳疼痛、肢体麻木或无力，猝倒、昏厥等。

（3）有轻微脑干损害体征，如角膜和（或）咽部反射减退或消失，调节和（或）辐辏障碍，自发性或转颈压迫一侧椎动脉后诱发的眼震以及阳性的病理反射等。

（4）测血压，查血红蛋白、红细胞计数及心电图、电测听、脑干诱发电位、颈椎X线摄片、经颅多普勒超声等有助明确诊断。有条件做CT、MRI或MRA检查。

（5）肿瘤、脑外伤、血液病、脑梗死、脑出血等引起的眩晕患者除外。

（二）证候分类

1.风痰上扰证（痰浊中阻证）　猝发眩晕，头昏头胀，或伴耳鸣、口干、口黏或口苦，恶心欲呕或呕吐、四肢倦怠，纳呆懒言，食少便溏，视物模糊，肢体麻木，舌质红，苔薄黄或白腻，脉弦或弦滑。

2.肝火上炎　头晕且胀痛，其势较剧，目赤口苦，胸胁胀痛，烦躁易怒，寐少多梦，小便黄，大便干结，舌红苔黄，脉弦数。

3.阴虚阳亢　头晕目涩，心烦失眠，多梦，面赤，耳鸣，盗汗，手足心热，口干，舌红少苔，脉细数或弦细。

4.痰瘀阻窍　眩晕而头重昏蒙，伴胸闷恶心，肢体麻木或刺痛，唇甲紫绀，肌肤甲错，或皮肤如蚁行状，或头痛，舌质暗有瘀斑，苔薄白，脉滑或涩。

5.气血亏虚　眩晕动则加剧，劳累即发，面色㿠白，唇甲不华，发色不泽，心悸少寐，神疲懒言，纳差食少，便溏，舌质淡，苔薄白，脉细弱。

6.肾精不足　眩晕日久，精神萎靡，少寐多梦，健忘，腰膝酸软，遗精，耳鸣，舌质红，苔薄，脉弦细。

二、治疗方案

（一）辨证论治使用口服中药汤剂

1.风痰上扰

【治则】祛风化痰，健脾和胃。

【代表方剂】抑眩汤（我科协定方）加减。

【常用药物】柴胡10g，黄芩10g，党参10g，茯苓10g，白术10g，半夏6g，陈皮9g，天麻12g，钩藤15g，泽泻15g，仙鹤草15g，炙甘草3g，生姜6g，大枣6枚。

【中成药】①血脂康：除湿祛痰，活血化瘀，健脾消食。用于脾虚痰瘀阻滞症的气短、乏力、头晕、头痛、胸闷、腹胀、食少纳呆等；高血脂症；也可用于由高血脂症及动脉粥样硬化引起的心脑血管疾病的辅助治疗。用法用量：口服，一次2粒，一日两次，早晚饭后服用；轻、中度患者一日两粒，晚饭后服用。

②柴香疏肝胶囊（自制剂）：疏肝解郁，化痰理气，健脾化湿。用于肝郁日久化风，脾虚湿滞所致的头晕、头痛、嗳气、脘腹胀满、胸闷、善太息、胁肋疼痛，也可治疗慢性肝炎、慢性胃炎、肋间神经痛等疾病。用法用量：口服，一次4～6粒，一日3次，或遵医嘱。

2.肝火上炎

【治则】平肝潜阳，清肝熄风。

【代表方剂】天麻钩藤饮加减。

【常用药物】天麻10g，钩藤15g，草决明15g，川牛膝10g，菊花10g，夏枯草20g，栀子10g，黄芩10g，夜交藤10g，生地10g，玄参10g。

若眩晕剧烈，兼见手足麻木或震颤者，加羚羊角、石决明、生龙骨、生牡蛎、全蝎、蜈蚣等镇肝熄风，清热止痉。

【中成药】天麻素注射液：平肝潜阳，镇静止痛。用于各种眩晕症、头痛及神经衰弱等症。用法用量：肌内注射，一次0.2g（1支），一日1～2次。器质性疾病可适当增加剂量。静脉滴注，每次0.6g（3支），一日1次，用5%葡萄糖注射液或0.9%氯化钠注射液250～500ml稀释后使用。

3.阴虚阳亢

【治则】镇肝熄风，滋阴潜阳。

【代表方剂】镇肝熄风汤加减。

【常用药物】怀牛膝30g，代赭石30g，生龙骨20g，生牡蛎20g，生龟板20g，生白芍20g，元参10g，生地10g，茵陈6g，川楝子10g，生麦芽10g，甘草10g。

【中成药】强力定眩片：平肝滋肾，活血化瘀，养阴止痛。用于高血压、动脉硬化、高脂血症以及上述诸病引起的头晕、头痛、目眩、耳鸣、失眠等症。用法用量：口服，一次4～6片，一日3次。

4.痰瘀阻窍

【治则】活血化痰，通络开窍。

【代表方剂】涤痰汤合通窍活血汤加减。

【常用药物】胆南星10g，半夏10g，桃仁10g，红花10g，石菖蒲10g，竹茹10g，川芎15g，牛膝10g，枳实6g，茯苓15g，陈皮10g，党参15g，生姜3片，白芷10g，葱白2段，大枣5枚。

5.气血亏虚

【治则】补益气血，健运脾胃。

【代表方剂】八珍汤加减。

【常用药物】党参30g，熟地10g，炒白术15g，茯苓15g，当归20g，生白芍12g，川芎20g，怀牛膝15g，陈皮10g，枸杞子20g，炙甘草10g。

伴多思少寐，可加柏子仁、合欢皮、夜交藤；伴失眠多梦健忘，加阿胶、鸡子黄、酸枣仁、柏子仁；伴下肢水肿、尿少，减熟地、山药、山萸肉，加桂枝、茯苓、泽泻；伴大便干，加当归、芦荟；伴便溏、腹胀、少食，减熟地，加炒白术、茯苓、黄芪、白芥子；滋阴补肾之品多腻胃，老年人填精补髓要注意助脾运化，加砂仁、陈皮。

【中成药】

①养血清脑颗粒：养血平肝，活血通络。用于血虚肝亢所致头痛、眩晕眼花、心烦易怒、失眠多梦。用法用量：口服，每次1袋，每日3次。

②黄芪注射液：益气养元，扶正祛邪，养心通脉，健脾利湿。用于气血亏虚所致的眩晕，症见面色㿠白、唇甲不华、心悸少寐、神疲懒言等症。用量用法：肌内注射，一次2～4ml，一日1～2次；静脉滴注，一次10～20ml，一日1次。

6.肾精不足

【治则】补肾填精，充养脑髓。

【代表方剂】河车大造丸加减。

【常用药物】紫河车（冲）5g，熟地15g，龟甲15g，天冬15g，麦冬12g，黄柏10g，杜仲15g，怀牛膝9g，党参15g，茯苓15g。

【中成药】六味地黄丸：滋阴补肾。用于肾阴亏损，头晕耳鸣，腰膝酸软，骨蒸潮热，盗汗遗精。用法用量：口服。大蜜丸一次1丸，一日2次。

（二）中医特色疗法

1.针灸治疗

①电针

【主穴】颈夹脊穴2、3、5、7。配穴：伴恶心、呕吐配内关、足三里；心慌汗出者配神门、内关；头痛者配太阳、完骨、率谷、太冲；耳鸣、耳聋配听宫、听会、翳风、中渚；肢体麻木者配曲池、外关、风市、阳陵泉等。

【操作】选取颈椎2、3、5、7棘突下旁开0.5寸处，双侧共8穴，均用30号1.5寸毫针针刺双侧颈夹脊穴2、3、5、7针尖指向脊柱内侧呈75°斜刺，深度为1寸，得气后，接电针，颈2、3为一组，颈5、7为一组，用疏密波20分钟。其余各穴均采用常规刺法，得气后施以平补平泻，留针20分钟。每日治疗1次，连续治疗5次为1疗程（周末休息）。

②耳针法

【取穴】肾、神门、枕、内耳、脑。刺法：每次取穴2~3穴，中、强度刺激，留针20~30分钟，间歇捻针。每日一次，5~7次为一疗程。

③耳尖放血：耳尖穴，耳穴之一，是针灸临床常用的穴位之一。患者正坐或侧伏，折耳向前，于耳廓上端取穴；或将耳轮向耳屏对折时，耳廓上面的顶端处。通过用三棱针或毫针等工具点刺耳尖穴放出少量血液，以达到清热泻火、镇肝潜阳、清脑明目、止眩晕的目的。

2.穴位注射法

【取穴】合谷、足三里、太冲、内关。刺法：每次取2~3穴，维生素B_{12}注射液0.5mg或甲氧氯普胺10mg，隔日1次，5~7次为1疗程。

3.足浴疗法 取山栀子、钩藤各10g，水煎取药液泡脚，每日1~2次，每次15~30分钟，连续5~7天；也可用夏枯草30g、钩藤、桑叶、菊花各20g，水煎足浴。此法适用于肝阳上亢型眩晕。

4.耳穴压豆　取米粒大小之王不留行，放在0.5cm×0.5cm的橡皮膏中心，贴于双耳穴上（取穴：神门、脑、皮质下、交感，每次2～3个穴位），3天1换，4次为1疗程。本方也可治失眠证。

5.刮痧疗法　根据病人所患疾病的性质与病情，选择合适的体位，并确定治疗部位。先将所要刮的部位裸露，再以刮痧用具蘸以刮痧介质。刮痧用具的钝缘与皮肤成45°角，在所选择部位顺一个方向依次重复刮动。常选的部位有两眉中间印堂处、喉骨两侧、前胸肋间、两臂弯、两腿弯、左右肋骨下缘、脊柱两旁、两肩胛骨上和骨下、背部肋间。刮时从上到下、从内到外顺一个方向刮，用力要均匀柔和，由轻渐重以病人能耐受为度。刮至皮下出现微紫红或紫黑色诊点、斑块。刮治顺序先头颈部、腰背部、再胸腹部，最后四肢关节，一般每个部位刮20次左右，每次刮治半小时为宜，3～5天后可行第二次。

6.眩晕贴　取天麻、白术、半夏、肉桂、川牛膝各10g，吴茱萸15g，随证加减，共研细末，药末适量加新鲜的生姜汁调膏，置于内径为2 cm×2 cm的透气敷贴内，分别贴敷于太冲、足三里、内关、太阳穴、神阙穴位处，每天一次，贴敷4～6小时，可根据疾病及证型的不同确定敷贴留置时间。注意事项：密切观察患者局部及全身情况，穴位敷药后如果发现皮疹、水疱，患者自觉瘙痒等过敏现象，应立即停止治疗。

（三）西药治疗

后循环缺血患者，发作期由于眩晕、呕吐，常感恐惧焦虑，痛苦难受，应卧床休息，恶心、呕吐明显者，酌情补液，注意营养及水电解质平衡，尽可能避免各种外界环境刺激，保持安静。

1.急性发作期治疗　急性发作期多有较严重的眩晕，伴恶心、呕吐、站立不稳、行动困难等症状，应尽快控制。一般采取综合措施，肌注或静脉注射药物为主，减少口服药物。

（1）盐酸氟桂利嗪胶囊：该品是一种钙通道阻断剂，能防止因缺血等原因导致的细胞内病理性钙超载而造成的细胞损害。该品可缓解血管痉挛，对血管收缩物质引起的持续性血管痉挛有持久的抑制作用，尤其对基底动脉和颈内动脉明显；该品还有前庭抑制作用，能增加耳蜗小动脉血流量，改善前庭器官循环；该品可阻断神经细胞的病理性钙超载而防止阵发性去极化、细胞放电，从而避免癫痫发作；该品可保护心肌，明显减轻缺血性心肌损害。5mg/粒，5～10mg/d，每晚一次，2～8周为1疗程。

（2）盐酸倍他司汀：为一种组胺类似药，具有外周血管扩张作用，能改善微循环，特别是能扩张脑血管，增加脑血流量，从而消除内耳性眩晕、耳鸣等症，又能抑制组胺释放，产生抗过敏作用。4mg/片，2mg/支。2～4mg，肌注，2次/d，或4～8mg口服，2～4次/d；或250ml静脉滴注，1次/d。

（3）甲磺酸倍他司汀（敏使朗）：能增加脑内动脉血流量，增加内耳血流量，消除膜迷路积水。6mg/片，3次/d，每次1～2片。溃疡病、支气管哮喘、肾上腺髓质瘤患者慎用。

（4）抗胆碱能药物：地芬尼多（眩晕停）25mg，3次/d；

山莨菪碱（654-2）注射液5～10mg，肌注。

（5）安定药：如地西泮（安定）、艾司唑仑（舒乐安定）均有较好的镇静及松弛肌肉的作用，可酌情肌注或口服。

（6）尼莫地平或尼莫通：为选择性地作用于脑血管平滑肌的钙通道拮抗剂，对外周血管作用较小，对缺血性脑损伤有保护作用，尤其对缺血性脑血管痉挛的作用更明显。尼莫地平（尼莫通）注射液10mg/瓶，常用10mg加入5%葡萄糖液500ml静滴，1次/d；或20～30mg口服，3次/d。

（7）低分子右旋糖酐：是一种多糖类聚合物，输入后能使血容量增加，有扩容作用。能覆盖于红细胞、血小板及血管内皮细胞表面，降低血液黏稠度，改善微循环。常用250～500ml，静滴，1次/d，连用7～10天。使用前应做过敏试验，心功能不全或有出血倾向者慎用。

2.改善脑缺血缺氧状况　调节脑代谢功能除应用血液稀释疗法、脑血管扩张药、钙通道拮抗剂、抗血小板聚集药等治疗外，也可用脑细胞活化剂，如吡拉西坦（脑复康）、吡硫醇（脑复新）、γ-氨酪酸，参见脑梗死治疗有关章节。

3.病因治疗　针对引起后循环缺血的各种病因，如脑动脉粥样硬化、高血压、高脂血症、颈椎病、冠心病、糖尿病、脑动脉炎等进行治疗，调整血压，降血脂，降血糖，抗炎症及提高机体免疫功能，并对颈椎病、冠心病、血管畸形等作相应处理，才能取得较佳疗效。

4.一般治疗　脑动脉硬化、高血压、颈椎病等是引起后循环缺血的重要原因，这些疾病无特效治疗，早期诊断，早期治疗，有效地改善脑部血液供应，促进脑侧支循环的建立，纠正血脂、血糖的代谢紊乱，减轻症状，抑制病情继续进展，预防并发症等是当前积极主动的治疗措施。

（四）宣传教育

建立有规律的生活制度，注意劳逸结合，避免精神过度紧张及过度疲劳，适当参加一些力所能及的体力劳动或体育锻炼。饮食宜清淡，适当控制热量，避免肥胖，多补充含丰富蛋白质及维生素的食物。吸烟和酗酒是脑血管疾病的重要危险因素，忌烟，适量饮酒，对预防动脉硬化的发生和发展，对控制后循环缺血均有积极意义。

（五）护理

1.肝火上炎者，保持心情舒畅，病室应凉润通风，饮食以清淡为主，如山楂、紫菜、芹菜、香菇等。

2.风痰上扰者，病室温度适宜；饮食宜清热利湿，健脾和胃，可多食西瓜、冬瓜、竹笋等。

3.气血亏虚者，补益气血，饮食以细软、滋补为主，鼓励患者食用粗粮、山楂、蜂蜜、西瓜等。

4.肾精不足者，滋阴补肾，饮食宜营养丰富、易消化、有补益作用的食物，如黑芝麻、红枣、山药、羊肝等血肉有情之品。

5.阴虚阳亢者，阴虚者应注意室内凉润，通风良好，保持安静。中药早晚温服，宜食滋阴潜阳的食物。

6.痰瘀阻窍者，病室明亮，通风，饮食宜温经活血，如山药、红枣等食物，禁忌甜粘、肥腻饮食。

三、疗效评价标准

（一）评价标准

中医疗效评定标准参照1993年中华人民共和国卫生部制订发布的《中药新药临床研究指导原则》（第一辑）中规定的疗效标准，并制定相应的疗效指数标准。

痊愈：眩晕等症状消失，疗效指数≥90%；

显效：眩晕等症状明显减轻，头微有昏沉或头晕目眩轻微但不伴有自身及景物的旋转、晃动感，可正常生活及工作。疗效指数≥70%，同时<90%；

有效：头昏或眩晕减轻，仅伴有轻微的自身或景物的旋转、晃动感，虽能坚持工作，但生活和工作受到影响。疗效指数≥30%，同时<70%；

无效：头昏沉及眩晕等症状无改善或加重，疗效指数<30%。

（二）评价方法

主要从以下三个方面的变化进行评价：①主证：头晕目眩；②伴随症状：如恶心呕吐，耳鸣耳聋，倦怠乏力，汗出等；③发作频率。

同时结合经颅多普勒（TCD）：经枕窗探测椎动脉（VA）和基底动脉（BA），重点检测血流平均速度。

以上症状、体征、辅助检查结果，分别于入院治疗开始时、出院治疗结束时各观察记分一次。

疗效指数：[（治疗前积分-治疗后积分）÷治疗前积

分]×100%

中医眩晕程度分级评分表

症状	分级量化标准
头晕目眩	□0分：无头晕目眩；□2分：尚可忍受，闭目即止；□4分：视物旋转，如坐舟船；□6分：眩晕欲仆，不能站立。
恶心、呕吐	□0分：无恶心、呕吐；□1分：轻度恶心、呕吐，但不影响日常生活及进食；□2分：影响日常生活及进食；□3分：频繁严重恶心呕吐，需卧床休息。
耳鸣耳聋	□0分：无耳鸣耳聋；□1分：偶尔出现；□2分：频繁出现，轻度听力下降；□3分：持续出现，影响工作和睡眠，明显听力障碍。
倦怠乏力	□0分：无倦怠乏力；□1分：乏力，偶有倦怠；□2分：时有嗜卧，乏力倦怠；□3分：整日困卧，对外界事物兴趣下降，坐时即可入睡。
汗出异常	□0分：无汗出；□1分：皮肤微潮，稍动更甚；□2分：皮肤潮湿，动则汗出；□3分：稍动汗出，如水流漓。
发作频率	□0分：无发作；□1分：偶尔出现；□2分：经常出现；□3分：持续存在。

附录4　菏泽市中医医院脑病科面瘫病诊疗方案（2023）

一、诊断

（一）疾病诊断

1.中医诊断标准　参照普通高等教育"十五"国家级规

划教材《针灸学》（石学敏主编，中国中医药出版社，2007年）。

（1）起病突然，春秋为多，常有受寒史或有一侧面颊、耳内、耳后完骨处的疼痛或发热。

（2）一侧面部板滞，麻木，流泪，额纹消失，鼻唇沟变浅，眼不能闭合，口角向健侧牵拉。

（3）一侧不能作闭眼、鼓腮、露齿等动作。

（4）肌电图可表现为异常。

2.西医诊断标准　参照普通高等教育"十五"国家级规划教材《神经病学》第五版（王维治主编，人民卫生出版社，2004年）。

（1）病史：起病急，常有受凉吹风史，或有病毒感染史。

（2）表现：一侧面部表情肌突然瘫痪，病侧额纹消失，眼裂不能闭合，鼻唇沟变浅，口角下垂，鼓腮、吹口哨时漏气，食物易滞留于病侧齿颊间，可伴病侧舌前2/3味觉丧失，听觉过敏，多泪等。

（3）脑CT、MRI检查正常。

（二）疾病分期

1.急性期　发病15天以内。

2.恢复期　发病16天至6个月（发病半个月：面肌连带运动出现）。

3.联动期和痉挛期　发病6个月以上（面肌连带运动出现以后）。

（三）证候诊断

1. 风寒袭络证　突然口眼歪斜，眼睑闭合不全，兼见面部有受寒史，舌淡、苔薄白，脉浮紧。

2. 风热袭络证　突然口眼歪斜，眼睑闭合不全，继发于感冒发热，或咽部感染史，舌红，苔黄腻，脉浮数。

3. 风痰阻络证　突然口眼歪斜，眼睑闭合不全，或面部抽搐，颜面麻木作胀，伴头重如蒙、胸闷或呕吐痰涎，舌胖大，苔白腻，脉弦滑。

4. 气虚血瘀证　口眼歪斜，眼睑闭合不全日久不愈，面肌时有抽搐，舌淡紫，苔薄白，脉细涩或细弱。

二、治疗方案

（一）辨证选择口服中药汤剂

1. 风寒袭络证

【治则】祛风散寒，温经通络。

【代表方剂】麻黄附子细辛汤加减。

【常用药物】炙麻黄6g，熟附子3g，细辛3g，荆芥10g，防风10g，白芷10g，藁本10g，桂枝10g，甘草10g。

2. 风热袭络证

【治则】疏风清热，活血通络。

【代表方剂】大秦艽汤加减。

【常用药物】秦艽9g，当归6g，蝉蜕9g，赤白芍6g，金银花6g，连翘6g，防风3g，板蓝根6g，地龙6g，生地3g，石膏6g。

3.风痰阻络证

【治则】祛风化痰，通络止痉。

【代表方剂】牵正散加减。

【常用药物】白附子6g，白芥子6g，僵蚕6g，全蝎6g，防风9g，白芷8g，天麻12g，胆南星10g，陈皮10g。

4.气虚血瘀证

【治则】益气活血，通络止痉。

【代表方剂】补阳还五汤加减。

【常用药物】黄芪30g，党参15g，鸡血藤15g，当归15g，川芎15g，赤芍15g，桃仁15g，红花15g，地龙10g，全蝎10g，僵蚕10g。

（二）其他疗法

根据病情和临床实际，亦可采用红外线照射、针灸、拔罐等疗法。

（三）西药治疗

1.皮质类固醇激素　地塞米松10mg加入生理盐水250ml ivgtt qd，3～5天后减量为5mg，再次3～5天减量为3mg，再次3～5天后停用。酌情补钾、补钙。

2.抗病毒治疗　阿昔洛韦0.5g，加入生理盐水250ml ivgtt Bid，或伐昔洛韦胶囊0.3g，po bid。

3. B族维生素　维生素B_1片10～20mg，po tid，弥可保0.5mg，po tid，或弥可保0.5mg，iv bid。

4.神经营养药　鼠神经生长因子18/20μg，im qd。

5.酌情选用活血化瘀类中药注射剂　如苦碟子注射液、注射用血塞通、疏血通注射液。

三、护理

1，病室环境应安静、舒适，保持空气新鲜，温、湿度适宜。

2，在急性期应注意休息，不可劳累过度。治疗期间，鼓励患者合理安排好工作、学习、生活、休息，调整饮食，避免情绪激动和不良因素刺激。

3，做好心理护理。耐心劝解安慰患者，使患者保持稳定的情绪，积极配合治疗，获得良好的治疗效果。

4.鼓励患者提高自护的能力。指导患者掌握一些自护的常识，如：按摩面部的皮肤、叩齿、鼓腮、皱眉；用湿温毛巾热敷面部；避免面部直接吹风，寒冷天气出门戴眼镜、口罩，避免感冒。对年龄小的患者还要做好患者家属的工作，以达到配合治疗的目的。

5.指导患者自我锻炼，自我按摩。

（1）表情动作训练：对镜子进行皱眉、闭眼、示齿、鼓腮、吹口哨等运动，训练时按体操节奏进行，每个动作做二八呼或四八呼，每天进行2～3次。

（2）自我按摩，可按健侧肌运动方向按摩患侧，由于面部肌肉非常薄，按摩时用力应柔软、适度、持续、稳重，每日早晚各进行一次。

（3）湿温毛巾热敷面部，以改善血液循环，每天可进行2～3次。

三、疗效评价

（一）评价标准

1.根据美国耳鼻喉头颈外科学确立的House-Brakmann面神经功能分级标准（H-B分级）结合临床症状进行评定。

2.中医症状疗效标准：采用面瘫自身健侧对照评分法。

3.面部残障（FDI）评分法。

中医症候疗效根据中医症候积分来评定，即（治疗前中医症候积分-治疗后中医症候积分）/治疗前中医症候积分×100%。

临床控制：治疗后症状体征消失，面部功能正常，治疗指数＞90%。

显效：治疗后症状体征基本消失，面部功能基本正常，治疗指数＞70%，≤90%。

有效：治疗后症状体征有所改善，面部功能部分正常，疗效指数＞30%。

无效：治疗后症状体征与治疗前无明显改善，疗效指数≤30%。

（二）评价方法

患者入院时及出院时进行评分，见附件1、2、3。

附件1：美国耳鼻喉头颈外科学确立的 House-Brackmann 面神经功能分级标准（H-B 分级）

分级程度	特点	评分标准	得分
正常	面神经支配区域所有功能正常。	0	
轻度功能障碍	总体：见轻度的功能障碍或连带运动。 静止时：双侧对称。 运动时：1. 前额运动功能良好；2. 眼角很小的力量即可闭合；3. 口角左右轻度不对称。	1	
中度功能障碍	总体：双侧面部可见明显区别，但无严重的外形损害。 静止时：双侧对称。 运动时：1. 前额轻到重度运动；2. 眼用力可完全闭合；3. 口角有轻度的下垂。	2	
重度功能障碍	总体：有明显可见的面肌瘫痪，外形损伤。 静止时：双侧对称。 运动时：1. 前额无运动；2. 眼完全不能闭合；3. 口角双侧完全不对称。 总体：仅有轻微可见的运动。 静止时：双侧不对称。 运动时：1. 前额无运动；2. 眼完全不能闭合；3. 口角双侧完全不对称。	3	
重度损害	总体：仅有轻微可见的运动。 静止时：双侧不对称。 运动时：1. 前额无运动；2. 眼完全不能闭合；3. 口角轻度的运动。	4	
完全麻痹	面神经支配区域无运动。	5	

附件2：中医证候疗效标准

症状		积分	得分
突然口眼歪斜	无口眼歪斜	0分	
	仅有轻微的	2分	
	有一侧眼睛不能闭合，口角向一侧歪斜	4分	
	严重的一侧眼睛不能闭合，口角向一侧歪斜	6分	
面部麻木	无面部麻木	0分	
	晨起或晚上出现面部麻木	2分	
	面部麻木时有发作	4分	
	一侧面部麻木	6分	
恶寒发热	无恶寒发热	0分	
	轻微恶寒发热	1分	
	严重恶寒发热不伴体温升高	2分	
	严重恶寒发热伴体温升高	3分	
耳后疼痛	无耳后疼痛	0分	
	耳后疼痛	1分	
	严重耳后疼痛但无耳部疱疹	2分	
	耳后疼痛并伴有耳部疱疹	3分	
气短	无气短	0分	
	活动后气短	1分	
	安静时时有气短	2分	
	安静时持续气短	3分	

续表

症状		积分	得分
头晕	无头晕	0分	
	轻微头部眩晕，时作时止	1分	
	视物旋转，发作时不能行走	2分	
	头痛难忍，眩晕欲仆，不能站立	3分	
舌象	舌淡红，苔薄白	0分	
	舌质红或边有齿痕，苔黄或黄腻	1分	
脉象	脉平	0分	
	脉浮数或浮紧或脉濡	1分	
	脉细软无力	2分	
大便	无大便困难	0分	
	偶便秘，平素大便偏干，一日或两日一行；或大便质稀，一日两行	1分	
	大便干结，排解困难，二三日一行；或大便质稀如水样	2分	
	大便干如羊屎，数日不通，需用助泻剂才可排出；或时有腹痛腹泻	3分	
小便	无小便失禁，小便正常	0分	
	小便量多，日1000ml以上	1分	
	小便频、急，难以控制	2分	
	小便失禁	3分	

附件3：面部残障指数（FDI）调查问卷

请您回答下列与您面部肌肉功能有关的问题，根据您最近一个月内的感受，对每一个问题选择一个最适合于您的答案。

躯体功能

1.您在吃东西时，嘴里含住食物、移动食物、将食物固定于一侧颊内的困难程度？

通常情况下：5 没困难　4 稍有困难　3 有些困难　2 非常困难

通常不吃东西是因为：1 健康原因　0 其他原因

2.您用杯子喝水或饮料时的困难程度？

通常情况下：5 没困难　4 稍有困难　3 有些困难　2 非常困难

通常不喝水或饮料是因为：1 健康原因　0 其他原因

3.您在讲话时进行特殊发音的困难程度？

通常情况下：5 没困难　4 稍有困难　3 有些困难　2 非常困难

通常不进行特殊发音是因为：1 健康原因　0 其他原因

4.您有一侧眼睛流泪过多或发干的问题及其程度？

通常情况下：5 没有　4 稍有　3 有些　2 非常严重

通常不流泪是因为：1 健康原因　0 其他原因

5.您刷牙或漱口的困难程度？

通常情况下：5 没困难　4 稍有困难　3 有些困难　2 非常

困难

通常无刷牙漱口的困难是因为：1 健康原因　0 其他原因

社会生活功能

6.您感到平静的时间长短？

6 所有时间　5 大部分时间　4 相当部分时间　3 有时　2 少许时间　1 没有

7.您将自己与周围的人隔绝的时间长短？

6 所有时间　5 大部分时间　4 相当部分时间　3 有时　2 少许时间　1 没有

8.您对周围的人发脾气的时间长短？

6 所有时间　5 大部分时间　4 相当部分时间　3 有时　2 少许时间　1 没有

9.早醒或夜间睡眠中多次醒来的频繁程度？

6 每晚　5 大多数晚上　4 相当多晚上　3 有些晚上　2 少数晚上　1 没有

10.您因面部功能问题而放弃外出吃饭、逛商店、参加家庭或社会活动的次数？

6 每次　5 大多数　4 相当多次数　3 有些　2 少许　1 没有

躯体功能 = [总得分（1～5题）−N]/N*（100/4）

社会生活功能 = [总得分（6～10题）−N]/N*（100/5）

注：N代表病人回答的问题数量。